最新 理学療法学講座

第2版

地域理学療法学
Community-based Physical Therapy

編著：
牧迫飛雄馬
吉松 竜貴

医歯薬出版株式会社

執筆者一覧

■編著

牧迫飛雄馬	鹿児島大学医学部保健学科理学療法学専攻
吉松竜貴	東都大学幕張ヒューマンケア学部理学療法学科

■執筆（執筆順）

牧迫飛雄馬	編集に同じ
吉松竜貴	編集に同じ
阿部　勉	リハビリ推進センター株式会社
阿久澤直樹	（医）瑞穂会リハビリテーション部　地域活性化・職能教育サポート部門
小林聖美	つくば国際大学医療保健学部理学療法学科
平野康之	東都大学幕張ヒューマンケア学部理学療法学科
尾川達也	西大和リハビリテーション病院リハビリテーション部
石垣智也	名古屋学院大学リハビリテーション学部理学療法学科
大沼　剛	リハビリ推進センター株式会社板橋リハビリ訪問看護ステーション
林　悠太	株式会社ツクイ人財戦略部
山上徹也	群馬大学大学院保健学研究科リハビリテーション学講座
木山良二	鹿児島大学医学部保健学科理学療法学専攻
飛山義憲	順天堂大学保健医療学部理学療法学科
柳田頼英	長崎大学生命医科学域
神津　玲	長崎大学生命医科学域
内山　覚	新東京病院リハビリテーション室
原　毅	国際医療福祉大学保健医療学部理学療法学科
楠本泰士	福島県立医科大学保健科学部理学療法学科
井平　光	札幌医科大学保健医療学部理学療法学科
松崎由里子	日本医療大学保健医療学部理学療法学専攻
西條富美代	帝京科学大学医療科学部理学療法学科
松垣竜太郎	産業医科大学産業生態科学研究所作業関連疾患予防学
三宮克彦	熊本機能病院総合リハビリテーション部
河野健一	国際医療福祉大学成田保健医療学部理学療法学科
松田史代	鹿児島大学医学部保健学科理学療法学専攻
水本　淳	北海道文教大学医療保健科学部リハビリテーション学科

第2版序文

　『最新理学療法学講座　地域理学療法学』の初版発刊から約4年が経過し，このたび，第2版を出版させていただく運びとなりました．第2版では，令和6年版理学療法士国家試験出題基準に沿って，全面的に内容の見直しを図りました．具体的には，国家試験において重視される地域リハビリテーションの理論や，介護報酬改定をふまえた介護保険の知識，介護予防や認知症にかかわる地域理学療法を追加し，充実を図りました．

　本書は卒前教育のテキストとして，学生に求められる知識を簡潔に示すとともに，「地域」という病院や施設とは異なった環境や資源を意識し，理学療法士としての役割を考えながら理解できることを目指しています．

　地域理学療法学では，対象者への個別の直接的な支援のみならず，間接的な支援を通じて貢献することも求められます．間接的な支援には，社会への支援も期待されます．そのためには，いわゆる"ハンズオフスキル"の習得が必要であり，地域社会の課題を俯瞰的に捉え，より良い形を目指したアプローチが必要になると考えます．

　主体的に考えて行動する力をもつ人材は，一方向で受動的な教育の場では育成することはできません．学生が主体的に問題を発見し解を見い出していく，もしくは解を見い出すための術を創出するための能動的学習（アクティブ・ラーニング）が必要となります．本書の各章で示されるアクティブ・ラーニングを積極的に取り入れ，地域理学療法の現場を想像し主体的に考えながら，学びを深めていくことが期待されます．

　これからの地域理学療法の領域は，日本の社会を支え，新たなイノベーションの創出を目指す熱く若い力が求められます．本書が一人でも多くの学生や理学療法士に地域理学療法学への興味をもっていただくきっかけとなり，臨床思考力をもつ人材育成の一助となれば大変嬉しく思います．

　最後に，本書の発刊にあたり丁寧かつ真摯にご支援をいただいた医歯薬出版編集部，および執筆をお引き受けくださった著者の方々に深く感謝の意を表します．

2024年10月

編者代表　**牧迫飛雄馬**

第1版序文

　約20年ぶりに改正された「理学療法士作業療法士学校養成施設指定規則」では，臨床実習に関して「訪問または通所リハビリテーションに関する実習を1単位以上行うこと」との規定が追加されました．このことは，地域での理学療法の需要が増大し，卒前修学および臨床実習の充実が重視されていることを意味するものと考えられます．

　2020年には日本地域理学療法学会から「地域理学療法学」の定義が初めて示され，「地域理学療法学とは，動作や活動への多面的な働きかけにより人々が地域でのくらしを主体的につくりあげられるよう探究する学問」と記されています．人々の"動作"と"活動"を専門的な立場から捉えて，主体性を重視しつつ多面的に働きかけていくための知識や技術の習得が必要となります．地域療法学では対象者への個別の直接的な支援のみならず，間接的に貢献することも社会から求められます．言い換えると，陰で支える裏方役に徹することも役割となるでしょう．そのため，いわゆる"ハンズオフスキル"の習得が必要となります．

　また，実践においては，諸々の制度に準拠することが多いため，これらの制度が改正される度に対応する必要があります．一方で，これらの制度変化に左右されない，人々の"動作"と"活動"をあらゆる角度から捉えて多面的な支援を提案するための軸となる臨床思考が必要と考えます．地域理学療法学は，未確立な発展途上の領域と言えるかもしれませんが，確固たる手順書がないが故の面白さや奥深さ，理学療法による可能性の拡がりを感じることも少なくないと確信しています．

　本書では，地域理学療法に必要な制度のほか，評価手法や介入方法など，地域での実臨床を意識した項目を取り入れました．特に，訪問・通所・入所系のサービス種別ならびに疾患別によるそれぞれの軸からの地域理学療法が思考できるように構成しました．これらの項目の学修は，訪問または通所リハビリテーションに関する臨床実習に備えるうえでも有用な内容であると考えます．

　また，「アクティブ・ラーニング」を効果的に進めるための課題を各章で設定しました．主体的に考える力をもった人材は，受動的な教育の場では育成することができません．教員と学生が意思疎通を図って切磋琢磨し，相互に刺激を与えながら知的に成長する場を創り，学生が主体的に問題を発見し解を見いだしていく能動的学修（アクティブ・ラーニング）が必要であるとされています．

　本書が知識や技術の習得を目指す受動的な学びにとどまらず，地域で活躍でき，主体的に考える臨床思考力をもった人材を育む一助となることを願っています．

　最後に，本書の発刊にあたり，丁寧かつ真摯にご支援いただいた医歯薬出版の編集部諸氏，執筆をお引き受けくださった著者の方々に深く感謝の意を表します．

2021年1月

編者代表　　**牧迫飛雄馬**

最新理学療法学講座　地域理学療法学　第2版　**Contents**

第2版序文　牧迫飛雄馬 ……………………………………………………………………………… iii
第1版序文　牧迫飛雄馬 ……………………………………………………………………………… iv

1章　地域リハビリテーションの理解　吉松竜貴, 阿部　勉　　1

1 地域とは …………………………………………………………………………………………… 1
2 地域リハビリテーションの歴史 …………………………………………………………………… 2
　　1. 世界的にみる地域リハビリテーションの歴史　2
　　2. わが国における地域リハビリテーションの歴史　3
3 地域リハビリテーションの理念−定義とその背景 ……………………………………………… 4
　　1. 地域リハビリテーションの背景　4
　　2. 地域リハビリテーションの定義　5
　　3. 地域理学療法の定義　6
4 地域リハビリテーションの対象 …………………………………………………………………… 6
5 地域リハビリテーションに関連する制度の概要 ………………………………………………… 6
　　1. 医療保険制度　6
　　2. 介護保険制度　7
　　3. 障害者総合支援法　7
　　4. 介護保険法と障害者総合支援法の比較　7
　　5. 地域リハビリテーションの理念を達成するための政策　7
演習課題 ……………………………………………………………………………………………… 12

2章　地域における理学療法士の役割　阿久澤直樹　　13

1 地域理学療法の理念と目的 ………………………………………………………………………… 13
2 地域での連携と多職種協働 ………………………………………………………………………… 15
　　1. 多様な連携先　15
　　2. 地域での多職種協働　17
3 地域包括ケアシステムと理学療法の役割 ………………………………………………………… 18
　　1. 介護予防・日常生活支援総合事業　18
　　2. 地域ケア会議　21
　　3. 他職種から期待される理学療法士の役割　21
4 全世代に向けた健康増進と地域づくり …………………………………………………………… 23
演習課題 ……………………………………………………………………………………………… 25

3章　介護保険制度の理解　小林聖美　　27

1 介護保険制度の基本理解 …………………………………………………………………………… 27
　　1. 介護保険制度の背景　27
　　2. 介護保険制度の基本理念　27
　　3. 介護保険制度の仕組み　27
　　4. 介護保険制度の変遷　29
2 リハビリテーションに関連する2024年度改定における主な変更点 …………………………… 29
3 申請からサービス利用までの流れ ………………………………………………………………… 30
4 保険給付（サービス） ……………………………………………………………………………… 33

v

5 区分支給限度額 ………………………………………………………………………… 36
6 介護保険制度の利用例 …………………………………………………………………… 39

演習課題 …………………………………………………………………………………… 41

4章 **地域理学療法に求められる医学的対応**　平野康之　43

1 疾病（障害）像の変遷とリスク管理の重要性 ………………………………………… 43
2 地域理学療法におけるリスク管理と情報収集 ……………………………………… 44
　　1. リスク管理とは　44
　　2. リスク管理に必要な情報収集とスクリーニング　44
3 リスク管理に必要な評価技術と機器 ………………………………………………… 46
　　1. 医療面接　46
　　2. フィジカルアセスメント　46
　　3. 在宅でも活用できるリスク管理の機器　47
4 地域理学療法の実践において知っておくべき医療処置 …………………………… 48
　　1. 気管吸引　48
　　2. 在宅酸素療法　50
　　3. 緊急対応　51
　　4. 感染対応　52
5 地域理学療法におけるリスク管理の実践的活用 …………………………………… 54
　　【リスクの層別化と運動実施の可否判断】　54

演習課題 …………………………………………………………………………………… 56

5章 **地域理学療法評価と個別アプローチ**　尾川達也，石垣智也　57

1 地域理学療法評価の考え方 …………………………………………………………… 57
　　1. 評価の種類　57
　　2. 地域理学療法におけるアセスメントの特徴　57
　　3. 地域理学療法におけるアウトカムの特徴　59
2 地域で推奨される理学療法評価 ……………………………………………………… 60
　　1. 標準化されたアウトカム指標　60
　　2. 環境的制約を受けやすい評価への対策　61
3 地域理学療法に求められる個別支援 ………………………………………………… 62
　　1. 個別支援とは　62
　　2. 自立支援のためのセルフマネジメント　63
　　3. セルフマネジメントを支援するポイント —自己効力感—　63
4 家族等への指導・支援 ………………………………………………………………… 64
　　1. 家族等への指導・支援が重要な理由　64
　　2. 家族が支援するセルフマネジメント　64
　　3. 家族の介護負担感への指導・支援　64
5 QOL に対する視点 ……………………………………………………………………… 66
　　1. QOL に対する個別支援でキュアとケアの視点を併せもつ重要性　66
　　2. QOL を構成する要因と社会的ケア関連 QOL　66

演習課題 …………………………………………………………………………………… 68

6章 訪問・通所での理学療法　大沼　剛，林　悠太　69

訪問

1 訪問サービスの特徴 ………………………………………………………………… 69
【訪問リハビリテーションサービスを提供する事業所における制度】 69

2 訪問サービスの対象者 ……………………………………………………………… 70
【訪問リハビリテーションサービスを提供する事業所における主な対象者】 70

3 訪問理学療法士の役割 ……………………………………………………………… 71
1. 病院と在宅の違い　71
2. 訪問リハビリテーションの実施内容　72
3. 訪問リハビリテーションにおけるリスク管理　72
4. 訪問理学療法における注意点　73

4 訪問理学療法の実際例 ……………………………………………………………… 74
1. 訪問リハビリテーションの1日の流れ　74
2. 訪問リハビリテーションにおける自主練習メニューの提示　75

通所

1 通所サービスの特徴 ………………………………………………………………… 76
1. 通所リハビリテーションとは　76
2. 通所介護とは　76
3. 通所リハビリテーションと通所介護の比較　76

2 サービスの対象者 …………………………………………………………………… 78
1. 通所リハビリテーションの対象者　78
2. 通所介護の対象者　78

3 理学療法士の役割 …………………………………………………………………… 78
1. 通所リハビリテーションにおける理学療法士の役割　78
2. 通所介護における理学療法士の役割　79
3. 通所リハビリテーション，通所介護どちらの理学療法士にも求められる役割　81

演習課題 ……………………………………………………………………………………… 83

7章 施設での理学療法　林　悠太　85

1 施設サービスの特徴 ………………………………………………………………… 85
1. 介護老人保健施設　86
2. 介護医療院　87
3. 介護老人福祉施設（特別養護老人ホーム）　87
4. 有料老人ホーム　88
5. 各施設・住まいの特徴からわかること　88

2 各施設・住まいの対象者 …………………………………………………………… 89
1. 老人保健施設の対象者　89
2. 介護医療院の対象者　90
3. 特別養護老人ホームの対象者　90
4. 介護付き有料老人ホームの対象者　90

3 理学療法士の役割 …………………………………………………………………… 90
1. 各施設に共通する理学療法士の役割　90
2. 老人保健施設に特化した理学療法士の役割　92
3. 介護付き有料老人ホームに特化した理学療法士の役割　92

演習課題 ……………………………………………………………………………………… 94

8章 疾患別にみる地域理学療法　認知症　山上徹也　95

1 地域で対象となる認知症の特徴 ………………………………………………………… 95
2 地域における理学療法評価 ……………………………………………………………… 96
   1．認知機能　97
   2．認知症の行動・心理症状（BPSD）　98
   3．ADL・IADL障害　99
   4．社会参加（周囲の人との関係性）障害　100
   5．身体機能　100
3 目標設定の考え方 ………………………………………………………………………… 101
4 地域理学療法の実際 ……………………………………………………………………… 101
   1．認知症者への支援　101
   2．家族等の介護者への支援　105
   3．地域社会における取り組み　105
5 地域理学療法のエビデンス ……………………………………………………………… 106
演習課題 …………………………………………………………………………………… 107

9章 疾患別にみる地域理学療法　中枢神経疾患　木山良二　109

1 地域で対象となる中枢神経疾患の特徴 ………………………………………………… 109
2 在宅における理学療法の考え方 ………………………………………………………… 110
3 地域における理学療法評価 ……………………………………………………………… 110
   1．機能レベル　110
   2．活動・参加レベル　111
   3．環境について　112
   4．その他の留意点　112
4 目標設定の考え方 ………………………………………………………………………… 113
5 理学療法の実際 …………………………………………………………………………… 114
   1．機能障害に対するアプローチ　114
   2．活動制限に対するアプローチ　114
   3．ADL指導　119
6 地域理学療法のエビデンス ……………………………………………………………… 120
演習課題 …………………………………………………………………………………… 122

10章 疾患別にみる地域理学療法　運動器疾患　飛山義憲　123

1 地域で対象となる運動器疾患の特徴 …………………………………………………… 123
   1．変形性膝関節症，変形性股関節症　123
   2．人工膝関節置換術後，人工股関節置換術後　124
   3．骨粗鬆症による大腿骨近位部骨折　124
2 地域における理学療法評価 ……………………………………………………………… 125
   1．身体活動量の評価　125
   2．疼痛の評価　125
   3．身体機能の評価　126
   4．転倒リスクの評価　127
   5．栄養状態の評価　127

③ 目標設定の考え方 ·· 128
    1. 変形性膝関節症，変形性股関節症　128
    2. 人工膝関節置換術後，人工股関節置換術後　128
    3. 骨粗鬆症による大腿骨近位部骨折術後　128

④ 地域理学療法の実際 ·· 128
    1. 身体活動量の増加，維持　128
    2. 変形性関節症に対する疼痛軽減のための教育　129
    3. 身体機能の改善　130
    4. 転倒予防のための環境整備　130
    5. 栄養指導　131

  演習課題 ··· 133

11章 疾患別にみる地域理学療法　呼吸器・循環器疾患
柳田賴英, 神津　玲, 内山　覚　　135

呼吸器疾患

① 地域で対象となる呼吸器疾患の特徴 ··· 135
    1. COPDとは　135
    2. COPDの特徴　136

② 地域におけるCOPDの理学療法評価 ··· 137

③ 目標設定の考え方 ·· 138

④ 地域理学療法の実際 ·· 139
    1. COPD　139
    2. 肺炎　142

⑤ 地域理学療法のエビデンス ·· 143

循環器疾患

① 地域で対象となる循環器疾患の特徴 ··· 144
    【心不全の分類】 ·· 144

② 地域における理学療法評価 ·· 146

③ 目標設定の考え方 ·· 149

④ 地域理学療法の実際 ·· 149

⑤ 地域理学療法のエビデンス ·· 150

  演習課題 ··· 152

12章 疾患別にみる地域理学療法　がん　原　毅　　153

① 地域で対象となるがんの特徴 ··· 153
    1. がん進行に伴う身体症状：がん性疼痛　154
    2. がん進行に伴う身体症状：骨転移　155
    3. がん進行に伴う身体症状：がん悪液質　155

② 地域における理学療法評価 ·· 156
    1. フィジカルアセスメント　157
    2. 生活状況の確認　158

③ 目標設定の考え方 ·· 158

④ 地域理学療法の実際 ·· 159

ix

1. 離床時のポジショニング　160
2. 起居動作　160
5 地域理学療法のエビデンス ……………………………………………………………… 162
演習課題 ……………………………………………………………………………………… 163

13章　小児領域の地域理学療法　楠本泰士　　165

1 在宅，障害児通所支援分野で対象となる小児疾患の特徴 ………………………………… 165
1. 脳性麻痺　165
2. 低出生体重児　166
3. 超重症児，高度医療依存児　166
2 地域における理学療法評価 ………………………………………………………………… 166
3 目標設定の考え方 …………………………………………………………………………… 173
4 地域理学療法の実際 ………………………………………………………………………… 174
1. 全体として考慮する点　174
2. 重症児で考慮する点　174
3. 制度を活用した具体例　174
5 地域理学療法のエビデンス ………………………………………………………………… 177
演習課題 ……………………………………………………………………………………… 178

14章　介護予防と健康増進　井平　光，松崎由里子　　179

1 予防の理解と介護予防の位置づけ ………………………………………………………… 179
1. 予防（一次〜三次）の理解　179
2. 介護予防における一次〜三次予防　180
3. 重症化予防　180
4. ハイリスクアプローチとポピュレーションアプローチ　182
2 フレイル，サルコペニア，廃用症候群の予防 …………………………………………… 182
1. フレイル　182
2. サルコペニア　183
3. 廃用症候群　185
4. フレイル，サルコペニア，廃用症候群の予防　186
3 生活状況と社会参加支援 …………………………………………………………………… 186
4 健康維持，健康増進 ………………………………………………………………………… 187
1. 地域における取り組み　187
2. 理学療法士の役割　188
3. 介護予防事業継続へのキーポイント　189
演習課題 ……………………………………………………………………………………… 192

15章 生活環境整備　西條富美代　193

❶ 代表的な福祉用具と導入の手順 ··· 193
- 1. 介護保険法による福祉用具　193
- 2. 障害者総合支援法による福祉用具　195
- 3. 福祉用具支給制度の選択　197

❷ 自立生活支援機器 ··· 197
- 1. 障害者自立支援機器等開発促進事業　197
- 2. 環境制御装置（ECS）　198
- 3. コミュニケーション支援機器　199

❸ 社会環境整備 ··· 200

❹ 住環境整備，家屋改造 ··· 201
- 1. 住まいの基本要件　201
- 2. 環境整備の手順　201
- 3. 住宅改修に対する支援制度　201
- 4. 住宅改修の具体的方法　202
- 5. 疾患と住宅改修の特徴　203

❺ IT，ICTの導入 ·· 204

演習課題 ··· 207

Column

産業保健と理学療法　松垣竜太郎 ··· 26
災害時の支援　三宮克彦 ··· 42
代謝障害の理解　河野健一 ··· 108
スポーツ・レクリエーション用具の活用　松田史代 ····································· 134
行動変容的アプローチ　水本 淳 ··· 164
地域理学療法学の事例研究　石垣智也 ··· 208

付録　令和6年版理学療法士国家試験出題基準対応表 ····································· 210
索 引 ··· 213

1章

地域リハビリテーションの理解

学習のねらい

● 地域リハビリテーションの成り立ちとそれに影響を与えた出来事について理解する.

● 地域リハビリテーションの背景因子と定義・理念について説明できる.

● 地域リハビリテーションに関連する制度の全体像を把握する.

プロローグ

アクティブラーニングとして取り組んでみましょう!
① 自分の生活範囲が何によってどう決まっているのか考えてみましょう.
② リハビリテーションの成り立ちや理学療法の歴史について振り返っておきましょう.
③ 過去に臨床実習で通った施設が,どの保険制度に基づいて,どんなリハビリテーションを提供していたのか,振り返っておきましょう.

❶ 地域とは

● 社会的なサービスや仕組みに基づいて区分された「地域」[1,2]の具体例には,次のようなものがある.

・**自治区**:町や字の全区域,または市区町村内の一定の区域であり,その地域に住む人が地縁に基づいて自治会・町内会などを組織し,良好な地域社会の維持及び形成に資する共同活動を行う.

・**学区**:子どもたちが安全に学校に通えるように,市区町村教育委員会が決定した区域.

・**医療圏**:都道府県が医療政策を立案するために設定する区分.1次・2次・3次の3つに分類されている(**表1**).医師数や病床数などの計画は2次医療圏をベースにすることから,特に2次医療圏が地域医療の基本的な単位として重要視されている.

● 上記に紹介した様々な地域は,いずれもサービスを提供する側の視点に立った

表1　医療圏の種類と特徴

1次医療圏	診療所などの外来を中心とした日常的な医療を提供する地域区分で,原則的に市区町村の区分に沿う.
2次医療圏	救急医療を含む一般的な入院治療が完結するように設定した区域で,人口や入院患者の流出入の状況に基づき,通常は複数の市区町村で構成される.
3次医療圏	重度のやけどの治療や臓器移植などの特殊な医療や先進医療を提供する地域区分で,北海道を除いて各都府県が一つの区域となる.

つながる知識

都道府県や市区町村も，社会的な仕組みに基づく地域の区分といえる．国が円滑に機能を執行するために土地を細分化したものであり，市区町村は基礎行政区画，都道府県は上級行政区画に分類される．また，こうした行政区画内を施政・統治する機構を地方公共団体（地方自治体）という．

ものであり（→**つながる知識**），サービスを享受する利用者側の視点に立ってみると，地域のありようは個人によって様々となる．

- たとえば，公的サービスのみならず，民営サービス（食料品店や日用品を取り扱う店，理髪店など）の配置によっても個人の活動範囲は変化する．
- 個人の移動能力や在住する地域の交通インフラも重要である．公共交通機関が整備された都市部とそうでない農村部では，そこに暮らす住民（集団）の認識や個人の活動範囲は大きく異なる．

② 地域リハビリテーションの歴史

1. 世界的にみる地域リハビリテーションの歴史[3,4,5]

- 地域リハビリテーションに影響を及ぼした主な出来事を**表2**に示す．
- 1968年にWHOが初めてリハビリテーションを定義した頃のリハビリテーションは，大都市中心の施設型医療サービスであり，地方の障害者にその恩恵は届かず，開発途上国においてはそうした傾向はさらに顕著であった．
- アルマ・アタ宣言は，開発途上国における健康水準を向上させることを目指して「健康は"基本的人権"であり，（富裕層も貧困層も関係なく）すべての人が健康であるべきである」というプライマリヘルスケアの理念を明言したものである．
- 地域に根ざしたリハビリテーション（Community-based Rehabilitation：CBR）とは，プライマリヘルスケアの理念に基づいて開発途上国向けに打ち出された障害者支援策であり，当初は「障害者とその家族，彼らの住んでいる地域全体を資源と考え，それらすべてを活用し作り上げるものである」とされた．
- ILOとUNESCO，WHOの3団体は，1994年以降，常に共同してCBRの位置づけを検討しており，2010年にCBRガイドラインを発表した（→**つながる知識**）．
- 5つのコンポーネント（保健，教育，生計，社会，エンパワメント）に分かれて

つながる知識

CBRガイドラインの目的は「CBID（Community-based Inclusive Development）であり，障害のある人とその家族，その他これまで社会的に排除されてきた人たちの貧困削減に役立てること」とされている．

表2　世界的な地域リハビリテーションの定義の変遷

時期	出来事
1968年	WHOがリハビリテーションの定義を発出した．
1978年	WHOとUNICEFの共催で，アルマ・アタ（旧ソビエト連邦，現カザフスタン共和国）にて「プライマリヘルスケアに関する国際会議」が開催され，「アルマ・アタ宣言」がなされた．
1981年	国際連合（国連）がこの年を「国際障害者年」と定めた．この時WHOはリハビリテーションの定義を改訂し，「地域に根ざしたリハビリテーション（Community-based Rehabilitation：CBR）」という用語を打ち出した．
1994年	ILOとUNESCO，WHOが共同でCBRに関する定義を発表した．
2010年	ILOとUNESCO，WHOが『CBRガイドライン』を発表した．

▶ 世界保健機関：World Health Organization（WHO）
▶ プライマリヘルスケア：Primary Health Care（PHC）
▶ 国際連合国際児童緊急基金：United Nations International Children's Emergency Fund（UNICEF）
▶ 国際労働機関：International Labour Organization（ILO）
▶ 国連教育科学文化機関：United Nations Educational, Scientific and Cultural Organization（UNESCO）

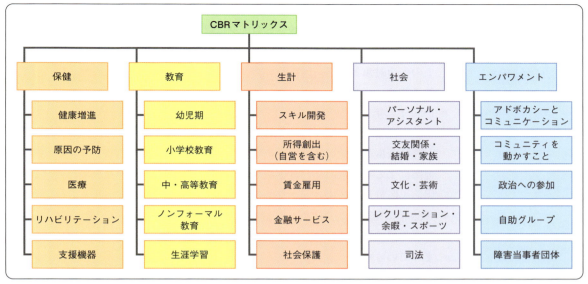

図1　CBRマトリックス

- 構成されており，それぞれが5つの項目をもつ．
- 項目数の合計は25項目であり，CBRマトリックス（図1）（→国試に出る）として視覚化され，個人，団体（事業所），地域社会など，障害者に限らず万人の社会的統合（Social Integration）の現状を表現し，評価するためのツールとして活用されている．

> ★ 国試に出る
> CBRマトリックスの5領域はおさえておこう．

2. わが国における地域リハビリテーションの歴史[6〜10]

- 日本では古くから独自の地域医療が行われており（→つながる知識），現在の地域リハビリテーションはそれらを背景として形作られた．
- 日本の地域リハビリテーションに影響を及ぼした出来事を表3に示す．

> つながる知識
> 在宅療養患者が急変した際に医師を自宅に呼ぶ往診や，チフスやコレラなどの感染症患者を隔離する施設への派出看護がこれにあたる．

表3　日本の地域リハビリテーションに影響を及ぼした出来事

時期	出来事
1969年	・養護老人ホームと特別養護老人ホームに関する基準の制定 ・高齢者に福祉用具を給付・貸与する日常生活用具給付事業の創設
1979年	・全国地域リハビリテーション研究会が発足 ・デイサービス事業の創設
1982年	・老人保健法の制定
1985年	・老人保健施設（中間施設）の創設
1986年	・長寿社会対策大綱の策定
1989年	・高齢者保健推進10か年戦略（ゴールドプラン）の発表
1991年	・日本リハビリテーション病院・施設協会による「地域リハビリテーションの定義」の発表
1992年	・老人訪問看護制度の創設
1997年	・日本リハビリテーション病院・施設協会による「地域リハビリテーション支援活動マニュアル」の発表
2000年	・介護保険制度の施行

- 1969年の養護老人ホームと特別養護老人ホームに関する基準は，リハビリテーションが病院から地域へと範囲を広げていく最初の契機となった．
- 1982年に制定された老人保健法に基づいて創設された保険事業では，40歳以上の人を対象として，健康教育や健康診査，機能訓練，訪問指導といった複合的予防サービスが，施設以外の住み慣れた地域で提供されることになった．
- 1986年に策定された長寿社会対策大綱では，「可能な限り家庭を中心とした日常生活の場で，必要な医療，看護，介護が行われるように，リハビリテーション等社会生活機能の維持増進に重点を置いた医療体系を確立するとともに，保健師による訪問指導などと連携した在宅看護の充実を図り，地域における在宅保険・医療サービスの拡充を図る」ことが明確化された．
- 1989年に発表された高齢者保健推進10か年戦略（ゴールドプラン）により，高齢者の保健福祉分野における公共サービスの基盤整備に対する気運はさらに高まっていった．
- そうした社会的背景から，1991年に，日本リハビリテーション病院・施設協会が地域リハビリテーションの定義を定めた．この定義は，その後2001年と2016年に修正され，現在にも引き継がれている．
- 1992年に創設された老人訪問看護制度により，訪問看護ステーションから在宅へ理学療法士，作業療法士等を派遣する訪問リハビリテーションが始まった．
- 地域リハビリテーションの拡充にともなって社会資源の不足と偏在が課題となったため，1997年に日本リハビリテーション病院・施設協会より「地域リハビリテーション支援活動マニュアル」（➡つながる知識）が発表され，全国的な普及が図られた．
- 2000年には，それまでのリハビリテーションと関連するサービスを継承した介護保険制度が施行され，地域で提供されるリハビリテーションサービスの量はその後，飛躍的に拡大していった．
- 一方で，介護保険は，「要介護状態にさせない，要介護状態を重度化させない」という介護予防に重点がおかれたにもかかわらず，施行後5年間の実績は必ずしも期待されたものとはならなかった．そこで，2006年の介護保険法の見直しでは，地域包括支援センターが設置され，要支援者と特定高齢者，一般高齢者も含め，一貫性・連続性をもって取り組む予防重視型システムに転換が図られた．

つながる知識
地域リハビリテーション支援活動マニュアル：都道府県が地域にリハビリテーション支援センターを設置するように求めるなど，地域の状況に応じたリハビリテーション活動を推進した．

❸ 地域リハビリテーションの理念 ― 定義とその背景

1. 地域リハビリテーションの背景

(1) ノーマライゼーション

- 現代におけるリハビリテーションを真の意味で達成するためには，彼らがあり

のままで健常者とともに生活ができるように周囲（社会）の意識が変化する必要がある.

- 障害のある人を（良くも悪くも）特別扱いすることは，結果として障害者を健常者の社会から引き離してしまうことになる．障害を個人の特徴の延長ととらえることができれば，健常者や障害者といった区別はなくなり，同じ社会で共に生活していることがあたりまえになる.
- こうした思想はノーマライゼーション（→用語解説）と称され，リハビリテーションという総合的な概念を理解するうえで重要な思想である．第二次世界大戦終了後の1950年代にデンマークで発祥した思想であり，知的障害者施設における差別に反対する運動が基となっている.
- 日本では，1981年の国際障害者年をきっかけにノーマライゼーションが認識されはじめた（→国試に出る）.
- バリアフリーやユニバーサルデザインなどは，ノーマライゼーションの思想に基づいた取り組みである.

（2）自立生活

- 自立の規範は，かつては障害者にリハビリテーション訓練を課す理由となり，自立の見込みがなければ施設や病院で保護されるべきという論理を正当化してきた.
- これを一変させたきっかけが，1960年代にアメリカで起こった自立生活運動（Independent Living Movement：IL運動）である（→つながる知識）.
- IL運動における自立とは，障害者自身が自己決定することである．この新しい理念のもとでは，障害者が自分で選択していれば，たとえ介助者に介助されていても自立していることになる（→ココが重要）.

2. 地域リハビリテーションの定義

- 前項でふれた地域リハビリテーションに関連する定義について表4に示す（→国試に出る）.

表4 地域リハビリテーションの定義

リハビリテーションの定義（WHO：1981）
「リハビリテーションは，障害の悪影響を減じ，障害者の社会的統合を達成するためのあらゆる手段を含んでいる．リハビリテーションは，障害者が環境に適応するための訓練を行うだけでなく，障害者の社会的統合を促すために環境や社会に手を加えることも目的としている．そして，障害者自身とその家族，彼らの住んでいる地域（communities）もリハビリテーションに関係するサービスの計画と実行に関わり合わなければならない」

地域リハビリテーション（CBR）の定義（ILO，UNESCO，WHO：1994）
「CBRとは地域開発における戦略のひとつであり，それは障害をもつすべての人々のリハビリテーション，機会の均等化，社会的統合のための戦略である． CBRは，障害者自身とその家族や地域社会，そしてそれらに関連する保健，教育，職業，社会サービスとが力を合わせることで実現される」

地域リハビリテーションの定義（日本リハビリテーション病院・施設協会：2016改定）
「地域リハビリテーションとは，障害のある子供や成人・高齢者とその家族が，住み慣れたところで，一生安全に，その人らしくいきいきとした生活ができるよう，保健・医療・福祉・介護及び地域住民を含め生活にかかわるあらゆる人々や機関・組織がリハビリテーションの立場から協力し合って行なう活動のすべてを言う.」

Glossary 用語解説

ノーマライゼーション：標準化や正常化，常態化などと訳される言葉である．以前は特異と思われていたことがあたりまえの状態になっていること，という意味をもつ.

国試に出る
ノーマライゼーションの発端となった取り組みや思想を確認しておこう.

つながる知識
重度の身体障害をもつポリオの大学生が，大学卒業時に，自身が大学で受けていた福祉サービスを地域社会で他の障害者にも提供しようと「自立生活センター」という会社を立ち上げたことがIL運動の創始とされている.

ココが重要
自立生活のなかでよく使われるたとえ話に，「2時間かけて自分で服を着るよりも，誰かの手助けを得て15分で着替えて社会参加するほうがより自立していると言える」というものがある.

国試に出る
地域リハビリテーションの定義はよく復習しておこう.

3. 地域理学療法の定義[11]

- 地域理学療法について，『理学療法診療ガイドライン』(2011) では次のように示されている．「ノーマライゼーションの理念に基づいた地域リハビリテーションの範疇の中で，理学療法の視点に基づいた知識と技術を活用して，先見的で，継続的で，機を逃さず，効果的な理学療法を提供すること」．
- 障害のある人々やその家族が，住み慣れたところで，一生安全にその人らしくいきいきとした生活ができるようにアプローチしていくことが地域リハビリテーションの理念であり，地域における理学療法士の役割であるといえる．

④ 地域リハビリテーションの対象

- WHOおよび日本リハビリテーション病院・施設協会による定義では，地域リハビリテーションの対象は「障害のある子供や成人・高齢者とその家族」とされており，全年代を対象としていると読み取れる．
- 前述したCBRガイドラインは，障害の有無や貧富の差にかかわらず万人に適応するとされている．
- さらに，近年は法の解釈が進み，生活に不安を感じる人や近い将来に介護が必要になると予測される人（いわゆる地域在住高齢者）に対してリハビリテーションの専門家が予防的に介入することも認められている（➡ **ココが重要**，つながる知識）．
- 小児に対する地域リハビリテーションは，通いから訪問まで対象者の状況に応じて選択ができる．放課後等デイサービスは，当初はレスパイトを主な目的としていたが，リハビリテーション専門職がかかわりはじめたことで，個別の課題解決に向けた取り組みも行えるようになってきた．近年，拡張しつつある保育所等訪問サービスは，保育所等や学校に専門職が赴き，教員等と課題を共有しながら解決策に向けて協議するものである．
- 成人に対する地域リハビリテーションは，就労支援が目的になりやすい．就労移行支援事業所は，勤務時間や業務内容などを就労先に確認して実際の勤務に照らし合わせながら，より具体的なイメージをもつことができるように支援する．
- 高齢者に対する地域リハビリテーションは，必要な介助量によって介護保険サービスが利用できることが特徴である．特に介護支援専門員（ケアマネジャー）によって医療と介護，施設の連携はスムーズに図られている．

⑤ 地域リハビリテーションに関連する制度の概要

1. 医療保険制度

- わが国の医療保険制度は，被扶養者以外のすべての国民が保険料を負担するこ

ココが重要 ☑

2013年11月に厚生労働省医政局より発出された通知において，理学療法士の名称の使用等について，「介護予防事業等においては，理学療法以外の業務（診療の補助に該当しない業務）を行うときであっても，「理学療法士」という名称を用いることは何ら問題なく，また，そうした診療の補助に該当しない範囲の業務を行うときに医師の指示は不要である」ことが示された．

つながる知識

当初，介護予防は高齢者を対象としていたが，近年では就労年代において運動習慣が定着しないことが将来のフレイルリスクを高めることに注目が集まるなど，介護予防の対象は低年齢化している．すなわち，地域リハビリテーションの実際の対象範囲は徐々に拡大する傾向にある．

とで，国民の誰もが最小限の自己負担で必要な保険医療サービスを享受できる**国民皆保険制度**である．

- 保険医療サービスを提供する施設，いわゆる病院で提供されるリハビリテーションは，医学的リハビリテーションに分類される（➡**つながる知識**）．
- 医学的リハビリテーションと地域リハビリテーションは対比されることも多いが，保険医療サービスも地域資源の一部であることから，医学的リハビリテーションも地域リハビリテーションの一部であるとする見方もある．

2. 介護保険制度[12]

- 2000年に施行された**介護保険法**は，原則として65歳以上の高齢者を対象に，加齢に伴って生じる心身の変化に起因する疾病などにより，要介護状態になるリスクを全体でシェアすることを想定している（3章，27頁参照）（➡**国試に出る**）．
- 具体的には，**要介護認定**（軽度者の場合は要支援認定，以下は原則として要介護認定）を受けた高齢者に対し，訪問介護や高齢者を一時的に預かる短期入所生活介護（ショートステイ）などの**在宅系サービス**，特別養護老人ホームなどの**施設系サービス**，住み慣れた地域で生活できるようにきめ細かく支援する**地域密着型サービス**，**ケアプラン**（**介護サービス計画**）の作成業務である居宅介護支援を給付している（➡**ココが重要**）．

3. 障害者総合支援法[13]

- 障害者総合支援法（➡**ココが重要**）は，成年の障害者（障害支援区分認定を受ける必要がある）を対象としており，サービスは全国一律で提供する**自立支援給付**と，地域の特性に応じて柔軟に実施する**地域生活支援事業**に大別される．
- 制度の中核を構成する自立支援給付は，自宅での入浴や食事の介助，通院付き添いなどを行う**居宅介護**（**ホームヘルプ**），重度な人を対象に見守りや外出支援などを長時間支援する**重度訪問介護**，視覚障害者の移動などを支援する**同行援護**，単独での行動が難しい知的障害者や精神障害者の外出などを支援する**行動援護**，身体リハビリテーションなどを実施する**自立訓練**，一般企業で働くことを希望する人を対象に訓練や相談支援を実施する**就労移行支援**，一般企業で働くことが困難な人を対象に就労に必要な知識・技術の習得を支援する**就労継続支援**などのサービス類型に分かれている（13章，176頁参照）．

4. 介護保険法と障害者総合支援法の比較

- 2つの法律の比較を**表5**に示す（➡**次頁のココが重要**）．

5. 地域リハビリテーションの理念を達成するための政策

（1）地域医療構想

- 地域リハビリテーションを実行していくためには，機能回復を目的としたリハビリテーションだけではなく，**活動や社会参加を促す**ことや，介護予防や障害

つながる知識

リハビリテーションの分野には，医学的リハビリテーションのほかに，教育的リハビリテーションや職業的リハビリテーション，社会的リハビリテーションなどがある．

国試に出る

介護保険をはじめ法律の内容や仕組みは出題されやすい．3章と合わせて理解しておこう．

ココが重要

介護保険サービスのほとんどにリハビリテーションが関連しており，少子高齢化の現代において地域リハビリテーション提供の主体となっている制度である．

ココが重要

障害者総合支援法によって提供されるサービスは福祉サービスであり，介護保険に同様のサービスがある場合は，介護保険を優先するように求める規定がある．

ココが重要

介護保険サービスと障害福祉サービスは大きく下記の3つの点が異なる。

給付対象が異なる：介護保険は原則として65歳以上の高齢者,障害福祉サービスは成年の障害者を主に対象としている。

自己負担の考え方が異なる：介護保険は原則として応益負担,障害福祉は応能負担をそれぞれ採用している。

財源方式が異なる：介護保険は社会保険方式を採用しており,50%を保険料で賄っているが,障害福祉は全額を税で賄う社会扶助方式(税方式)を採用している。

表5 介護保険法と障害者総合支援法の比較

	介護保険法(介護保険サービス)	障害者総合支援法(障害福祉サービス)
サービス対象者	要介護状態の65歳以上高齢者 40歳以上65歳未満の特定疾病患者	原則として65歳未満の障害者
財源調達方法	保険料50% 税金50% (社会保険方式)	税金100% (社会扶助方式・税方式)
給付内容	在宅 施設 居宅介護支援 地域密着	自立支援給付 地域生活支援事業
自己負担	原則として1割負担する応益負担	所得に応じて負担する応能負担
運営主体	市区町村	市区町村
調整役	介護支援専門員	障害支援専門員

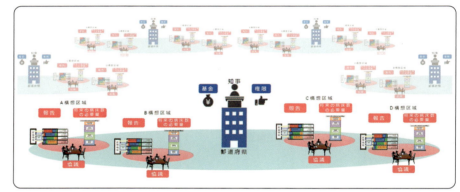

図2 地域医療構想のイメージ

の進行を遅らせるなどの予防措置の充実,発症からの円滑なサービス提供のためのシステムづくり,さらにはバリアフリーやユニバーサルデザインに代表されるハード面での地域づくりも重要である.

- 疾患発症時,すなわち地域リハビリテーションの入口となる医療の分野において,厚生労働省は地域医療構想(図2)を推し進めている.
- 地域医療構想は,中長期的な人口構造や地域の医療ニーズの質・量の変化を見据え,医療機関の機能分化・連携を進め,良質かつ適切な医療を効率的に提供できる体制の確保を目的としている.高齢化や労働人口減少といった地域ごとの特性や事情に応じた医療ニーズの変化に応じて,病床数や医療機能の面で過不足なく適正な医療を提供できる仕組み作りのための取り組みである(→ココが重要).都道府県が地域ごとに地域医療構想調整会議という場を設置し,そこでの協議をふまえて各地域の医療機関は自主的に機能分化や連携に取り組むことが想定されている.

(2) 地域包括ケアシステム

- 地域包括ケアシステムは厚生労働省が2003年から推進している考え方で,「高齢社会において重度な要介護状態となっても住み慣れた地域で,自分らしい暮

ココが重要

地域住民の参画のもと,自治体やいくつかの組織や団体が一団となり,社会参加の場づくりや,ネットワークづくりが求められる.また,地域住民を対象とした啓発活動を通した地域での見守り・支え合いづくりなどが今後の地域リハビリテーション政策における重要課題である.

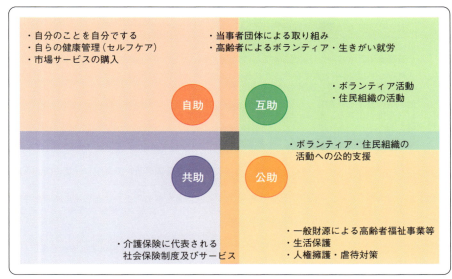

図3 地域包括ケアシステムの「4つの助」

らしを人生の最後まで続けることができるように，住まい・医療・介護・予防・生活支援が一体的に提供される仕組み」のことをいう．

- この地域包括ケアシステムは4つの助（自助・互助・共助・公助：図3）の連携により高齢者の様々な生活課題を解決していくことを基本方針としている（→国試に出る）．
- 公助は税による公の負担，共助は介護保険などリスクを共有する仲間（被保険者間）の負担であり，自助は「自分のことを自分でする」ことに加え，市場サービスの購入も含まれる（→つながる知識）．
- 互助は相互に支え合っているという意味で「共助」と共通点があるが，費用負担が制度的に裏付けられていない自発的なものとされている（→ココが重要）．
- 少子高齢化や財政状況から，「共助」「公助」の大幅な拡充を期待することは難しく，「自助」「互助」の果たす役割が大きくなることを意識した取り組みが必要となる．
- 日本リハビリテーション病院・施設協会は，こうした地域包括ケアシステムの充実にあたっては地域資源に関する事前調査が重要であるとしている[14]．地域

国試に出る
地域包括ケアシステムの4つの助を説明できるようにしておこう．

つながる知識
今後，高齢者のひとり暮らしや高齢者のみ世帯はより一層増加していくと予測されており，「自助」「互助」の概念や求められる範囲，役割も新しい形に変化していくことが想定されている．

ココが重要
都市部では，強い「互助」を期待することが難しいが，民間サービス市場が大きく，「自助」によるサービスの購入が可能である．都市部以外の地域は，民間市場が限定的であり「互助」への期待が大きい．

アクティブラーニングのヒント

①公的サービスのみならず，民営サービス（食料品店や日用品を取り扱う店，理髪店など）の配置によっても個人の活動範囲は変化する．個人の移動能力や在住する地域の交通インフラも重要である．
②リハビリテーションや理学療法の成り立ちについて過去の学習を振り返っておきましょう．
③運動療法が個別に行われていたのか，集団で行われていたのか，もしくは，運動指導に際して，専門職はそれを直接提供していたのか，統括的にかかわっていたのかなどについて検討してみるとよいでしょう．

表6　介護保険制度に則り公助を提供する主な施設

No	施設種別	リハビリテーション提供の概要
1	病院	20床以上の入院ベッドを有し，主に入院患者を対象に医学的リハビリテーションを提供する．介護療養型医療施設や介護医療院として介護保険の施設サービスを提供する施設もある．
2	診療所・クリニック	入院ベッドは20床未満であり，主に外来患者を対象に医学的リハビリテーションを提供する．介護保険の訪問・通所系サービスを併設する施設も多い．
3	訪問リハビリテーション事業所	対象者の自宅を訪問しリハビリテーションを提供する．医療保険・介護保険の両面でサービスを提供できる．病院・診療所などの医療機関や介護老人保健施設に併設されることがほとんど．
4	訪問看護ステーション	介護保険の訪問サービスとして対象者の自宅を訪問しリハビリテーションを提供する．単体の事業所であることもめずらしくない．
5	通所リハビリテーション事業所（デイケア）	介護保険の通所サービスとして自宅で生活する利用者を事業所まで送迎し一定時間リハビリテーションを提供する．介護老人保健施設に併設されることが多い．
6	通所介護事業所（デイサービス）	介護保険の通所サービスとして自宅で生活する利用者を事業所まで送迎し一定時間介護を提供する．専門職が勤務し，機能訓練としてリハビリテーションが提供されることがある．単体の事業所であることが多い．
7	介護老人保健施設（老健）	介護保険の施設サービスとして利用者が入所する施設であり，入所者に対するリハビリテーションが提供される．また，短期入所・訪問・通所サービスを提供する施設も多い．
8	介護老人福祉施設（特別養護老人ホーム：特養）	専門職はリハビリテーションに関する相談や支援を行う立場として関わっており，介護職者などによって入所者にリハビリテーションが提供されていることが多い．
9	有料老人ホーム	専門職が勤務している施設では，入居者に対して機能訓練としてリハビリテーションが提供されることがあるが，外部の訪問サービスや通所サービスを利用する方が一般的．
10	軽費老人ホーム（ケアハウス）	「特定施設」の指定を受けている場合は，介護予防サービスとしてリハビリテーションが提供される．
11	サービス付き高齢者向け住宅（サ高住）	「特定施設」の指定を受けている場合は施設から何らかのリハビリテーションが提供されることもあるが，外部サービスとして提供されることが多い．
12	認知症対応型共同生活介護施設（グループホーム）	専門職が関わっている場合には，介護職者などによって入所者にリハビリテーションが提供されていることもある．
13	小規模多機能型居宅介護施設	通所介護・短期入所・訪問介護などの介護保険サービスを複合的に提供する施設．専門職が関わっている場合には，介護職者などによって入所者にリハビリテーションが提供されていることもある．
14	看護小規模多機能型居宅介護施設（看多機：複合型サービス）	小規模多機能型居宅介護施設に看護（訪問リハビリテーションを含む）の提供を追加した施設

医療構想を受けて，介護保険サービスについても地域資源に関する調査が進められている．

● リハビリテーションに関する地域資源とは，「その地域における様々なリハビリテーションの実態」である．どこで，どのようなリハビリテーションが，どのくらい提供されているのかという情報を自治体単位でまとめることや，それをリアルタイムに更新するシステムが求められている．

● 介護保険制度に則り公助を提供する主な施設について，**表6**に示す．

● 地域リハビリテーションにおける社会資源には，公助に分類される医療・介護保険サービスや自治体による福祉施策のほかに，家族や近隣住民，ボランティアなどにより供給される通いの場（➡用語解説）や認知症カフェ（オレンジカフェ）などのインフォーマルサポートがある．インフォーマルサポートに対しても，教育や組織づくりなどの面で専門家の介入が期待されている．

（吉松竜貴，阿部　勉）

Glossary 用語解説
通いの場（高齢者サロン）は，地域住民が主体となって運営・参加を行い，高齢者であれば誰でも参加できる地域交流の場．

文献

1) 総務省：自治会・町内会等について．https://www.soumu.go.jp/main_content/000307324.pdf

2) 厚生労働省医政局地域医療計画課：第8回会議資料「医療圏，基準病床数，指標について」，第8次医療計画等に関する検討会．https://www.mhlw.go.jp/stf/newpage_25852.html

3) 中西由起子：CBRの概要とアジアでの実践．海外社会保障情報 114：86-103，1996．

4) 佐直信彦：地域リハビリテーションと専門職連携．リハビリテーション科学（東北文化学園大学 リハビリテーション学科 紀要），6(1)：3-10，2010．

5) 上野悦子：CBRの到達点としてのCBRガイドラインの概要と日本の国際活動における使用の検討．国際開発学会第24回全国大会 セッション19：（企画）障害包摂的な開発のための取り組み―障害と開発の観点から―講演資料，https://jasid24.hus.osaka-u.ac.jp/info.html

6) 平原佐斗司：1．在宅医療の今日的意義，第1章 在宅医療総論，在宅医療テキスト（第3版），公益財団法人 在宅医療助成 勇美記念財団 ホームページ内．http://www.zaitakuiryo-yuumizaidan.com/textbook/chapter/1

7) 日本訪問看護財団：「訪問看護とは」ページ内「日本の訪問看護のしくみ」．https://www.jvnf.or.jp/homon/visiting_nursing_system_in_japan.html

8) 緒方 徹：総論 リハビリテーションの歴史と変遷．月刊地域医学，36(9)：709-713，2022．

9) 大田仁史：地域リハビリテーションの歩みと理学療法士への期待．理学療法学，42(8)：829-830，2015．

10) 厚生労働省老健局老人保健課：II-1-(1) わが国における高齢者リハビリテーションの歩み，第1回会議資料「高齢者の地域におけるリハビリテーションの現状と課題について」，高齢者の地域におけるリハビリテーションの新たな在り方検討会．https://www.mhlw.go.jp/stf/shingi2/0000059463.html

11) 日本理学療法士協会：理学療法ガイドライン 第1版（2011年）．https://www.jspt.or.jp/guideline/

12) 厚生労働省：介護保険法．平成9年法律第123号．最終改正，令和2年6月12日法律第52号（https://hourei.net/law/409AC0000000123）

13) 厚生労働省：障害者総合支援法等の改正について．社会保障審議会障害者部会．第134回（R5.1.23）．資料3．001227108.pdf (mhlw.go.jp)

14) 一般社団法人 日本リハビリテーション病院・施設協会：地域包括ケアシステム構築に向けた地域リハビリテーション体制整備マニュアル．https://www.rehakyoh.jp/wp/wp-content/uploads/2021/04/r02roukenmanual.pdf

15) 浜村明憲：地域包括ケアシステムと地域リハビリテーションのあり方．Jpn J Rehabil Med 50(3)：171-177，2013．

>>>> 演習課題

グループに分かれて以下の課題について討議してみましょう．

演習課題①

WHOの定義にある「社会的統合」とは，具体的にどのような状態をさしているのでしょうか．別の言葉で言い換えてみましょう．

演習課題②

日本の地域リハビリテーションの定義が「住み慣れたところで生活すること」を目指すのはなぜでしょうか．歴史を振り返り，この理念に影響した過去の社会問題を取り上げてみましょう．

演習課題③

現在，日本ではリハビリテーションが全年代に提供されています．では，対象者の年代を①小児期・学童期，②青年期・壮年期，③高齢期の3つに分けて，それぞれの年代がどの法制度によって保障されているのか整理してみましょう．

2章

地域における理学療法士の役割

学習のねらい

● 地域理学療法の概念について理解する.

● 地域でかかわる多職種, 関係者について理解する.

● 地域に求められる理学療法士の専門性について理解する.

プロローグ
アクティブラーニングとして取り組んでみましょう！
① 自分の住まいの周りの環境（公共交通機関, 買い物先, トイレ, 避難所, 病院, 施設など）をチェックし, 自宅からの距離, 必要な移動手段, 移動能力をあげましょう.
② 地域において, 個別の対象者に直接かかわること以外に, 理学療法士の能力をどういかせるか, 考えてみましょう.

① 地域理学療法の理念と目的

- 2016年の国民生活基礎調査[1]（➡用語解説）によると, 介護が必要（要介護）となった主な原因は「認知症」が24.8％と最も多く,「脳血管疾患」18.4％,「高齢による衰弱」12.1％,「骨折・転倒」10.8％,「関節疾患」7.0％と続く.

- 一方, 要支援の原因の1位は「関節疾患」, 2位が「高齢による衰弱」, 3位が「骨折・転倒」と, 運動器疾患・障害が原因となることが多い.

- 要介護と要支援の原因は順位が異なる傾向がみられ, 2022年の国民生活基礎調査[2]においても同様の結果が示された（表1）.

- 今後, 後期高齢者人口が急増していくことから, ますます認知症や衰弱, 骨折・転倒といったリスクが顕在化することが予想される. 高齢者が可能な限り健康で自立した生活を長く継続するためには, これら要介護リスクに対する積極的な対策が求められる[3].

- 2019年12月, 日本地域理学療法学会第6回学術大会において, 学会案による地域理学療法学定義が示された（図1）[4]. 同学会では, "地域理学療法とは, 日

Glossary 用語解説

国民生活基礎調査：保健, 医療, 福祉, 年金, 所得等国民生活の基礎的事項を調査し, 厚生労働行政の企画及び立案に必要な基礎資料を得ることを目的とするものであり, 1986（昭和61）年を初年として3年ごとに大規模な調査を実施し, 中間の各年は簡易な調査を実施することとしている.

表1 要介護・要支援が必要となった主な原因

	第1位		第2位		第3位	
	要介護	要支援	要介護	要支援	要介護	要支援
2016年	認知症	関節疾患	脳血管疾患	高齢による衰弱	高齢による衰弱	骨折・転倒
2022年	認知症	関節疾患	脳血管疾患	高齢による衰弱	骨折・転倒	骨折・転倒

（厚生労働省）[1,2] より一部改変

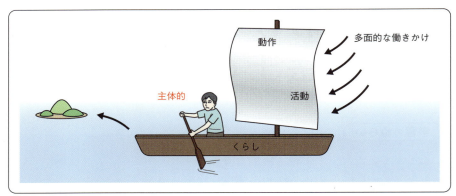

図1　地域理学療法のイメージ　　　　　　　　　　（日本地域理学療法学会, 2019）[4]

常生活における動作や活動・参加への多面的な働きかけを通して，本人が主体的にくらしを継続できるように支援することである"と定義している（→**ココが重要**）．

> 地域理学療法とは，動作や活動への多面的な働きかけにより
> 人々が地域でのくらしを主体的につくりあげられるよう探求する学問

- これまでの「地域理学療法」のイメージでは，在宅（自宅・老人福祉施設・居住系介護施設）や介護サービス（訪問リハビリテーションや通所リハビリテーション）として捉えられてきたが，地域理学療法学の定義に理学療法を提供する場所についての規定はない．
- 具体的な実践領域（**図2**）[4]は，①通所サービスの個別訓練や訪問理学療法（個別・直接支援），②施設入所者や虚弱高齢者等への介入（集団・直接支援），③地域ケア個別会議や多職種・地域住民との連携（個別・間接支援），④行政の施策立案や地域・まちづくり（集団・間接支援）である．すなわち，地域理学療法の概念はすべての理学療法士に求められるものであるといえる．

ココが重要
活動：個人による課題や行為の遂行のことで日常生活活動（ADL）や手段的日常生活活動（IADL）など．
参加：社会的な出来事に関与したり，役割を果たすことで，家庭，仕事，地域，交友関係のなかでの役割など．

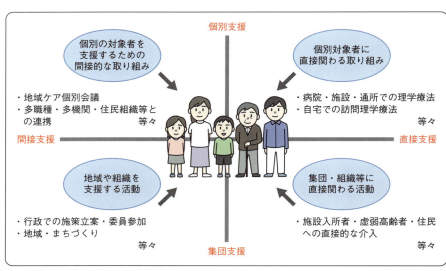

図2　地域理学療法学　実践領域　　　　　　　　　（日本地域理学療法学会, 2019）[4]

2章 ─ 地域における理学療法士の役割

❷ 地域での連携と多職種協働

- 地域理学療法の対象は広く多岐にわたるため，一人の理学療法士ならびに一つの機関で取り組むものではない．また，住民の暮らしはその地域によって実情も大きく異なる．
- 人々が地域での暮らしを主体的につくりあげるためには，市町村の取り組み，企業活動，医療介護資源，自然環境，その地域の歴史と文化などを配慮したうえでの多面的な働きかけが求められる．
- このため，まずはその地域の実情を知ることが大切である．地域全体を包括的な視点で捉え，分析から介入，評価までを実践的な過程で示したコミュニティ・アズパートナーモデルの視点は，地域の実情を把握するために参考となる（表2）[5]．
- また，人口，高齢化率，要介護認定率などの情報も地域の実情を表すデータであり，厚生労働省が提供する地域包括ケア「見える化」システム（➡用語解説）や法的な裏付けに基づく事業計画が反映されている市町村の地域福祉計画（➡用語解説）も地域の実情を捉えるうえで参考となる．

1. 多様な連携先

- 医師・歯科医師・看護師・薬剤師・管理栄養士等の医療従事者や，作業療法

Glossary 用語解説
地域包括ケア「見える化」システム：都道府県・市町村における計画策定・実行を支えるために「介護・医療の現状分析・課題抽出支援」「課題解決のための取り組み事例の共有・施策検討支援」「介護サービス見込み量等の将来推計支援」「介護・医療関連計画の実行管理支援」の機能を提供する[6]．

Glossary 用語解説
地域福祉計画：2000年6月の社会福祉事業法等の改正により，社会福祉法に新たに規定された事項であり，市町村地域福祉計画および都道府県地域福祉支援計画からなる[7]．

表2 コミュニティ・アズ・パートナーモデルによるアセスメント視点の例

領域	項目	データの例	アセスメントの視点の例
自然環境	地形	面積，位置，地形，住環境	高齢者にとっての住みやすさなど
	気候	気候，気温，降水量	
教育	学校教育	学校数，スクールバス	学校を核とするコミュニティ活動の状況など
	社会教育	生涯学習教室	
安全と輸送	交通手段	バス，鉄道，免許返納率	高齢者の日常の交通の便，災害時の避難・救助体制
	災害時の安全	危険地域，災害時要援護者	
政治と行政	政策	まちづくりの方針，基本計画	介護予防の位置づけ，施策基幹産業の状況，高齢者の社会参加・就労の状況など
保健社会サービス	介護サービス	各サービスの事業所数	機能低下に応じた教室の設置・開催状況，参加状況，身近な地域で開催，アクセスしやすさ
	介護予防	予防事業対象者数	
		プログラムの実施回数	
		参加状況	
コミュニケーション・情報	地区組織	町会・自治会の活動状況	高齢者の交流・活動の場の充足状況，各種活動への参加のしやすさ，アクセスのしやすさなど
	集会所	公民館，集会所などの施設数，配置状況	
	老人クラブなど	種類，数，加入率，参加率，活動状況	
	サロン	数，参加率，活動状況	
経済	産業	産業別人口，失業率	介護予防の位置づけ，施策基幹産業の状況，高齢者の社会参加・就労の状況など
		高齢者の就業状況	
レクリエーション	娯楽施設	数，配置，稼働状況	高齢者の身近な場所の有無，アクセスしやすさ
	スポーツ施設		

(全国国民健康保険診療施設協議会，2014)[5]

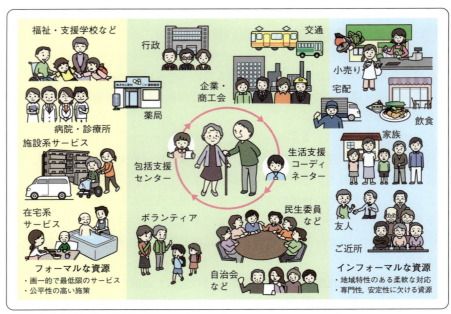

図3 本人を取り巻く資源（環境）のイメージ

士・言語聴覚士等リハビリテーション関連職種のほかに，介護福祉士やホームヘルパー，健康運動指導士，医療ソーシャルワーカー，精神保健福祉士，保健師，介護支援専門員（ケアマネジャー），生活支援コーディネーターなど，地域において理学療法士とかかわる可能性のある職種は多岐にわたる．また，医療分化が進む医療・介護の現場では他施設との連携も必要不可欠であり，さらにはフォーマルのみならずインフォーマルな資源（→**用語解説**）との連携も重要である（**図3**）．そのなかで，特に重要である連携先について紹介する．

(1) 地域包括支援センター

- 地域包括支援センターは，市町村が設置主体となり，保健師・社会福祉士・主任介護支援専門員等を配置して，住民の健康の保持及び生活の安定のために必要な援助を行うことにより，地域の住民を包括的に支援することを目的とする施設（介護保険法第115条の46第1項）[8]．

(2) 社会福祉協議会

- 社会福祉協議会は，民間の社会福祉活動を推進することを目的とした営利を目的としない民間組織．1951年に制定された社会福祉事業法（現在の「社会福祉法」）に基づき，設置されている．
- 社会福祉協議会は，それぞれの都道府県，市区町村で，地域に暮らす住民のほか，民生委員・児童委員，社会福祉施設・社会福祉法人などの社会福祉関係者，保健・医療・教育など関係機関の参加・協力のもと，地域の人々が住み慣れた街で安心して生活することのできる「福祉のまちづくり」の実現を目指した様々な活動を行っている．
- たとえば，各種の福祉サービスや相談活動，ボランティアや市民活動の支援，共同募金運動への協力など，全国的な取り組みから地域の特性に応じた活動ま

Glossary 用語解説

● **フォーマルな資源**
医療保険制度や介護保険制度などの法律・制度に基づいて提供されるサービス．
担い手は，医療法人や社会福祉法人，株式会社などの指定介護サービス事業所を中心に，各種団体など，公的な性格をもつ組織が提供するのが一般的である[12]．

● **インフォーマルな資源**
地域の助け合い（互助）であり，活動の内容や方法が相当に幅広く，そのイメージを一言で表現することはできない．行政には活動として認識されないような住民同士の日常的な助け合いレベルのものから，自治会などの町内の活動，ボランティアグループによるちょっとした生活支援から，社会福祉協議会，NPO法人などによる有償ボランティア活動，住民で運営される体操教室や，趣味の会まで，その運営形態から担い手の組織のタイプまで様々な形態が想定されている[12]．

で，様々な場面で地域の福祉増進に取り組んでいる[9]．

(3) 生活支援コーディネーター

- 高齢者の生活支援・介護予防の基盤整備を推進していくことを目的とし，地域において，生活支援・介護予防サービスの提供体制の構築に向けたコーディネート機能を果たす人を生活支援コーディネーター（地域支え合い推進員）という[10]．

(4) 民生委員

- 民生委員は，厚生労働大臣から委嘱され，それぞれの地域において，常に住民の立場に立って相談に応じ，必要な援助を行い，社会福祉の増進に努める人々であり，児童委員を兼ねている[11]．

2. 地域での多職種協働

- 連携を十分なものにするために他職種の専門性について学び，理解することで自身が行うべきことを整理していく．そのために有効なのが協働する場である．
- 顔の見えるネットワークのなかでの情報交換，症例検討，イベント運営などを通じて，お互いを理解することが専門性の発揮につながる（図4）．

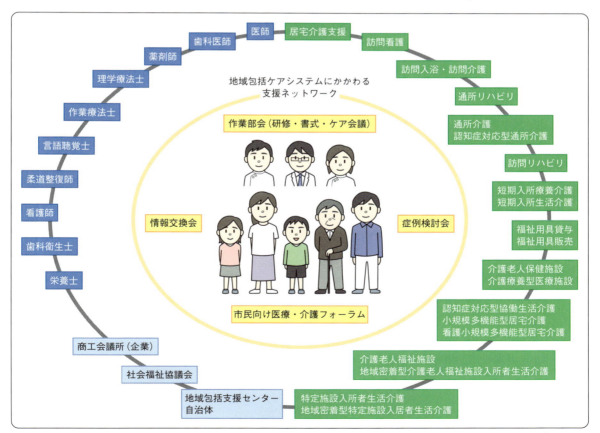

図4　市町村・多職種連携の例

（埼玉県川越市地域包括ケア協議会）[13]を基に作成

❸ 地域包括ケアシステムと理学療法の役割

- 地域支援事業は，被保険者が要介護状態または要支援状態となることを予防し，社会に参加しながら，地域において自立した日常生活を営むことができるように支援することを目的とする．
- 地域における包括的な相談および支援体制，多様な主体の参画による日常生活の支援体制，在宅医療と介護の連携体制および認知症高齢者への支援体制の構築などを一体的に推進するものである（**表3**）[14]．ここでは理学療法士がかかわることが多い事業について中心に取り上げる．

1．介護予防・日常生活支援総合事業

(1) 一般介護予防事業

- 一般介護予防事業の対象は，「第1号被保険者のすべての者およびその支援のための活動にかかわる者」であり，要介護認定を受けている人も含む（**➡つながる知識**）．
- 一般介護予防事業は，**図5**に示すように，地域の実態を把握したうえで各事業が効果的かつ効率的に行われているかを評価し，それを次の事業計画に反映することで進められる[15]．

〈理学療法士の役割〉

- 住民主体の活動となるよう動機づけ支援，効果的な運動方法の指導を行う．

つながる知識

不活発な生活により虚弱化する高齢者を減らすために，介護予防に資する活動を地域が主体的に継続できるよう住民リーダーを養成し，定期的に運動ができる通いの場をつくることが事業の主体となる．市町村，地域包括支援センター，専門職はサポート役としてこれにかかわっている．[15]

表3　地域支援事業の各事業ごとの目的等

	事業	目的	概要
介護予防・日常生活支援総合事業	介護予防・生活支援サービス事業	地域における生活支援や介護予防のサービスの充実を図る．	訪問型サービス，通所型サービス等を実施する．
	一般介護予防事業	高齢者が要介護状態等となることの予防又は要介護状態等の軽減若しくは悪化の防止を図る．	住民主体の通いの場を充実，リハビリテーション専門職等の関与により，介護予防の推進を図る．
包括的支援事業	地域包括支援センターの運営	相談の受付や制度横断的支援，高齢者虐待への対応，支援困難事例の対応等を通じて，住民の健康の保持及び生活の安定等を図る．	総合相談支援，権利擁護，ケアマネジメントの支援，介護予防ケアマネジメントを実施する．
	地域ケア会議の開催	地域の多様な関係者による検討の場を通じて，支援や支援体制の質の向上を図る．	保健医療や福祉の専門職等が参画し，個別事例や地域課題の検討を行う．
	在宅医療・介護連携推進事業	地域の医療・介護の関係団体が連携して，包括的かつ継続的な在宅医療と介護を一体的に提供するための必要な支援を行う．	地域の医療・介護関係者による会議の開催，在宅医療・介護関係者の研修等を実施する．
	認知症総合支援事業	認知症の早期診断・早期対応や認知症ケアの向上等の体制整備を図る．	認知症初期集中支援チームによる支援と認知症地域支援推進員による地域の体制整備を行う．
	生活支援体制整備事業	多様な日常生活上の支援体制の充実・強化と高齢者の社会参加を推進する．	生活支援コーディネーターの設置による地域資源の開発等．
任意事業	介護給付費等適正化事業	介護保険事業の運営の安定化のため，介護給付費等の費用の適正化を行う．	認定調査状況のチェック，ケアプラン点検，住宅改修等の点検等．
	家族介護支援事業	現に介護を行う家族に対する支援を通じて，介護負担の軽減等を行う．	介護知識や技術に関する教室や介護者同士の交流会の開催等．

(厚生労働省)[14]

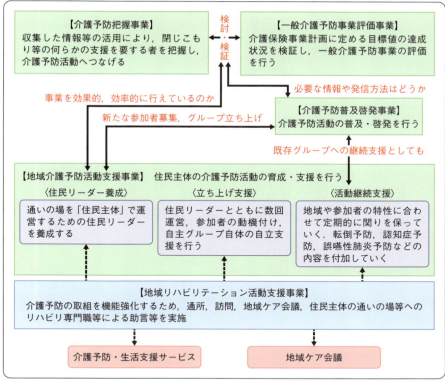

図5　一般介護予防事業のイメージ

- 活動環境のリスクマネジメントについて関係者とともに検討する．
- 活動グループごとのニーズに合わせた情報提供を行う（認知症，疼痛など）．
- 対象者の体力測定などを実施し，事業全体の効果判定に協力する．

(2) 介護予防・生活支援サービス事業

- 介護予防・生活支援サービス事業の対象は，①要支援認定を受けた者，②基本チェックリスト該当者（事業対象者）（表4）とされている（→国試に出る，→ココが重要）．
- 介護予防・生活支援サービス事業（表5）は，主に地域包括支援センターのケアマネジャーが①，②の対象者をアセスメント（介護予防ケアマネジメント）し，対象者との合意形成を経て様々なサービスが柔軟に提供されるという流れで進行していく[15]．

【通所】

- 理学療法士は利用者の身体機能に応じた運動プログラムの提示や段階的進め方について，介護職員らにアドバイスを行う．また運動を主体とした集団プログラムを効果的に実施する．また，通所と訪問の双方に一貫してかかわり，支障をきたしている生活行為（浴槽の出入りや荷物をもった歩行など）の改善に必要な運動メニューを提示し，生活機能の向上を図る．

〈理学療法士の役割〉

- 機能評価とリスク管理．

> **国試に出る**
> 介護予防はここ数年，出題が増えている．6章と合わせて理解しておこう．

> **ココが重要**
> 基本チェックリストは，市町村や地域包括支援センターに相談に来た人に対して，相談者とサービスとを簡便につなぐためのツールとして活用されている[15]．

表4　基本チェックリストと事業該当者に該当する基準

氏名	住所	生年月日

希望するサービス内容

No.	質問項目	回答：いずれかに〇をお付けください	
1	バスや電車で1人で外出していますか	0.はい	1.いいえ
2	日用品の買い物をしていますか	0.はい	1.いいえ
3	預貯金の出し入れをしていますか	0.はい	1.いいえ
4	友人の家を訪ねていますか	0.はい	1.いいえ
5	家族や友人の相談にのっていますか	0.はい	1.いいえ
6	階段や手すりや壁をつたわらずに昇っていますか	0.はい	1.いいえ
7	椅子に座った状態から何もつかまらずに立ち上がっていますか	0.はい	1.いいえ
8	15分位続けて歩いていますか	0.はい	1.いいえ
9	この1年間に転んだことはありますか	1.はい	0.いいえ
10	転倒に対する不安は大きいですか	1.はい	0.いいえ
11	6ヶ月で2～3kg以上の体重減少がありましたか	1.はい	0.いいえ
12	身長　　cm　体重　　　kg　（BMI＝　　）（注）		
13	半年前に比べて固いものが食べにくくなりましたか	1.はい	0.いいえ
14	お茶や汁物等でむせることがありますか	1.はい	0.いいえ
15	口の渇きが気になりますか	1.はい	0.いいえ
16	週に1回以上は外出していますか	0.はい	1.いいえ
17	去年と比べて外出の回数が減っていますか	1.はい	0.いいえ
18	周りの人から「いつも同じ事を聞く」などの物忘れがあると言われますか	1.はい	0.いいえ
19	自分で電話番号を調べて，電話をかけることをしていますか	0.はい	1.いいえ
20	今日が何月何日かわからないときがありますか	1.はい	0.いいえ
21	（ここ2週間）毎日の生活に充実感がない	1.はい	0.いいえ
22	（ここ2週間）これまで楽しんでやれていたことが楽しめなくなった	1.はい	0.いいえ
23	（ここ2週間）以前は楽にできていたことが今はおっくうに感じられる	1.はい	0.いいえ
24	（ここ2週間）自分が役に立つ人間だと思えない	1.はい	0.いいえ
25	（ここ2週間）わけもなく疲れたような感じがする	1.はい	0.いいえ

（No.1～20）10項目に該当：複数の項目に支障
（No.6～10）3項目以上に該当：運動機能の低下
（No.11～12）2項目すべてに該当：低栄養状態
（No.13～15）2項目以上に該当：口腔機能の低下
No.16に該当：閉じこもり
（No.18～20）1目以上に該当：認知機能の低下
（No.21～25）2項目以上に該当：うつ病の可能性

（注）BMI＝体重（kg）÷身長（m）÷身長（m）が18.5未満の場合に該当とする

（厚生労働省）[15]

表5　介護予防生活支援サービス

事業	内容
訪問型サービス（A，B，C，D）	要支援者等に対し，掃除，洗濯等の日常生活上の支援を提供
通所型サービス（A，B，C）	要支援者等に対し，機能訓練や集いの場など日常生活上の支援を提供
その他の生活支援サービス	要支援者等に対し，栄養改善を目的とした配食や一人暮らし高齢者等への見守りを提供
介護予防ケアマネジメント	要支援者等に対し，総合事業によるサービス等が適切に提供できるようケアマネジメント

（厚生労働省）[15]

- 疾患固有の症状（疼痛・変形など）に配慮した運動プログラムの提示.
- 興味・関心を引き出す活動種目の選定と導入.
- 運動指導員・介護職員・ボランティアらへのプログラム実施上の助言.

【訪問】
- 理学療法士は要支援者らの自宅を訪問することにより，難しくなっている生活行為を明らかにし，動きやすい住環境に調整（家具の配置換え，物干し台の高さ調整などの生活上の工夫）などを行う（➡臨床では）.

〈理学療法士の役割〉
- 生活の場における動作・環境の評価と改善策の提案.
- 転倒や腰痛発生に対する予防策の提示.
- 本人・家族・地域包括支援センターへの助言.
- 訪問で明らかになった動作上の課題についての個別指導.

2. 地域ケア会議

- 地域包括支援センター（または市町村）は，多職種が協働して個別ケースのケアをマネジメントする際に，それを支援するための実務者レベルの地域ケア会議を開催する．これは地域ケア個別会議と称され，ここで蓄積された最適な手法や地域課題を関係者にも共有される.
- 市町村は地域包括支援センターなどで把握された有効な支援方法を普遍化し，地域課題を解決していくために，代表者レベルの地域ケア会議を開催する．これは地域ケア推進会議と称され，ここでは需要に見合ったサービス資源の開発を行うとともに，保健・医療・福祉などの専門機関や住民組織・民間企業などによるネットワークを連結させて，地域包括ケアの社会基盤整備が行われる.
- そして，それらを社会資源として介護保険事業計画に位置づけ，PDCAサイクルによって地域包括ケアシステムの実現へとつなげていく（図6）.
- 理学療法士が地域ケア会議やケースカンファレンスに参加することにより，疾患の特徴をふまえた生活行為の改善の見通しをたてる．また要支援者らの有する能力を最大限に引き出すための方法を検討する（表6）.

3. 他職種から期待される理学療法士の役割

(1) 介護支援専門員（ケアマネジャー）から

- 介護支援専門員は，理学療法士からの助言を経て，改善可能なものは適切な運動プログラムや生活支援へつなげていき，改善できないものは代替するものや環境調整，人的サービスとしてケアプランに組み込んでいく.

〈理学療法士に期待すること〉
- できることとできないことの提示（現状分析）.
- 活動ができない要因を評価（課題抽出）.
- 今後の見通し（予後予測）.
- 解決方法の呈示（プログラムの立案）.
- 関係職種への説明（マネジメント）.

❓ 臨床では

【住宅改修】
・理学療法士が住宅改修にかかわるときには，単に「できる」，「できない」や「自立」，「介助」という視点だけで評価するのではなく，将来性や安全性，再現性，快適性，または課題といった多様な視点から評価する.

【福祉用具】
・理学療法士が福祉用具の選定にかかわり，利用者の身体状況や生活状況と福祉用具の特性を的確に組み合わせる．特に福祉用具の調整が活動場面に強く影響をもたらす車椅子の提供においては，理学療法士への期待が高い．また，下肢補装具では，歩容分析，耐久性，目的に応じた的確な種類の選定，エッジやフレアーなどの微調整も行う.

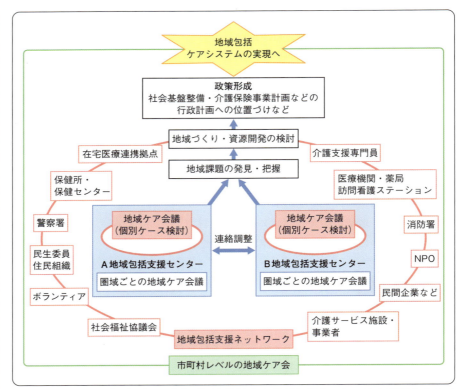

図6 「地域ケア会議」を活用した個別課題解決から地域包括ケアシステム実現までのイメージ
(厚生労働省)[16]

表6 地域ケア会議における理学療法士の役割

ステップ	専門職としての視点，具体的な確認や推察の内容
事例の理解と確認	・身長・体重・BMI等の身体組成を確認する．
	・疾病・障害の要因，分類を確認する．
	・移動動作レベル・ADL・運動中止基準を確認する．
	・立位に支障を及ぼす関節可動域制限・拘縮の有無・程度を確認する．
	・起立できるかどうか，立位保持が何分間できるかどうか，歩行や寝返りの状況，実際の移動手段を確認する．
	・振戦・固縮・無動・姿勢反射障害を確認する．
	・認知・精神機能障害の程度を確認する．
	・障害や生理的退行変化が進行しているかどうか，予備力・残存機能を確認する．
	・住環境・自宅周辺の環境を確認する．
課題の明確化と背景要因の確認	・「心身機能」，「機能的制限」，「活動」，「参加」の構造に沿って本人の障害構造を明確化する．
	・生活行為や生活範囲を妨げている要因を探り出す．
	・リスクに応じた生活動作や環境調整を明確化する．
	・介助者や家族による介助方法等により，症状を増悪させていないかを確認し，適切な支援方法を検討する．
目標と支援内容の確認	・短期目標の具体的レベル，設定期間，について妥当性や過不足を検討する．
	・現在のサービスやその支援内容を具体的に確認し，より効果的な支援内容・プログラムを検討・提案する．
	・介護負担を増さないような支援内容になっているか確認する．
実践につながる助言のポイント	・規則正しい生活や散歩などの運動，通いの場などへの社会参加が虚弱や廃用の予防となることを助言する．
	・サービスの関与や杖などの移動補助具が自立支援につながっているかを確認した上で助言する．
	・疾患特異的か，生理的退行変化なのか，廃用症候群なのかの視点を意識した助言を行う．

(厚生労働省)[16]

(2) 介護福祉士・ヘルパーから

- 介護福祉士・ヘルパーとは対象者の自立支援に向けたパートナーとして，積極的に連携を図り共同作業を進めていく．

〈理学療法士に期待すること〉

- 生活場面での具体的な観察のポイントの提示．
- 介助方法，声掛け・誘導のポイントの助言．
- 福祉用具の使い方の教示．

(3) 医師から

- 理学療法士の強みは，実際の動きや生活場面での評価，分析である．その場所でそのときにしか得られない結果を医師と共有することは，治療方針決定の一助になりうる．

〈理学療法士に期待すること〉

- 生活機能評価の報告．
- 動作分析の報告．
- プログラム遂行状況の報告．

(4) 看護師から

- 看護師と理学療法士は，地域在住高齢者を支える両輪である．できる生活機能を理学療法士が担い，している生活機能に看護師が落とし込んでいく．看護師が対象者の療養生活を安定させることが，理学療法の遂行に重要である．

〈理学療法士の役割〉

- 個別プログラムの教示．
- ゴール設定．
- 福祉用具や住宅改修へのアドバイス．
- 呼吸疾患や神経難病などへの専門的なリハビリテーションプログラム助言．

④ 全世代に向けた健康増進と地域づくり

- 2023年3月，日本理学療法士協会は「理学療法が支える未来2030」[17]を発行し，そのなかで以下の課題をあげている．
- 「働き手の減少」：日本の経済成長を支える生産力をいかに確保していくか，長く健康に働ける環境をいかにつくれるか．
- 「独居高齢者の急増」：高齢者の地域や社会とのつながりをどのように維持していくか．

アクティブラーニングのヒント

①暮らしている環境によって必要とされる活動能力は変わっていきます．自分の住まいの周りから確認してみましょう．
②地域理学療法では，集団に対する支援や，間接的な支援も求められます．多職種多機関の立場を理解し，理学療法士の視点を伝えましょう．

- 「障がい者の社会参画浸透」：障がいの有無にかかわらず，いかに自らの意欲と能力を発揮して活躍できる社会を形成するか．
- 「人生100年時代」：生きがいをもって幸せに生活するための支援をいかに行っていくか．これに対し，3つの社会の実現を目指している．
  ①疾病・障がいとともに安心・安全に暮らせる社会，②心身ともに健やかに暮らせる社会，③国民が相互に支えあって住みたい地域で人生を過ごせる社会．
- 理学療法士は，子供から高齢者まであらゆる世代を対象とし，社会生活の基盤になるだけでなく，心身の健康効果が期待できる安心・安全な移動・歩く力を主に支援することで，3つの社会の実現を目指し，2030年の国民の生きがいを支えていくことが求められている．

（阿久澤直樹）

文献

1) 厚生労働省：国民生活基礎調査の概況，2016.
https://www.mhlw.go.jp/toukei/saikin/hw/k-tyosa/k-tyosa16/dl/16.pdf

2) 厚生労働省：国民生活基礎調査の概況，2022.
https://www.mhlw.go.jp/toukei/saikin/hw/k-tyosa/k-tyosa22/dl/14.pdf

3) 日本理学療法士協会：地域理学療法ガイドライン．理学療法ガイドライン，第2版，2021.
https://cms.jspt.or.jp/upload/jspt/obj/files/guideline/2nd% 20edition/p1007-1052_21（1）.pdf

4) 日本地域理学療法学会：地域理学療法定義案，2019．https://www.jsccpt.jp/outline/

5) 公益社団法人 全国国民健康保険診療施設協議会：実践につながる住民参加型地域診断の手引き（介護予防編），2014.

6) 厚生労働省：地域包括ケア「見える化」システム等を活用した地域分析の手引き，2017.
https://www.mhlw.go.jp/file/05-Shingikai-12301000-Roukenkyoku-Soumuka/0000170568.pdf

7) 厚生労働省：地域共生社会の実現に向けた地域福祉の推進について，2017.
https://www.mhlw.go.jp/content/000493668.pdf

8) 厚生労働省：地域包括支援センターの概要．https://www.mhlw.go.jp/content/12300000/001236442.pdf

9) 全国社会福祉協議会：https://www.shakyo.or.jp/recruit/about/index.html

10) 厚生労働省：生活支援コーディネーター（地域支え合い推進員）に係る中央研修テキスト，2015.
https://www.mhlw.go.jp/file/06-Seisakujouhou-12300000-Roukenkyoku/0000084700.pdf

11) 厚生労働省：民生委員・児童委員について．
https://www.mhlw.go.jp/stf/seisakunitsuite/bunya/hukushi_kaigo/seikatsuhogo/minseiiin/index.html

12) 三菱UFJリサーチ＆コンサルタント：新しい総合事業の移行戦略 地域づくりに向けたロードマップ．
https://www.murc.jp/sp/1509/houkatsu/houkatsu_02.html

13) 川越市：すこやかプラン・川越 川越市高齢者保健福祉計画・第8期川越市介護保険事業計画．
https://www.city.kawagoe.saitama.jp/shisei/seisakushisaku/hoshinkeikaku/hoken-iryo-fukushi/sukopura-dai8ki-.files/sukoyakapuran-honpen-.pdf

14) 厚生労働省：地域支援事業交付金について．
https://www.mhlw.go.jp/jigyo_shiwake/dl/h30_jigyou02a_day2.pdf

15) 厚生労働省：「介護予防・日常生活支援総合事業のガイドラインについて」の一部改正について，2018.
https://www.mhlw.go.jp/file/06-Seisakujouhou-12300000-Roukenkyoku/0000205730.pdf

16) 厚生労働省：介護予防活動普及展開事業 専門職向け手引き，2017.
https://www.mhlw.go.jp/file/06-Seisakujouhou-12300000-Roukenkyoku/0000179799.pdf

17) 日本理学療法士協会：理学療法が支える未来2030.
https://www.japanpt.or.jp/activity/asset/pdf/rigaku_mirai2030_compressed.pdf

18) 厚生労働省：地域包括ケア研究会報告書，2013.
http://www.mhlw.co.jp/stf/seisakunitsuite/bunya/hukushi_kaigo/kaigo_koureisha/chiiki-houkatsu/

| | 2章 | 地域における理学療法士の役割 |

>>>> 演習課題

　元気高齢者，虚弱高齢者，要支援者，要介護者，各々の状態像に対する介護予防の取り組みについてあげ，理学療法士の役割について考えてみましょう（グループワーク）．

	取り組み	理学療法士の役割
元気高齢者		
虚弱高齢者		
要支援者		
要介護者		

Column

産業保健と理学療法

　産業保健活動とは，"労働条件と労働環境に関連する健康障害の予防と，労働者の健康の保持増進，ならびに福祉の向上に寄与すること"を主目的とする活動を指す[1]．この活動の対象はメンタルヘルスをはじめとして，受動喫煙対策，化学物質管理，過重労働対策など多岐にわたるが，そのなかでも理学療法士にとって最も馴染みの深い対象の一つが腰痛である．このコラムでは腰痛を例として，産業理学療法を展開するうえで基本となる労働衛生の3管理，すなわち作業管理，作業環境管理，健康管理について，「職場における腰痛予防対策指針」[2]を参考に概説する．

　まず，**作業管理**とは作業方法に焦点をあて，その作業方法が適切かどうかを評価し，さらには適切に実施されるように管理することを指す．たとえば，腰痛の発生が大きな問題となっている医療・福祉業においては，対象者を人力で抱え上げる介護や不自然な姿勢（前屈や捻りなど）を伴う介護動作が繰り返される．このような作業について，①リフトやスライディングボードなどの福祉機器を活用した人力での作業の回避，②不自然な作業姿勢（前屈や捻りなど）や介助動作を避けるような指導，③腰部に負担のかかる作業は2人以上で行うなどの作業実施体制の見直し，④介助方法のマニュアルを作成するなどの作業標準の策定などを行うことが求められる．

　次に，**作業環境管理**とは労働者が働く環境に目を向け，リスクを評価し，望ましい環境に改善する活動を指す．デスクワーカーを対象として考える際，作業環境としては椅子やデスク，使用するコンピューターなどに目を向けられることが多い．しかし，それらに限らず，照度，温湿度など広い作業空間を含む作業環境が腰痛と関連することも示されており[3]，腰痛を予防するためにもこ

れらを適切な状態に整備することが求められる．

　最後に，**健康管理**とは労働者個々人の健康状態に目を向け，健康問題の予防や早期発見，すでに望ましくない健康状態にあるのであれば，その対応を行う活動などを指す．具体的には，①腰痛の既往歴や自覚症状の評価を行う健康診断，②腰痛を予防するための運動や体操の実施，③腰痛発症により休業した労働者が職場復帰する際の適切な措置などが健康管理にあたる．近年では労働人口の高年齢化に伴い，高齢労働者の腰痛が問題となっている．高齢労働者の腰痛については，サルコペニアやフレイルなど高齢期に特徴的な健康問題も腰痛に影響している場合があり，加齢に着目した健康管理も今後必要となる可能性がある．

　産業保健と理学療法の関係は比較的新しく，産業理学療法はまだ黎明期にあるといえる．しかし，令和5年3月に策定された第14次労働災害防止計画において，「理学療法士等を活用した事業場所における労働者の身体機能の維持改善の取り組みを支援する」との記述があるなど，産業保健領域での理学療法士の活躍が期待されている．

■文献
1) 公益社団法人日本産業衛生学会：産業保健専門職の倫理指針，https://www.sanei.or.jp/oh/guideline/index.html
2) 厚生労働省：職場における腰痛予防対策指針，https://www.mhlw.go.jp/stf/houdou/2r98520000034et4-att/2r98520000034pjn_1.pdf
3) Matsugaki R, et al : Association Between Telecommuting Environment and Low Back Pain Among Japanese Telecommuting Workers : A Cross-Sectional Study. J Occup Environ Med, 63 (12) : e944-e948, 2021
4) 厚生労働省：第14次労働災害防止計画について，https://www.mhlw.go.jp/stf/seisakunitsuite/bunya/0000197308.html

（松垣竜太郎）

3章

介護保険制度の理解

学習のねらい

● 介護保険制度の概要について説明できる.
● 介護保険制度内のサービスを説明できる.
● 介護保険サービスを利用して,対象者の生活をより良いものにするための提案ができる.

プロローグ アクティブラーニングとして取り組んでみましょう！
① 脳血管障害によって左片麻痺を呈し,屋内の歩行移動ができない利用者を想定し,収集するべき情報を列挙してみましょう.
② ① であげた必要情報のうち,介護保険によるサービスの利用で改善可能なことは何か,考えてみましょう.

❶ 介護保険制度の基本理解

1.　介護保険制度の背景

● 高齢化により,介護を必要とする高齢者の増加や,介護期間の長期化などの問題が生じてきた.それに伴い介護ニーズが増大した一方,核家族化の進行や介護する家族の高齢化など,要介護高齢者を取り巻く家族の状況にも変化が生じてきた.
● 介護保険制度創設前の老人医療や福祉制度では,これらの問題に対応することが困難となったことにより,2000年に介護保険制度が創設された(1章,7頁参照).

2.　介護保険制度の基本理念

● 介護保険制度は,介護などが必要な人々が尊厳を保持し,能力に応じて自立した生活を営むことができるように支援することを基本理念としている.
● 介護保険制度創設前との大きな違いは,利用者自身がサービスを選択することができることや,利用計画(ケアプラン)に基づき医療・福祉サービスを総合的に利用できる点である.

3.　介護保険制度の仕組み

● 介護保険制度の仕組みを図1に示す.介護保険制度は給付と負担の関係が明確な社会保険方式を採用しており,「保険者」は市町村,「被保険者」は第1号被保険者(65歳以上の方)と,第2号被保険者(40歳から64歳までの医療保険加入者)に分けられる(表1)(➡ココが重要).

ココが重要
被保険者には第1号と第2号があり,受給要件が異なることに注意が必要である.

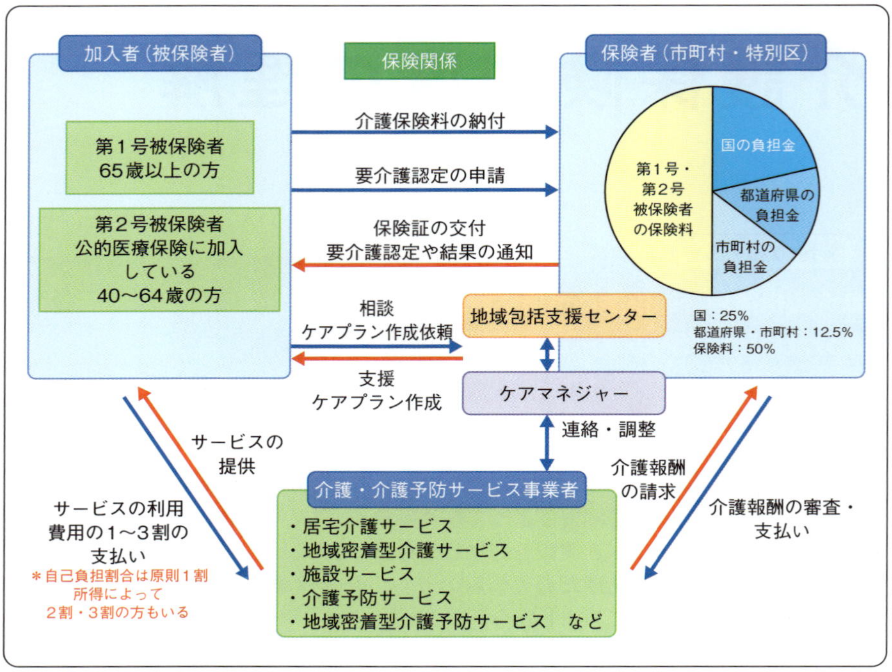

図1 介護保険制度の仕組み

国試に出る

介護保険の対象は表1でよく復習しておこう.

表1 介護保険の被保険者（→国試に出る）

	第1号被保険者	第2号被保険者
対象者	・65歳以上の人	・40歳以上65歳未満の健保組合，全国健康保険協会，市町村国保などの医療保険加入者（40歳になれば自動的に資格を取得し，65歳になるときに自動的に第1号被保険者に切り替わる）
受給要件	・要介護状態 ・要支援状態	・要介護（要支援）状態が，老化に起因する疾病（特定疾病）による場合に限定
保険料の徴収方法	・市町村と特別区が徴収（原則，年金からの天引き） ・65歳になった月から徴収開始	・医療保険料と一体的に徴収 ・40歳になった月から徴収開始

表2 特定疾病

1. がん（末期）
2. 関節リウマチ
3. 筋萎縮性側索硬化症
4. 後縦靱帯骨化症
5. 骨折を伴う骨粗鬆症
6. 初老期における認知症
7. 進行性核上性麻痺・大脳皮質基底核変性症およびパーキンソン病
8. 脊髄小脳変性症
9. 脊柱管狭窄症
10. 早老症
11. 多系統萎縮症
12. 糖尿病性神経障害・糖尿病性腎症および糖尿病性網膜症
13. 脳血管疾患
14. 閉塞性動脈硬化症
15. 慢性閉塞性肺疾患
16. 両側の膝関節または股関節に著しい変形を伴う変形性関節症

● 第1号被保険者は，原因を問わずに要介護認定または要支援認定を受けたときに介護サービスを受けることができるが，第2号被保険者は，加齢に伴う疾病（**特定疾病**）（**表2**）が原因で要介護認定または要支援認定を受けたときにのみ，介護サービスを受けることができるという違いがある.

3章 | 介護保険制度の理解

4. 介護保険制度の変遷

- 介護保険法の変遷を示す（**表3**）.
- 2024年からは厚生労働省が推進している科学的介護情報システム（LIFE：Long-term care Information system For Evidence）（➡**用語解説**）の活用について，入力項目の見直しや加算の見直しが行われ，そのアウトカム評価の充実がされることも大きな変更点となっている.

表3　介護保険法の変遷

改正年度	施行年月	改正のポイント
2005年改正	2006年4月	「**介護予防**」の導入
		「**地域密着型サービス**」の創設
2008年	2009年5月	法令遵守等の業務管理体制の整備
2011年改正	2012年4月	「**地域包括ケアシステム**」の構築と推進
		市町村の権限強化/認知症対策の推進等
		「医療的ケア」の制度化
2014年改正	2015年4月	「地域医療・介護総合確保推進法」に基づく，地域の**在宅医療・在宅介護の連携**を推進
		一部の介護保険サービス（訪問介護・通所介護）を，**市町村事業に移管**
		特別養護老人ホームの入所者を中重度者に重点化
2017年改正	2018年4月	新しい介護保険施設である「**介護医療院**」の創設
		介護保険と障害福祉を融合した「**共生型サービス**」の実施
2020年	2021年4月	市町村の包括的支援体制の構築の支援
		医療・介護のデータ基盤の整備の推進
2023年改正	2024年4月	「地域包括ケアシステム」の深化・推進
		多職種連携やデータ活用の推進等

> **Glossary 用語解説**
> **LIFE**：介護サービス利用者の状態やケアの計画内容についてのデータを蓄積するサービス．蓄積したデータを施設・事業所にフィードバックすることで，ケアの見直しや改善につなげる．

❷ リハビリテーションに関連する2024年度改定における主な変更点

(1)医療機関のリハビリテーション計画書の受け取りの義務化

- 退院時の情報連携を促進し，退院後早期に連続的で質の高いリハビリテーションを実施する観点から，入院中にリハビリテーションを受けていた利用者に対し退院後のリハビリテーションを提供する際のリハビリテーション計画を作成するにあたっては，入院中に医療機関が作成したリハビリテーション実施計画書等を入手し，内容を把握することが義務付けられた（**図2**）[3].

(2)退院後早期のリハビリテーション実施に向けた退院時情報連携の推進

- 退院時の情報連携を促進し，退院後早期に連続的で質の高いリハビリテーションを実施する観点から，医療機関からの退院後に介護保険のリハビリテーションを行う際，リハビリテーション事業所の理学療法士等が，医療機関の退院前カンファレンスに参加し，共同指導を行った場合，退院時共同指導加算を算定できることとなった（**図3**）.
- 介護保険分野においても，「多職種連携」や「介護と医療の切れ目のない連携」

29

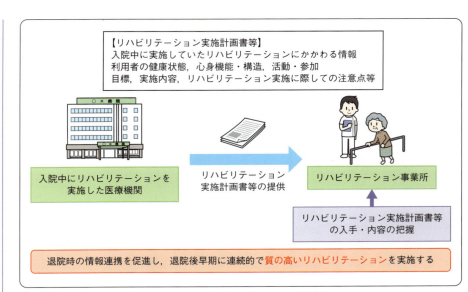

図2 医療機関のリハビリテーション計画書の受け取りの義務化
(厚生労働省)[3]より引用・一部改変

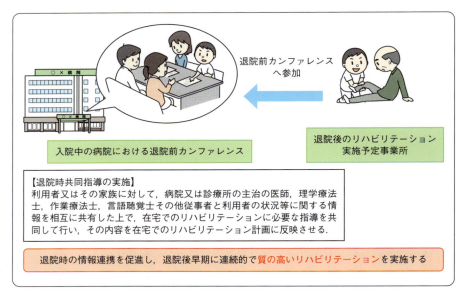

図3 退院後早期のリハビリテーション実施に向けた退院時情報連携の推進
(厚生労働省)[3]より引用,一部改変

が強化され,医学的なリハビリテーションから継続性のある,また質の高いリハビリテーションサービスの提供が必要であることが強調されている.

❸ 申請からサービス利用までの流れ

- 申請からサービスの利用までの流れを**図4**[4]に示す.
- 市区町村の窓口に相談すると,明らかに要介護1以上と判断できる場合には,

3章 介護保険制度の理解

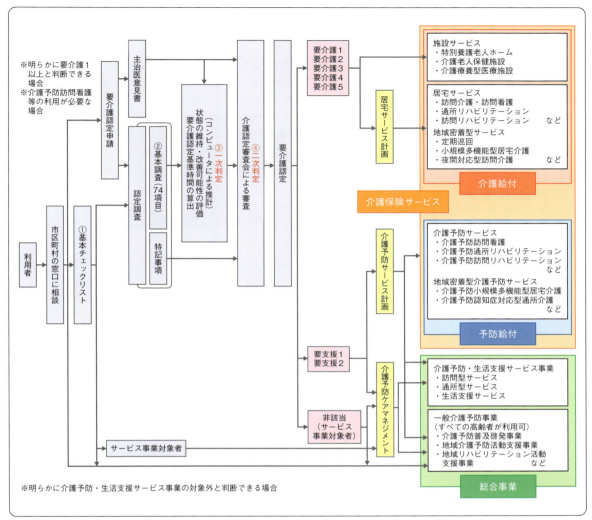

図4 申請からサービス利用までの流れ

(厚生労働省)[4]

要介護申請をすることになる.

- 第1号被保険者で明らかに要介護1以上と判断できない場合には，**基本チェックリスト**(20頁，2章の表4参照)で状態を把握し，必要であれば要介護認定の申請を行う(→**ココが重要**).
- 要介護認定が必要ない場合は，基本チェックリストなどでの判定を基に，必要なサービス利用へとつなげる.
- 介護認定を受けようとする人は「保険者」である**市町村**に申請を行う.
- 市町村職員または市町村に委託された調査員が訪問面接により，**認定調査**を行う．認定調査では能力の項目(18項目)，介助の方法の項目(16項目)，障がいや現象(行動)の有無の項目(40項目)の74項目で構成されている「基本調査」と「特記事項」の聞き取り調査が行われる.
- 上記74項目の「基本調査」の選択および中間項目得点より，一次判定ソフト(樹

> **ココが重要** ✓
> 明らかに要介護1以上と判断できない場合には，基本チェックリストを使って，適切なサービスが受けられるように支援をすることが重要である.

31

表4 介護度と要介護認定等基準時間

区分	要介護認定等基準時間
非該当	25分未満
要支援1	要介護認定等基準時間が25分以上32分未満又はこれに相当すると認められる状態
要支援2・要介護1	要介護認定等基準時間が32分以上50分未満又はこれに相当すると認められる状態
要介護2	要介護認定等基準時間が50分以上70分未満又はこれに相当すると認められる状態
要介護3	要介護認定等基準時間が70分以上90分未満又はこれに相当すると認められる状態
要介護4	要介護認定等基準時間が90分以上110分未満又はこれに相当すると認められる状態
要介護5	要介護認定等基準時間が110分以上又はこれに相当すると認められる状態

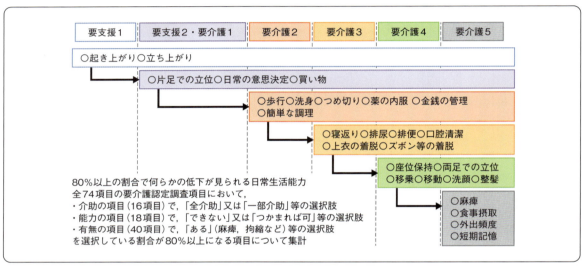

図5 要介護状態区分別の状態像

(厚生労働省)[4]

形モデル)によって要介護等基準時間(**表4**)を算出し，要介護度の一次判定を行う．

- 一次判定の結果と主治医意見書，特記事項に基づき，保健・医療・福祉分野の専門家で構成される介護認定審査会による審査が行われ，最終的な要介護度の判定(二次判定)が行われる．
- 要介護状態区分別の状態像を**図5**に示す．各要介護度における80％以上の割合で何らかの低下がみられる日常生活能力を示している．要支援1においては起き上がりや立ち上がりに障害を呈する人が多く，要支援2では片足での立位保持や日常の意思決定，買い物に障害を呈する人が多いことを表している．介護保険制度における要介護または要支援の認定を受けた第1号被保険者数は経時的に増加しており，要介護者等は第1号被保険者の18.7％を占めている[5]．
- 要介護者について介護が必要になった主な原因についてみると，「認知症」が18.1％と最も多く，次いで「脳血管疾患(脳卒中)」15.0％，「高齢による衰弱」13.3％，「骨折・転倒」13.0％となっている(13頁，2章の表1参照)[6]．

❹ 保険給付（サービス）

（1）介護給付と予防給付

● 介護保険による保険給付には，要介護者に対する法的給付である介護給付と要支援者に対する法的給付である予防給付がある．各給付の対象者は表5の通りである．

表5　介護給付と予防給付の対象者

介護給付の対象者	要介護1～要介護5
予防給付の対象者	要支援1・要支援2

（2）介護給付・予防給付で利用できるサービス

● 介護給付・予防給付が行われるサービスを図6に示す．介護給付と予防給付で大きく異なるのは，施設サービス利用の可否である．施設サービス（対象施設への入所・入院）は要支援者が利用することはできず，施設によって入所・入

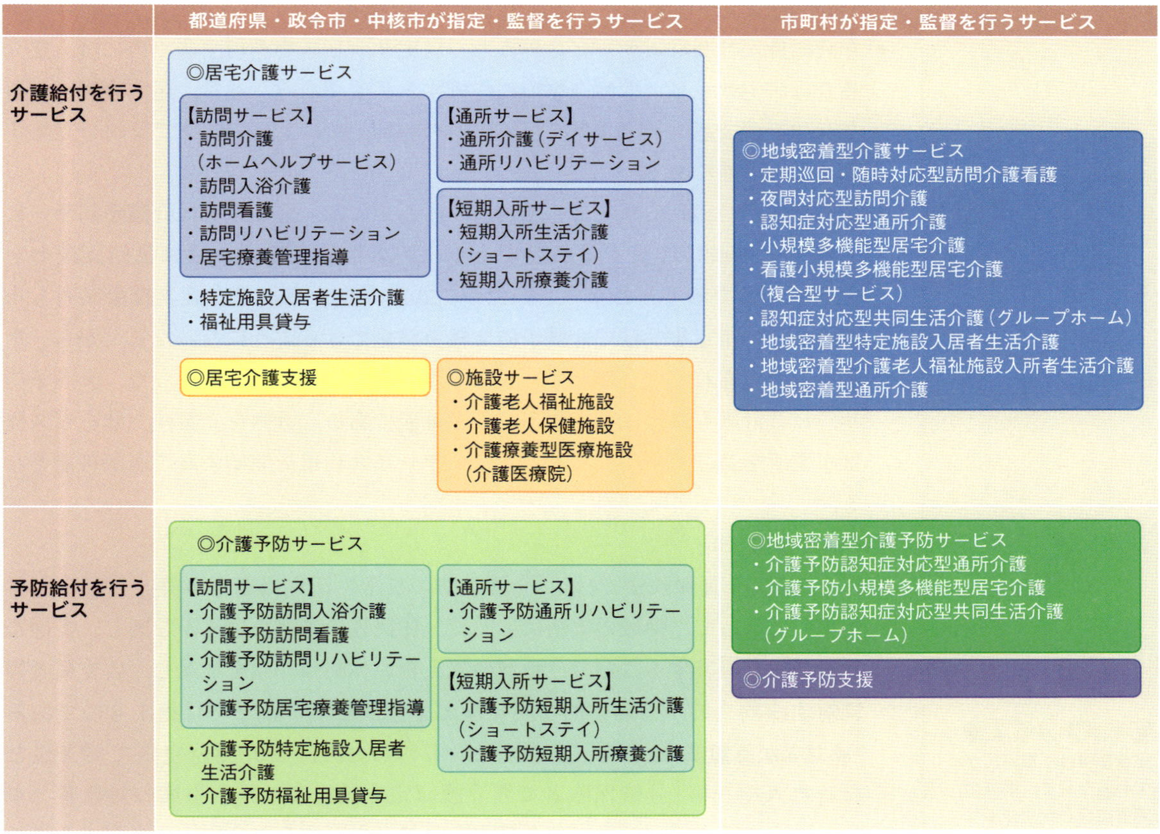

	都道府県・政令市・中核市が指定・監督を行うサービス	市町村が指定・監督を行うサービス
介護給付を行うサービス	◎居宅介護サービス 【訪問サービス】 ・訪問介護（ホームヘルプサービス） ・訪問入浴介護 ・訪問看護 ・訪問リハビリテーション ・居宅療養管理指導 【通所サービス】 ・通所介護（デイサービス） ・通所リハビリテーション 【短期入所サービス】 ・短期入所生活介護（ショートステイ） ・短期入所療養介護 ・特定施設入居者生活介護 ・福祉用具貸与 ◎居宅介護支援　◎施設サービス ・介護老人福祉施設 ・介護老人保健施設 ・介護療養型医療施設（介護医療院）	◎地域密着型介護サービス ・定期巡回・随時対応型訪問介護看護 ・夜間対応型訪問介護 ・認知症対応型通所介護 ・小規模多機能型居宅介護 ・看護小規模多機能型居宅介護（複合型サービス） ・認知症対応型共同生活介護（グループホーム） ・地域密着型特定施設入居者生活介護 ・地域密着型介護老人福祉施設入所者生活介護 ・地域密着型通所介護
予防給付を行うサービス	◎介護予防サービス 【訪問サービス】 ・介護予防訪問入浴介護 ・介護予防訪問看護 ・介護予防訪問リハビリテーション ・介護予防居宅療養管理指導 【通所サービス】 ・介護予防通所リハビリテーション 【短期入所サービス】 ・介護予防短期入所生活介護（ショートステイ） ・介護予防短期入所療養介護 ・介護予防特定施設入居者生活介護 ・介護予防福祉用具貸与	◎地域密着型介護予防サービス ・介護予防認知症対応型通所介護 ・介護予防小規模多機能型居宅介護 ・介護予防認知症対応型共同生活介護（グループホーム） ◎介護予防支援

居宅介護福祉用具購入費（要介護1～要介護5）：10万円／年
介護予防福祉用具購入費（要支援1・要支援2）：10万円／年
居宅介護住宅改修費（要介護1～要介護5）：支給限度額20万円
介護予防住宅改修費（要支援1・要支援2）：支給限度額20万円

図6　介護給付・予防給付で利用できるサービス

院できる要件が異なる．介護老人福祉施設は基本的に要介護3以上の人が対象であり（特例により認められた場合は要介護1・2でも入所可能），その他の施設は要介護1以上が入所・入院の要件となっている．居宅サービスのなかには障害福祉サービスと類似しているものもあるため，どのように組み合わせて生活の質を高めていくかを考えることは重要である．

- 福祉用具貸与サービスは介護給付，予防給付ともに行われるが，要支援1・2，要介護1の対象者においては貸与に関して制限がある（**表6**）．また2024年度から**表7**の種目は福祉用具貸与・販売のどちらかを利用者が選択できることとなった（15章，194頁のつながる知識参照）（➡**ココが重要**）．

- 特定福祉用具購入費は要介護度にかかわらず，1人の人に対する支給限度額は，同じ年度内（4月から翌年3月まで）で10万円であり，自己負担割合に応じて購入費の7～9割の給付が受けられる．たとえば，自己負担割合1割の人が5万円の福祉用具を購入する場合，自己負担額は5千円，介護給付費は4万5千円となる．住宅改修費については基本的に1住宅につき20万円を限度額として給付される（**表8**）．

- 特定福祉用具の購入可能な種目を**表9**に示す．

(3) 要介護認定からサービス利用までの流れ（図7）

- 介護給付が行われるサービスのうち，居宅サービスを利用するためには，要介護者は居宅サービス計画を事前に作成する必要がある．通常，居宅介護支援事業所の介護支援専門員（ケアマネジャー）に依頼するが，自身で計画を立案することも可能である．

- 予防給付が行われるサービスを利用するためには，要支援者は介護予防サービス計画を事前に作成する必要がある．2023年度までは，地域包括支援センターが作成することとなっていたが，2024年度から居宅介護支援事業者も市町村からの指定を受けて介護予防支援を実施できるようになったことから，指定事業者であれば介護予防サービス計画を作成できるようになった．介護予防サービス計画も自身で立案することが可能である．計画を立案後，サービス提供事業所を選び，契約を結ぶことで，サービス利用を開始することが可能となる．

(4) 総合事業

- 総合事業（介護保険法では，「介護予防・日常生活支援総合事業」）は，市町村が中心となって，地域の実情に応じて，住民等の多様な主体が参画し，多様なサービスを充実することで，地域の支え合い体制づくりを推進し，要支援者等に対する効果的かつ効率的な支援などを可能とすることを目指すものである（➡**つながる知識**）[8]．1号・2号被保険者において，要介護認定にて要支援となった人や，第1号被保険者で要介護認定非該当者は総合事業の対象者となる．地域包括支援センターが介護予防ケアマネジメントを行い，必要な介護予防・生活支援サービス事業，一般介護予防事業内のサービスを利用することとなる．総合事業内のサービスは，要支援者も同様に利用することが可能である（**図8**）．

ココが重要 ☑
介護保険の被保険者であり，障害福祉サービスの対象者でもある場合，障害福祉サービスについての知識を蓄えておくことが，生活の再構築を考える際には重要である．

つながる知識
総合事業は，市町村が中心となって，地域の実情に合わせた多様なサービスの充実を図るものである．よって，地域ごとのサービスの違いを調べておくことも重要である．

表6　福祉用具貸与対象種目と利用可能な対象者

種目	サービス対象者						機能または構造等
	要支援	要介護					
		1	2	3	4	5	
車椅子			○	○	○	○	自走用標準型車椅子，普通型電動車椅子又は介助用標準型車椅子に限る.
車椅子付属品			○	○	○	○	クッション，電動補助装置等であって，車椅子と一体的に使用されるものに限る.
特殊寝台			○	○	○	○	サイドレールが取り付けてあるもの又は取り付けることが可能なものであって，次に掲げる機能のいずれかを有するもの. 1. 背部又は脚部の傾斜角度が調整できる機能. 2. 床板の高さが無段階に調整できる機能.
特殊寝台付属品			○	○	○	○	マットレス，サイドレール等であって，特殊寝台と一体的に使用されるものに限る.
床ずれ防止用具			○	○	○	○	次のいずれかに該当するものに限る. 1. 送風装置又は空気圧調整装置を備えた空気マット 2. 水等によって減圧による体圧分散効果をもつ全身用のマット
体位変換器			○	○	○	○	空気パッド等を身体の下に挿入することにより，居宅要介護者等の体位を容易に変換できる機能を有するものに限り，体位の保持のみを目的とするものを除く.
手すり	○	○	○	○	○	○	取付に際し工事を伴わないものに限る.
スロープ	○	○	○	○	○	○	段差解消のためのものであって，取付に際し工事を伴わないものに限る.
歩行器	○	○	○	○	○	○	歩行が困難な人の歩行機能を補う機能を有し，移動時に体重を支える構造を有するものであって，次のいずれかに該当するものに限る. 1. 車輪を有するものにあっては，体の前および左右を囲む把手等を有するもの 2. 四脚を有するものにあっては，上肢で保持して移動させることが可能なもの
歩行補助杖	○	○	○	○	○	○	松葉杖，カナディアン・クラッチ，ロフストランド・クラッチ，プラットホームクラッチおよび多点杖に限る.
認知症老人徘徊感知機器			○	○	○	○	認知症である老人が屋外へ出ようとしたとき等，センサーにより感知し，家族，隣人等へ通報するもの.
移動用リフト（吊り具の部分を除く）			○	○	○	○	床走行式，固定式又は据置式であり，かつ，身体を吊り上げ又は体重を支える構造を有するものであって，その構造により，自力での移動が困難な者の移動を補助する機能を有するもの（取付けに住宅の改修を伴うものを除く）.
自動排泄処理装置　排便機能を有するもの					○	○	尿又は便が自動的に吸引されるものであり，かつ，尿や便の経路となる部分を分割することが可能な構造を有するものであって，居宅要介護者等又はその介護を行う者が容易に使用できるもの（交換可能部品（レシーバー，チューブ，タンク等のうち，尿や便の経路となるものであって，居宅要介護者等又はその介護を行う者が容易に交換できるものをいう）を除く）.
それ以外のもの	○	○	○	○	○	○	

＊一定条件に該当する方は例外的に貸与可能

> **国試に出る**
>
> 介護保険で貸与・購入可能な福祉用具は頻出問題である.

表7 福祉用具貸与・購入選択可能福祉用具（→国試に出る）

種目	機能又は構造等
固定用スロープ（可搬型は除く）	主に敷居等の小さい段差の解消に使用し，頻繁な持ち運びを要しないものをいい，便宜上設置や撤去，持ち運びができる可搬型のものは除く.
歩行器	脚部がすべて杖先ゴム等の形状となる固定式又は交互式歩行器をいい，車輪・キャスターが付いている歩行車は除く.
歩行補助杖	カナディアン・クラッチ，ロフストランド・クラッチ，プラットホームクラッチおよび多点杖に限る.

表8 介護給付・予防給付で利用できる福祉用具購入，住宅改修サービスの種類

特定福祉用具購入費（要支援1・要支援2，要介護1～要介護5）：10万円/年
居宅介護住宅改修費（要介護1～要介護5）：支給限度額20万円
介護予防住宅改修費（要支援1・要支援2）：支給限度額20万円

（厚生労働省）[7] より引用，一部改変

表9 特定福祉用具購入対象種目（→国試に出る）

種目	機能又は構造等
腰掛便座	次のいずれかに該当するものに限る. 1 和式便座の上に置いて腰掛式に変換するもの. 2 洋式便座の上に置いて高さを補うもの. 3 電動式又はスプリング式で便座から立ち上がる際に補助できる機能を有しているもの. 4 便座，バケツ等からなり，移動可能である便器（居室において利用可能であるものに限る）.
自動排泄処理装置の交換可能部分	尿又は便が自動的に吸引されるもので居宅要介護者等又はその介護を行う者が容易に使用できるもの.
入浴補助用具	座位の保持，浴槽への出入り等の入浴に際しての補助を目的とする用具であって次のいずれかに該当するものに限る. 1 入浴用椅子 2 浴槽用手すり 3 浴槽内椅子 4 入浴台 浴槽の縁にかけて利用する台であって，浴槽への出入りのためのもの 5 浴室用すのこ 6 浴槽内すのこ 7 入浴用介助ベルト
簡易浴槽	空気式又は折りたたみ式等で容易に移動できるものであって，取水又は排水のために工事を伴わないもの. 「空気式又は折りたたみ式等で容易に移動できるもの」とは，硬質の材質であっても使用しないときに立て掛けること等により収納できるものを含むものであり，また，居室において必要があれば入浴が可能なものに限る.
移動用リフトのつり具部分	身体に適合するもので，移動用リフトに連結可能なものであること.
排泄予測支援機器	利用者が常時装着したうえで膀胱内の状態を感知して排泄の機会を自動で通知するもの

❺ 区分支給限度額

- 介護給付・予防給付が行われる居宅サービス（図6参照）を利用する場合，要介護度に応じて，介護保険から給付される上限額が決まっている. これを区分支給限度額（**表10**）という（→つながる知識）.

> **つながる知識**
>
> サービス利用料（介護報酬）は，単位で表され，通常1単位＝10円が基本となっている. それぞれのサービスで利用料が決まっている.

3章 介護保険制度の理解

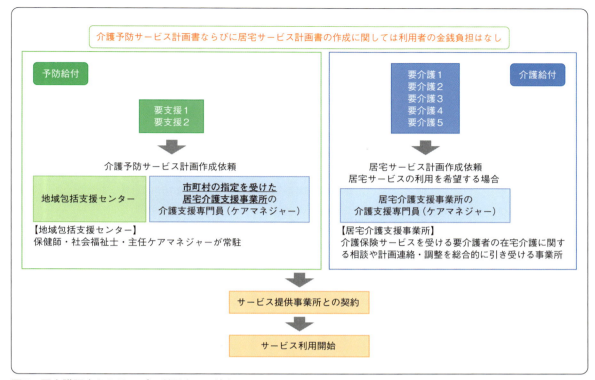

図7 要介護認定からサービス利用までの流れ

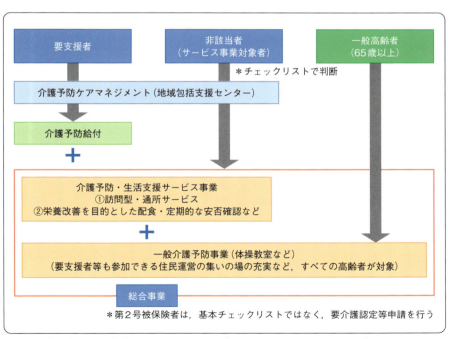

図8 要支援者・非該当者の利用できるサービス

(厚生労働省)[2]より引用・一部改変

表10　1カ月あたりの要介護度別区分支給限度額

要介護度	区分支給限度額
要支援1	5,032単位（約50,320円）
要支援2	10,531単位（約105,310円）
要介護1	16,765単位（約167,650円）
要介護2	19,705単位（約197,050円）
要介護3	27,048単位（約270,480円）
要介護4	30,938単位（約309,380円）
要介護5	36,217単位（約362,170円）

＊実際の区分支給限度額は「単位」で決められており，サービスの種類によって1単位当たりの単価が異なる．上記表は利用できる金額の目安として1単位10円で計算している．

- 区分基準限度額が適用されるサービスと適用されないサービスがあるが（**表11**），適用されるサービスにおいては，各サービスで単位が決まっているため，組み合わせて区分支給限度額以内であれば，原則その1割分を自己負担（所得によっては2割または3割分を自己負担）し，その他の部分は給付を受けることができる（**図9**）．区分支給限度額を超えて利用する場合，すべて自己負担となる．

表11　区分支給限度額の適用サービスと除外サービス

区分支給限度額が適用されるサービス	①訪問介護
	②訪問入浴介護
	③訪問看護
	④訪問リハビリテーション
	⑤通所介護
	⑥通所リハビリテーション
	⑦福祉用具貸与
	⑧短期入所生活介護
	⑨短期入所療養介護
	⑩特定施設入所者生活介護（短期利用に限る）
	⑪定期巡回・随時対応サービス
	⑫夜間対応型訪問介護
	⑬認知症対応型通所介護
	⑭小規模多機能型居宅介護
	⑮認知症対応型共同生活介護（短期利用に限る）
	⑯地域密着型特定施設入所者生活介護（短期利用に限る）
	⑰複合型サービス
区分支給限度額が適用されないサービス	①居宅療養管理指導
	②特定施設入居者生活介護（外部サービス利用型・短期利用を除く）
	③認知症対応型共同生活介護（短期利用を除く）
	④地域密着型特定施設入居者生活介護（短期利用を除く）
	⑤地域密着型介護老人福祉施設入所者生活介護
	⑥施設サービス：介護老人福祉施設・介護老人保健施設・介護療養型医療施設（介護医療院）

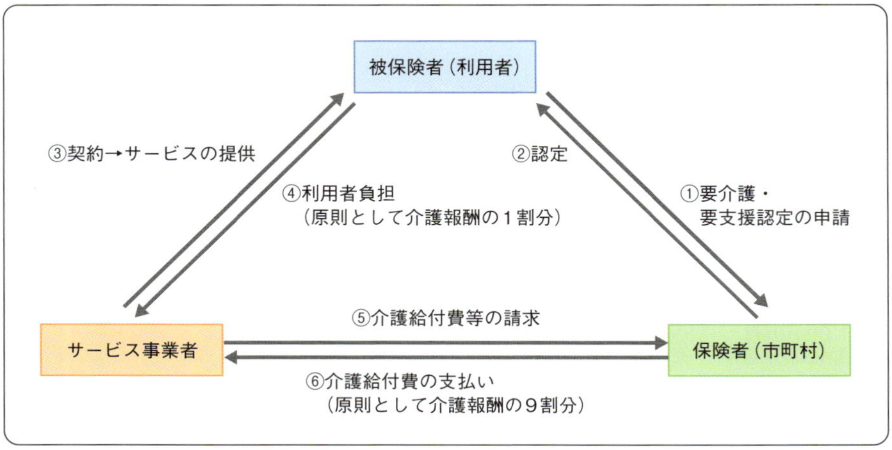

3章　介護保険制度の理解

図9　要介護認定申請から給付までのやりとり　(厚生労働省)[4]より引用，一部改変

- 区分支給限度額とは別に，特定福祉用具購入費（同一年度内10万円），住宅改修費（基本的に1住宅につき20万円を限度）が給付される（表8参照）．

⑥ 介護保険制度の利用例

- **図10**のようなサービス利用を例に（→**ココが重要**），自己負担金額と給付金額を算定すると，**図11**のようになる．
- 要介護度2のＡさんが，1週間あたり2回の通所リハビリテーション（通常規模型：7時間以上8時間未満）を利用する場合，1回の利用料は9,030円であるため，1ヵ月を4週間と換算すると，1ヵ月あたり72,240円の利用料となる．同様に1週間あたり1回の訪問介護（身体介護：30分以上1時間未満）を利用する場合，1回の利用料は3,870円であるため，1ヵ月を4週間と換算すると，1ヵ月あたり15,480円の利用料となる．福祉用具貸与は1ヵ月あたりの利用料であるため，四点杖と置き型手すりを表記の金額で借りた場合，1ヵ月あたり4,400円の利用料となる．合算すると，1ヵ月あたりの利用料は92,120円となり，区分支給限度額以内であるため介護給付を受けることができ，1割負担の9,212円が自己負担金額となる．
- 実際，利用者の生活の再構築のためにサービス利用計画を立案する際には，抽象的な情報のみでは不十分である．サービス利用計画を立案するのは介護支援専門員（ケアマネジャー）であるが，理学療法士が制度内で利用できるサービ

> **ココが重要** ☑
> サービス利用に際しては，利用者一人ひとりの1日の生活，さらには1週間の生活を考えることが重要である．

アクティブラーニングのヒント

①介護保険によって利用できるサービスについて確認しましょう．また利用者それぞれの1日・1週間の生活を確認しましょう．
②利用者の生活の再構築を理学療法士が支援するなかで，制度を理解する意味を確認しましょう．

```
Aさん
自己負担割合：1割
診断名・障害名：脳血管障害（左片麻痺）　屋内歩行は四点杖使用・見守りレベル
```

	月曜日	火曜日	水曜日	木曜日	金曜日	土曜日	日曜日
午前	通所リハビリテーション 7〜8時間未満 通常規模型			通所リハビリテーション 7〜8時間未満 通常規模型		訪問介護（身体介護）	
午後							

```
福祉用具貸与：四点杖　　　　1,000円/月
　　　　　　　置き型てすり　3,400円/月
＊価格は業者により異なる
```

図10　要介護2のAさん1週間の利用サービス

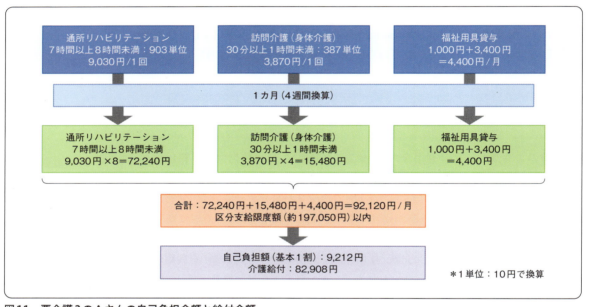

図11　要介護2のAさんの自己負担金額と給付金額

つ な が る 知識

生活の再構築のためにサービスを導入する際には，経済面や家族の意向，身体障害者手帳の有無や要介護度など，様々な情報を勘案して，現実的で具体的な提案をできるように，知識を蓄えることが重要である．

スを熟知していることは，退院支援・在宅生活継続支援など様々な場面で重要である（→つながる知識）．

- 利用者の経済状況，家族構成，1日の生活スケジュールなどを把握し，広い視野で生活を再構築する方法を考えることができる理学療法士が求められている．具体的なサービス内容の知識については，他章にて深めていただきたい．

（小林聖美）

>>>> 演習課題

症例

症例：40歳代
性別：男性
診断名：筋萎縮性側索硬化症
要介護度：要介護5
現病歴：5年程前，歩く際のつまずきや複数回の転倒を経験し，大学病院を受診して上記診断となった．2階建て持ち家にて両親との3人暮らし．2年前に呼吸状態が悪化し，現在人工呼吸器による管理を行っている．ADLは全介助．両親も高齢であるため，身体的な介助が負担となってきている．上肢筋力は2レベル．下肢については筋収縮が得られない．HOPEは他者との交流機会を継続してもちたいとのことだったが，家屋内に段差があり外へのアプローチが困難となっている．趣味は読書で現在は電子書籍を読んでいるが，最近はマウスの操作に困難さを感じるようになってきている．

演習課題①

症例の利用できる公的なサービスを整理しましょう．

演習課題②

症例のHOPEを含めて，より良い在宅生活を考えるために必要な情報（不足している情報）について考えてみましょう．

演習課題③

上記情報から，どのようなサービスの導入が良いと考えるか案を作成してみましょう．

文献

1) 小森昌彦：制度の理解，地域理学療法学（浅川康吉編）．メジカルビュー社，2019，pp81-96.
2) 厚生労働省：公的介護保険制度の現状と今後の役割．https://www.mhlw.go.jp/file/06-Seisakujouhou-12300000-Roukenkyoku/0000213177.pdf
3) 厚生労働省：令和6年度介護報酬改定について．https://www.mhlw.go.jp/stf/newpage_38790.html
4) 厚生労働省：要介護認定の仕組みと手順．https://www.mhlw.go.jp/file/05-Shingikai-11901000-Koyoukintoujidoukateikyoku-Soumuka/0000126240.pdf
5) 内閣府：令和3年度高齢社会白書（全体版），https://www8.cao.go.jp/kourei/whitepaper/w-2021/html/zenbun/index.html
6) 厚生労働省：介護事業所・生活関連情報検索．https://www.kaigokensaku.mhlw.go.jp/publish/
7) 厚生労働省：介護予防・日常生活支援総合事業の基本的な考え方．https://www.mhlw.go.jp/file/06-Seisakujouhou-12300000-Roukenkyoku/0000192996.pdf

Column

災害時の支援

　近年，リハビリテーション専門職による災害支援は災害リハビリテーションと称され，地域リハビリテーションの一つの分野として認識されるようになった．その背景には，わが国において毎年のように風水害・地震などの自然災害が起こり，家屋倒壊などの理由で避難所生活を余儀なくされる人が発生していることに起因する．

　災害のフェーズは，災害規模や被災状況にもよるが，発災後，概ね72時間とされる被災混乱期，その後2カ月までの応急修復期，6カ月までの復旧期，その後の復興期に分けられる．その間に，自宅損壊の程度や避難者の状況によって，生活空間が指定緊急避難所（主に小中学校の体育館や公民館など）での1次避難，1次避難所での生活が困難な障害者や高齢者，妊婦・乳幼児等を主な対象とした2次避難所，さらに応急仮設住宅，災害復興住宅と安定した生活に戻るまで環境の変化が続く．

　日常と違う避難所生活において，高齢者や障害者等の要配慮者には身体的・精神的な負担が多く，二次的な健康障害や時に災害関連死につながる可能性が指摘されている．特に生活不活発によるDVTの発生や廃用症候群，環境衛生の不良による感染症や肺炎などへの対策が必要である．通常，我々はICFの概念にあてはめると，主に対象者に生じた病気や怪我などよる健康状態，心身機能・構造の破綻や，それによる活動と参加の制限に対して様々なアプローチを展開している．災害リハビリテーションにおいては，災害による環境因子や個人因子の破綻による生活行為の変化や活動と参加の減少により，二次的に心身機能・構造の変化をもたらすことが大きな違いである．理学療法士はリハビリテーション専門職として，この点に着目して避難者を支援する．

　被災混乱期の避難所では，排泄（トイレ環境の整備），食事（水分補給），睡眠（休息）の確保が最優先される．避難所・避難生活学会ではこれらを48時間以内に整えることが重要と示唆している．トイレにおいては，手すりやトイレまでの安全な動線確保が重要だが，水道復旧が遅れる場合などは，衛生面への配慮も重要である．食事面においては，十分な栄養を適時に安全に摂取できるよう，食物形態の確認などが必要である．睡眠の面では，段ボール製の簡易ベッドを導入して，粉塵などによる呼吸器疾患の予防と，立ち上げ型手すりなどを利用し，基本動作を容易とする工夫などが必要である．これらを理学療法士の専門性だけでなく，他の専門職種とも連携をとり早期実現の努力をする．避難所内の公共スペースとプライベートが保障されるように個人スペースにも配慮し，すべての避難者の利便性を確保するように努力する．

　リハビリテーション専門職として組織的な支援を行うにあたり，CSCARICの概念は重要である．これは，C（Command & Control）：指示命令と協働，S（Safety）：安全の確認，C（Communication）：情報伝達，A（Assessment）：評価，R（Rehabilitation Triage）：リハビリテーショントリアージ，I（〈ICF〉International Classification Functioning, Disability, and Health）：国際生活機能分類に合わせた対応，C（Community Based Rehabilitation）：地域リハビリテーション活動への移行の頭文字を示したものである．CSCAは災害支援において有名かつ重要な概念であるが，後半3文字のRICはリハビリテーション支援に特化した考え方である．詳細は他の文献を参照されたい[1]．

■文献
1) 三宮克彦：大規模災害下でのリハビリテーション支援を考える．MB Med Reha, 272：15-21, 2022.

（三宮克彦）

4章

地域理学療法に求められる医学的対応

学習のねらい

● 疾病（障害）像の変遷にともなうリスク管理の重要性について理解する.
● リスク管理に必要な情報収集と評価（検査）ができる.
● 地域理学療法におけるリスク管理の実践的活用方法について理解する.

プロローグ

アクティブラーニングとして取り組んでみましょう！
① 地域で理学療法を実施するときに生じる可能性のあるインシデントまたはアクシデントをあげてみましょう.
② ①であげたインシデントまたはアクシデントのなかから3つの項目をあげ，どのようにすれば回避できるかを考えてみましょう.

❶ 疾病（障害）像の変遷とリスク管理の重要性

● 令和4（2022）年版の『高齢者白書』によると，要介護者の介護が必要になった主な原因は「認知症」が最も多く，次いで「脳血管疾患（脳卒中）」，「高齢による衰弱」，「骨折・転倒」と続いている[1]．ここ数年，主な原因の順位に変わりはないが，近年は，心臓疾患や呼吸器疾患などの内科系疾患の併存罹患，フレイル・サルコペニアの合併などを有する要介護者が増加しており，複雑な臨床像を呈することも少なくない.

● 実際，要介護者の内科系疾患罹患率調査では，呼吸器や循環器，悪性新生物などを重複罹患している人が多く[2]，後期高齢者の64％が2種類以上の慢性疾患を治療している．併存頻度の高い疾患は高血圧や脂質異常症などの内科系疾患である[3]．また，英国における高齢者の依存症の有病率シミュレーションでは，2015～2035年の間に4つ以上の併存疾患罹患者の割合が9.8～17.0％に増加する[4]と報告されており，わが国においても同様のことが予測される.

● 特に内科系疾患を有する症例は，疾患の特性などから症状の増悪や急変，再発などをきたすことが多く[5,6]，理学療法の提供が中止または終了となることも少なくない[7].

● これらのことから，地域で勤務する理学療法士は，昨今の疾病（障害）像の変遷を十分に理解したうえで医学的なリスク管理を行うとともに，住み慣れた環境で継続した生活や社会参加を図るために必要なリスク管理も行う必要がある.

Glossary 用語解説

インシデント：医療行為によって患者さんやご家族に障害，もしくは不利益を及ぼさないもの（「ヒヤリ」としたり「ハッと」したりしたもの）．
例）患者さんが歩行練習中につまずいてバランスを崩したが，理学療法士が支えて転倒しなかった．

アクシデント：医療行為によって患者さんやご家族に障害，もしくは不利益を及ぼしたもの．
例）患者さんが歩行練習中につまずいてバランスを崩したが，理学療法士が目を離していたため対応できず，転倒して骨折した．

ココが重要

PDCAサイクル：医療の質や安全性を向上させるためのマネジメントサイクル．計画(Plan)，実行(Do)，評価(Check)，改善(Action)の頭文字をとってPDCAサイクルと呼ばれる．一連のプロセスを繰り返すことによって，医療（介護）の質の維持，向上および継続的な業務改善を図る．

❷ 地域理学療法におけるリスク管理と情報収集

1. リスク管理とは

- リスク管理とは，「不測の損害が組織に与える悪影響を，最小限に抑えるための意思決定を行い，実行するプロセス」である[8]．
- リスク管理の実践にあたっては，リスクの顕在化＝事故発生の前段階である事前対策（予防対策），事故発生直後の事故対応（緊急時対応），そして事後対応（復旧対策，再発防止策）という流れのなかで，的確な対策を選択し，実行することが求められる．それと同時に，事業全体におけるリスクの状況を把握し，トータルな視点でリスク発生の抑制と損失の最小化に努めることが必要になる（➡用語解説）[8]．
- 医療（介護）におけるリスク管理は，組織防衛や経営存続などに加え，医療（介護）の質の確保が主な目的でもある．図1はリスク管理を実践していくうえでのプロセスを示しており，各要素のPDCAサイクル（➡ココが重要）が基本となる．
- このPDCAサイクルを有効に機能させるためには，各工程について目的に沿った具体的な情報の収集，客観的な評価と信頼性の高い結果，根拠に基づく判断基準と論理的な解釈，臨床に即した対策の立案と実施が不可欠である．

2. リスク管理に必要な情報収集とスクリーニング

- リスク管理に必要な情報は，対象者の一般情報に加え，医学的情報，社会的情報が主となる．特に地域では自宅生活の継続や社会参加にも配慮したリスク管

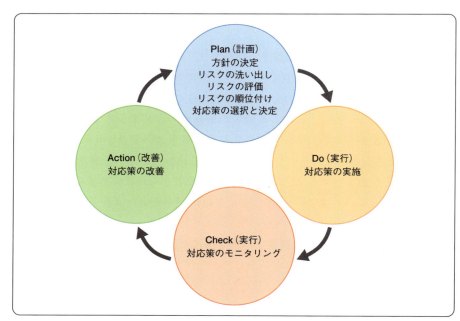

図1　リスク管理のプロセス（PDCAサイクル）

4章 　地域理学療法に求められる医学的対応

表1　地域理学療法における代表的なリスク

1. 医学的リスク（薬剤を含む）
　　1）一般的な医学知識・技術，疾病管理，薬剤の取り扱いなど
　　2）介助・指導方法，医療・福祉機器の取り扱いなど
　　3）感染症（インフルエンザ，ノロウイルス，O157，コロナウイルス，その他）など
2. 非医学的リスク
（1）環境リスク
　　1）物的環境（建物・設備，住環境，温度管理，品質管理，車両管理など）
　　2）人的環境（マンパワー，ハラスメント，虐待など）
　　3）衛生管理，汚染廃棄物の処理
　　4）地域活動，老人クラブ，社会参加などの環境
（2）対人関係リスク
　　1）接遇，サービスマナー，苦情相談など
　　2）地域住民，民生委員，他職種との連携など
（3）経営・管理リスク
　　1）経営戦略，事業計画システム管理（スケジュールやレセプト管理）など
　　2）苦情・事故対応，緊急対応，訴訟，マスコミ対応など
　　3）人材育成・管理（健康管理，教育，コンプライアンス）など
　　4）施設，事業所などの管理（財務・資産管理，データ管理，個人情報保護，メンテナンス）など
　　5）災害時の対応（地震，津波などによる避難対策，非常設備など）

理が求められることから，目標達成に関連する社会的情報をいかに多く収集できるかがポイントとなる．

● **表1**は地域理学療法における代表的なリスクを示している．医療現場では医学的リスクに重きをおいてリスク管理を行えばよいが，地域では医学的リスクのみならず，非医学的リスクについても十分な対策が必要である（➡**ココが重要**）．

● 医学的情報の収集については，まず，対象者の罹患疾患や障害の概要，病状や治療法（薬物療法）などの基本的な知識を習得しておかなければならない．次に，主治医や入院先の医療機関などからの診療情報の収集が必要である（➡**国試に出る**）．地域での診療情報は，訪問リハビリテーションや訪問看護の指示書，退院時連絡票，施設間連絡票などから収集するのが一般的である．また，家族や介護職員などから収集することも重要である．

● しかし，地域では，医療機関のように特殊な検査所見や血液検査データなどの最新情報をすぐに入手できる環境ではないことが多く，情報が得られたとしても最新情報ではないこともある．このため対象者の疾患や障害の重症度，治療経過，予後などの詳細の把握，または推測は難しいこともある．

● 社会的情報の収集については，家族や地域住民，活動の場における世話人などからの情報収集も必要である．特に社会参加を目標とする場合には，活動遂行時の実際の環境（物的または人的など）のみならず，活動の場に行くまでの移動手段やその周辺環境などの情報も必要である．

● 社会参加の目標設定にあたっては，対象者の諸機能や環境などを十分に評価しないまま本人・家族の希望を取り入れ，非常に高リスクな運動（活動）を実践させていることが問題視されている．これらの事例では，目標そのものや目標達成についての可否判断の根拠，安全性などが十分に検証されていないことも多い．また，理学療法士自身がそのことに気づいていないこともあるため，後々事故やトラブルに発展する可能性があり注意が必要である（➡**臨床では**）．

ココが重要
地域では医学的リスクがなくなってしまうわけではないため，可能な限り医療機関と同等の配慮が求められる．地域の場合は物的環境が乏しいにもかかわらず，リスク管理の実践にあたってはより慎重な対応が求められることから，情報収集は不可欠である．

国試に出る
情報の収集の重要性や方法をおさえておこう．

臨床では
近年は心臓疾患や呼吸器疾患などの内科系疾患（135頁，11章参照）の併存罹患が増加しており，診断名に記載がなくても，内科系疾患の症状を呈する対象者もいる．このため，事前情報のみでのリスクの把握には限界があり，必要に応じて不整脈の有無や活動に伴う酸素飽和度の低下の有無など，内科系疾患のリスクを把握するためのスクリーニングが必要である．

45

❸ リスク管理に必要な評価技術と機器

1. 医療面接

- 医療面接（図2）とは，「病歴聴取」，「問診」など主として情報収集を目的とした臨床技法に加えて，「患者とのコミュニケーション」，「患者の思いを受け止めて対応する術」を含めた技法であるとされる[9]．
- 医療面接法は時と場所を選ばずに実施できる技法であり，①患者の理解（健康状態，病状や自覚症状，生活状況，人物像など），②良好な患者と医療従事者の関係（ラポール）の構築，③患者教育などの役割を担っている．

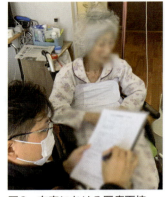

図2　在宅における医療面接

- 医師は診断を行う際，医療面接で得た情報から，病気や障害などの大まかな予測を立て，身体診察や各種の検査結果をふまえて診断を確定する．多くの場合，身体診察（→用語解説）は医療面接で考えた鑑別診断を立証するための手段として活用されている．
- 理学療法士が医療面接を行う目的は，診察によって診断名をつけることではなく，①理学療法の実施に必要な対象者の情報収集，②良好な対象者-理学療法士関係の構築，②対象者の教育や指導である．このため，対象者の情報が乏しく，訪問リハビリテーションのように理学療法士一人でのサービス提供が一般的な業務形態では，非常に重要な評価技術であり，病歴聴取や問診の技術向上，得られた情報の統合と解釈の能力向上は必須である．
- 実際に問診を行う際には，事前にある程度系統立った質問項目を準備していたほうが，スムースに実施できる．高橋[11]が作成した問診項目（表2）は，近年増加している内科系疾患症例（心疾患）の自覚症状を知るための問診項目の参考となる．

2. フィジカルアセスメント

- フィジカルアセスメント（→用語解説）は，スクリーニングとシステムレビュー，フィジカルイグザミネーションにより構成される．
- スクリーニングでは，基本情報に関するインタビューを行い，システムレビューではあらかじめ用意しておいた系統的な質問項目に沿って問診を行う．その後，システムレビューで得られた情報をもとに具体的な身体検査であるフィジカルイグザミネーション（→臨床では）を実施する．
- フィジカルアセスメントに必要な情報を収集するにあたって検査・測定すべき項目は多岐にわたる．そのなかでも在宅看護業務においてはバイタルサイン，意識レベル，皮膚観察，浮腫，努力性呼吸，精神機能と意識レベル，浮腫，循環器系の聴診，触診などが重要な項目であるとされる[13]．

Glossary 用語解説
診察：医師法20条などにおける「診察」とは，"問診，視診，触診，聴診その他手段の如何を問わないが，現代医学からみて，疾病に対して一応の診断を下し得る程度のもの"をいう[10]．

Glossary 用語解説
フィジカルアセスメント：「患者を観察し，可能ならばインタビューによって健康歴の主観的情報を聞き，観察と科学的な検査，さらにフィジカルイグザミネーション（身体検査）を行い，これらの情報を統合して患者の健康問題について評価すること」[12]とされる．

❓臨床では
フィジカルイグザミネーションは，視診，触診，打診，聴診などの身体にアプローチして情報を得る一連の作業であり，バイタルサインの確認なども含まれる．これらの手技を駆使して，対象者の健康状態や療養上の問題点について評価し，具体的な全身管理を行う．

表2　心疾患に関連した自覚症状の問診

自覚症状	質問例
呼吸困難	「息切れを感じませんか？」
起座呼吸と発作性呼吸困難	「昨日はよく眠れましたか？」 「仰向けになって眠れますか？」 「夜息苦しくて目を覚ますことはありませんか？」
咳や痰	「咳や痰は多くないですか？」 「どのような痰がどの程度ですか？」
動作	「胸がどきどきすることはありませんか？」
胸痛と胸部不快感	「胸が痛むことはありますか？」 「胸が苦しいことはありませんか？」
浮腫	「手足や顔にむくみはありませんか？」
乏尿	「きちんとおしっこは出ていますか？」 「体重は増えていませんか？」
全身の倦怠感	「疲れがとれないことはありますか？」 「なんとなく全身がだるいことはありませんか？」
意識障害	「ぼぉーっとしたりすることはないですか？」 「意識がなくなるようなことはないですか？」

・顔色や表情がさえない，顔面蒼白，チアノーゼ，爪の色→脳や末梢組織への血液供給が十分でない
・むくみがある，眼瞼浮腫，四肢(特に末梢部)の浮腫→腎血流減少，水・塩分が体内に貯留
・安静時の呼吸のしかた→Rapid and shallow(浅くて速い)呼吸→肺うっ血
・姿勢　身の置き所がない，どこかを押さえている→不快感や痛みがある
・嘔吐→消化器症状

(高橋，2011)[11]

- 訪問リハビリテーション業務においては**表3**に示す<u>訪問リハビリテーションアセスメント</u>[14]の実施が重要とされ，そのなかでも運動に伴うバイタルサインの変動，起立性低血圧，浮腫，視診，バイタルサイン，意識レベル，経皮的酸素飽和度，四肢の動脈触診，胸部触診，呼吸音聴診の10項目のアセスメント実施が病状変化の気づきに関連することが示されている[15]．
- **図3**は地域・在宅でも実施可能なフィジカルイグザミネーションの一部を示している．これらの項目は在宅でも実施可能である．経皮的酸素飽和度や不整脈の有無については検査を行うための機器を必要とするが，近年は比較的簡単に購入できるようになってきている．

3．在宅でも活用できるリスク管理の機器

- リスク管理の実施にあたっては，管理すべきリスクを明確にし，その方法および必要に応じた機器を準備しなければならない．特に，理学療法実施中に生じる可能性の高いインシデントに対応できるように，バイタルサインや呼吸音などの基本的な生命活動所見の評価のための機器の準備や携帯は必須である．
- 先に述べたように内科系疾患の重複罹患は近年増加しており，これらの疾患は内臓系の病気であることから，その臓器の障害の程度や残存機能などを知るために直接目視したり，触知したりすることは困難である．このため，画像診断や血液検査などの特殊な検査，パルスオキシメーターや心電図などの生体モニタリングが必須であるが，地域の場合は臨床現場に持参できる機器が限られる．
- 近年は医療機器の小型化が進んでおり，地域の臨床場面で役立つリスク管理に

表3　全身状態や病状変化の把握に必要なアセスメント項目

A. 心理・精神に関する項目
1. うつに関するアセスメント
2. せん妄に関するアセスメント
3. 不安・情緒に関するアセスメント
4. 認知機能に関するアセスメント

B. 生命・身体に関する項目
5. バイタルサイン（体温，脈，血圧，呼吸数）
6. 意識レベル
7. 経皮的酸素飽和度（SpO$_2$）
8. 運動に伴うバイタルサインの変動
9. 起立性低血圧
10. 浮腫
11. 視診（表情，肌の色，皮膚の症状，四肢の形状など）
12. 眼球運動
13. 瞳孔対光反射
14. 四肢の動脈触診（頸動脈，上腕動脈，橈骨動脈，大腿動脈，足背動脈など）
15. 頸静脈怒張
16. 胸部触診（可動性，呼吸パターン，左右差，呼吸筋疲労など）
17. 胸部打診（空気の入り具合，胸水・無気肺の有無，痰の有無など）
18. 呼吸音聴診（異常呼吸音の有無，空気の入り具合，気道狭窄，痰の有無など）
19. 息切れ（主観的または客観的，頻度，程度など）
20. 心尖拍動触診
21. 心音聴診（異常心音の有無，リズム，脈拍との乖離の有無など）
22. 心電図変化（不整脈の有無，ST変化など）
23. 腹部聴診（腸蠕動音，イレウスの有無，血管雑音など）
24. 腹部触診（腹部の張り，ガスの有無など）
25. 腹部打診（腹水の有無，ガスの有無など）
26. 視力（視力低下，視野欠損など）
27. 聴力（聴力低下，難聴など）
28. 脱水（のどの渇き，汗の量，ツルゴールなど）
29. ショック症状（末梢循環不全，チアノーゼ，冷汗，虚脱など）
30. 体重（水分過多，栄養，心不全増悪など）
31. 自覚症状（気分不快，めまい，倦怠感など）
32. 疲労の程度（易疲労，ボルグスケールなど）
33. 非がん性の痛み（痛みの程度，鎮痛薬など）
34. がん性の痛み（がんの進行度，部位，痛みの程度，姿勢・体動，鎮痛薬の影響など）

C. 生活に関する項目
35. 食事（食欲，量，食形態，水分量など）
36. 排便（便意，便通頻度，便秘の有無など）
37. 排尿（尿意，頻度，量，色など）
38. 睡眠（不眠，内服，昼夜逆転，活動量など）
39. 内服薬（薬効，副作用，内服管理など）
40. 生活環境（温度，住環境，衛生状態など）
41. 転倒（転倒，移動自立度，福祉用具など）
42. 保清（清拭，入浴，着替え，おむつ交換など）

（平野・他，2015）[14]

かかわる機器が増えてきている．そのなかでも携帯型心電計（図3）は，心臓疾患のリスク管理には必須である．
- 心臓疾患のリスク管理として，不整脈のアセスメントを行う場合，聴診や触診では脈波の欠損やリズム不正が確認できても，その不整脈がどの種類の不整脈かの特定や重症度の判断はできない．しかし，心電計があれば，不整脈の種類の特定や重症度の判断につなげることが可能となる．また，万が一何らかの急変や病状変化が生じた際でも，その瞬間の不整脈の波形や心拍数などを記録することができ，後の医師による診断や治療の客観的な情報にもなる（➡臨床では）．

❹ 地域理学療法の実践において知っておくべき医療処置

1．気管吸引

- 重度な呼吸器疾患や神経難病，肺がんの手術後などでは，呼吸機能低下に伴い人工呼吸器管理に移行する場合が少なからずある．その場合，気管挿管や気管切開などにより自己喀痰が困難となることから肺炎などの合併症を併発する可能性があり，その予防のための気道正常化は必須である．
- 気管吸引（➡用語解説）の実施は，養成機関や医療機関などにおいて必要な教育・研修を受けた者が実施することが明記され，医師の指示のもと，他職種との連携を図り，当該行為を安全に実施できるようにしなければならない．気管吸引を実施する前には，無菌操作や感染予防の対応，吸引カテーテルの種類や

❓ 臨床では

そのほかにも，スマートフォンやタブレット端末はなくてはならない機器の一つである．連絡手段や静止画，動画の撮影以外にも，近年は多くの訪問介護・医療に役立つアプリが開発されており，移動時のナビゲーション，医療・介護器具の操作方法や薬剤の効能，副作用などの検索，電子カルテの閲覧や多職種連携アプリを活用した情報共有など，効率的な業務の遂行に欠かせないものとなってきている．

Glossary 用語解説

気管吸引とは，「人工気道を含む気道からカテーテルを用いて機械的に分泌物を除去するための準備，手技の実施，実施後の観察，アセスメントと感染管理を含む一連の流れ」[16]である．

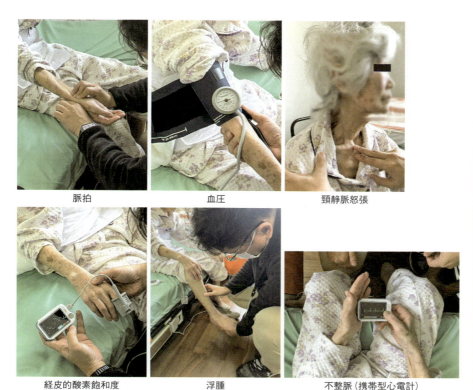

図3　在宅で実施できるフィジカルイグザミネーション（一部抜粋）

太さの選択，カテーテル使用後の処理などについて確認が必要である．また，必要に応じて酸素投与やバックバルブマスク換気を行うこともあるため，個々の対象者の病態に合わせて，個別の注意事項の取り決めも必要である．

- 特に，在宅では個々の自宅環境や設備が異なるため，対象者にかかわるすべての職種をふまえた事前協議が重要となる．また，近年は特別支援学級や児童デイサービスなどに理学療法士がかかわることも増えており，人工呼吸器管理中の障害児への対応も十分に検討すべきである．
- 長期的な人工呼吸管理となった対象者は病態が安定し，在宅でのケアが可能な環境であれば，在宅療養となる．その場合，家族や介護職が中心に気管吸引を行うが，地域・在宅の臨床現場における理学療法士の気管吸引の実施率は低い．このため，誰しもが自信をもって確実に気管吸引を実践できるように教育・研修の機会を設けることが必要である．気管吸引の技術向上を図るためには，吸引シミュレーターや持ち運びが可能な吸引器（**図4**）の活用が有効である．気管吸引の具体的な方法については，ガイドラインや正書などの気道内分泌物吸引法を参考にされたい．

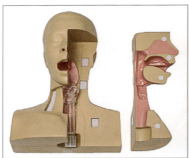
コーケン気管カニューレ管理モデル
(LM-106)

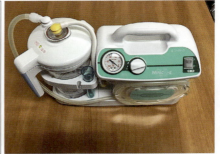
吸引器
(ミニックW-Ⅱ MW2-1400)

図4　吸引シミュレーターと吸引器

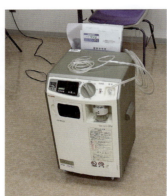
酸素濃縮装置
(ハイサンソTO-90-3N)

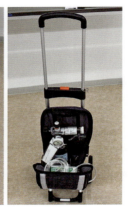
携帯用酸素ボンベとカート
ならびに
呼吸同調式レギュレータ
(サンソセーバー®Ⅱ)

図5　在宅酸素療法機器

2. 在宅酸素療法

- 在宅酸素療法(HOT)は慢性閉塞性肺疾患(COPD)をはじめとする慢性呼吸器疾患，肺高血圧症，慢性心不全，チアノーゼ型先天性心疾患患者などが対象であり，医療保険が適用されている．在宅酸素療法の適用基準は，動脈血酸素分圧(PaO_2)が55 Torr以下，あるいは55～60 Torrで，睡眠時または運動負荷時に著しい低酸素血症をきたし，医師が必要と認めた者である．
- HOTの導入にあたっては，血液ガス検査や6分間歩行テストをもとに，安静時と運動時，夜間と日中など，生活や活動様式に合わせて投与する酸素量を設定する．自宅で酸素を吸入する際は，空気中の酸素以外のガスを吸着して酸素濃度を高める酸素濃縮装置(図5)を用いることが一般的である．酸素濃縮装置は，酸素量を気にすることなく連続使用が可能であるが，電源を必要とし，持ち運びが困難である．このため外出などの際には，携帯用酸素ボンベ(図5)を用いる(→臨床では)．
- HOTの使用で最も注意すべきことは酸素切れである．自宅での生活だけを考

> **? 臨床では**
> 携帯用酸素ボンベは，電源を必要とせず，持ち運びが可能であるが，ボンベの容量が決まっていることから，ボンベの交換が必要となる．

▶在宅酸素療法：Home Oxygen Therapy (HOT)
▶慢性閉塞性肺疾患：chronic obstructive pulmonary disease (COPD)

```
【圧力計の単位：①MPa，または②kgf/cm²】

①MPaの場合
　酸素残量（L）＝
　　ボンベ内容積（L）×圧力計（Mpa）の値×10
②Kgf/cm²の場合
　酸素残量（L）＝
　　ボンベ内容積（L）×圧力計（Kgf/cm²）の値
```

例）HOTを導入している対象者に対して毎分2.0Lの酸素を連続吸入しながら活動に参加する場合，安全な範囲で最大何分の活動参加が可能か計算しなさい（ボンベ容量2.0L，圧力計の値10MPaとする）

```
酸素残量　　　　　：2.0×10×10＝200L
使用可能な酸素量　：200×0.8（安全係数）＝160L
運動可能時間　　　：160÷2.0＝80分
```
※酸素セーバーを使用した場合　80分×3.0＝240分

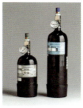

呼吸同調式レギュレータ使用の際は連続使用と比較して酸素ボンベの持ち時間を約3倍に延長

図6　酸素残量および酸素吸入時の運動実施の計算方法

えるのであれば酸素濃縮器の使用が最も安全でよいが，引きこもりや活動量の低下などをきたす可能性もある．このため，外出や社会参加を促すにあたっては，酸素ボンベの使用は必須である．その際，酸素切れのリスクを回避するために酸素残量の計算方法（**図6**）を知っておくと安全な活動時間，外出時間の目安を立てることができる．また，患者自身の判断で酸素の投与量を調節してはいけないことや，酸素を吸った状態で火器に近づいてはいけないことなど，対象者がHOTに慣れてくると行ってしまう危険な行動については，定期的な確認や指導が必要である．

3．緊急対応

- 地域では利用者の高齢化や疾患の重複化などに伴い，病状が急変したり，転倒などにより出血や骨折が生じたりと，緊急対応が必要な場面に遭遇することも少なくない．

- 緊急対応の手段として最も一般的なものに救命手当，応急手当がある．救命手当とは「一般市民の行う救急蘇生法（心肺蘇生法＋止血法）」であり，応急手当は「救急蘇生法以外の手当」と定義される．具体的な手当には，傷病者の管理法（緊縛解除，保温），心肺蘇生，AEDの使用，気道異物の除去，止血法などがある（➡ココが重要）．

- 理学療法士が緊急対応を迫られる場面に遭遇した際，その場で確認，または実施すべき対応の一連の流れについて示す．まず，初めに行うことは意識レベルを確認し，次に呼吸および脈拍を確認することである．心肺停止の場合には迅速に一次救命処置を開始する必要がある．一次救命処置とは心肺停止傷病者に対し，緊急病態の認知，救急医療システム（119番）への通報をするとともに，気道確保，人工呼吸および心臓マッサージにより自発的な血液循環を回復させる試みを指し，医療従事者に限らず誰でも行える心肺蘇生法をいう．

- 次に，外傷やその他の症状（麻痺やしびれなど）の有無を確認する．もし，外

> **ココが重要**
> 緊急対応時の手当は一般市民ができる内容であり，理学療法士は確実に実施できなければならない．

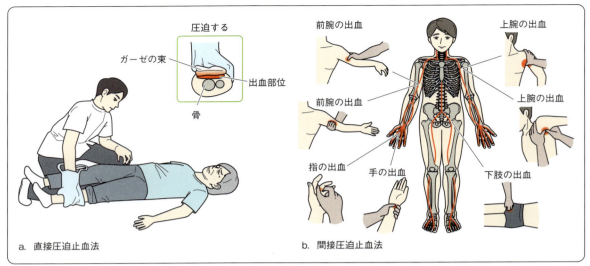

図7 止血法

(杉元, 2015)[17] より一部改変

傷がある場合は出血や骨折などの有無を確認したうえで, 出血があれば止血（図7)[17]し, 骨折していれば可能な固定を行い, 外傷の程度に応じた創傷処置を行う. 骨折や創傷の程度, その他の症状の重症度によっては119番通報または主治医への連絡, 状況報告を行い, 受診や安静度などの指示を仰ぐ必要がある.

- 加えて, 傷病者の運動機能やADL動作を確認する. これは救急搬送の必要はなく, 自宅などでの経過観察となった場合に二次的な事故を予防するために行う. 病状変化や転倒などが起こったあとは, バイタルサインの変動や疲労の蓄積, 腫脹や疼痛などにより, これまでと同じ動作を遂行できないことも多く, 再転倒やさらなる病状悪化などを招く可能性がある. また, 急性硬膜下血腫の場合は, 時間経過に伴い症状が出現し, 生命に危険を及ぼす可能性もある. このため, 本人や家族に対して安静度やADL動作の変更方法, 病状変化の注意事項, 連絡先などを指示・指導する.
- 緊急対応を行ったあとは基本的には受診を勧め, 最後に一定時間をおいて再度状況確認を行うことが望ましい（→臨床では）.

4. 感染対応

- 感染とは, 病原体（主に微生物）が宿主に侵入・定着し, 増殖することである. 感染は病原体が感染源から感染経路を介して宿主に伝播し, 病原体の感染力（攻撃力）が宿主の抵抗力（免疫防御機能）を上回ったときに成立する. 感染症は, さらにそれが発症したときに成立する. 言い換えれば不顕性感染と顕性感染があり, 発症した感染症とは顕性感染のことを指す.
- 地域で理学療法介入を行うにあたって, 医療・介護従事者または利用者, 家族の感染症の発症は個々の健康被害のみならず, 関係者すべての人たちに影響を与え, 業務を停止せざるを得ない場合もある. さらに, 十分な対応ができてい

> **?臨床では**
> 状況確認により変化がある場合は, 臨時訪問や緊急対応を行う必要がある. そのほかとしては, 事業所管理者や介護支援専門員, 家族などに状況報告を行うことや訪問スケジュールの変更, インシデント報告書の作成などを行う.

4章　地域理学療法に求められる医学的対応

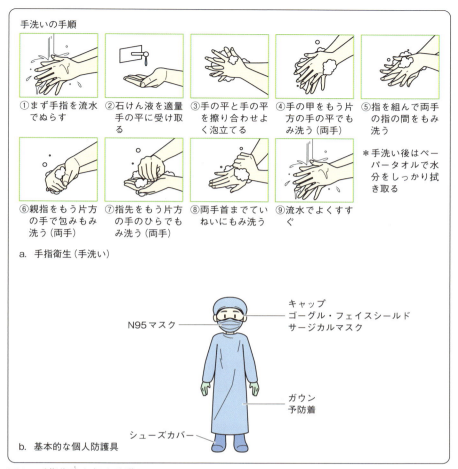

図8　手指衛生と個人防護具

なければ個々の生命にも直結し，最悪の場合は社会的な信用を失い，経営にも影響する可能性があるため，迅速かつ適切な対応が必要である．

- 最も一般的な感染対応は，**標準予防策**である（→国試に出る）．これは誰もが何らかの感染症をもっている可能性があると考え，血液，体液，分泌物，排泄物，創のある皮膚，粘膜を感染の可能性があるものとして対応することである．標準予防策には手指衛生，個人防護具の使用，咳エチケット，環境整備などがある．標準予防策の実践にあたっては，感染症の特性，感染経路，それらをふまえた防護具の選択が必要となる．
- **手指衛生**（図8-a）は流水と石けんを用いた手洗いと，アルコール手指消毒剤を用いた手指消毒が主な方法であり，すべての感染症の予防に効果的である．手には汚れや病原微生物が付きやすく，その病原体自体は自分で移動できないため汚染された状態が続くこととなる（→つながる知識）．
- 手指衛生は正しい方法で，適切なタイミング（①患者・利用者に触れる前，②清潔・無菌操作の前，③体液に曝露された可能性のある場合，④患者・利用者に触れた後，⑤患者・利用者周辺の環境や物品に触れた後）で行わなければならない．

国試に出る
標準予防策の基本的な内容をしっかりおさえておこう．

つながる知識
感染を引き起こす病原体の多くはその汚染された医療従事者や介護者の手指を介して感染する．よって，手指を衛生的に保つことは，最も基本的な感染防止の手段である．

- 個人防護具（**図8-b**）は血液や体液などの曝露から医療介護従事者や利用者を守り，感染経路を遮断する有効な手段である．代表的な個人防護具には，手袋，マスク，キャップ，アイガード，ガウン，エプロン，靴カバーなどがある．これらの個人防護具も感染症の種類や感染経路などに応じた適切な選択，使用方法でなければ意味がないどころか，逆に感染を拡大させる可能性もある．より安全で最大限の効果を発揮するためには適切な個人防護具の選択と正しい着脱方法の知識が必要である．

❺ 地域理学療法におけるリスク管理の実践的活用

【リスクの層別化と運動実施の可否判断】

- 地域では複数の対象者に対して少人数のリハビリテーション従事者で対応しなければならない状況が少なからずある．そのような状況において，安全に，かつ効率的にリスク管理を実践するためには，個々の対象者のリスクの程度を評価・分析したあと，その評価結果や臨床経過などからリスクの程度を層別化するとよい．
- リスクの層別化とは，サービス提供を行うにあたって，適応や安全性を明確にし，評価内容や何らかの基準をもとに軽度〜重度のリスク群に段階化することである（➡ **ココが重要**）．
- **図9**はリスクの層別化を行う際のツールの一つである**リスクマネジメントシート**を示している[18]．このリスクマネジメントシートは臨床場面において対象者のリスクの洗い出しやリスクの層別化，多職種連携や申し送りなどにも活用できる．
- リスク管理能力は理学療法士の経験年数や疾患経験，緊急対応経験などに左右される．新入職や経験の少ない理学療法士が慌てず，最低限のリスク管理が行えるようにするためには，客観化された判断基準とマニュアルの作成が必要である（➡ **つながる知識**）．
- 仮に地域の臨床現場で対象者に病状変化が生じた際に，客観化された判断基準があれば緊急性の判断に活用でき，その後の適切な対応につなげることができる．また，客観化された基準を用いた判断は，その基準を設定した組織の意向に沿った判断となることから，重篤な事故が生じた際でもその判断を裏付ける

ココが重要 ☑
リスクの層別化を行うことで，理学療法士自身のリスク管理の意識を向上させることができるとともに，そのリスクの程度に見合った管理方法や治療戦略の選択を適切化することができる．

つながる知識
客観化された判断基準を一から作成するには，その基準が示す意義やその基準を用いた際の効果などの科学的根拠を示す必要があり，すでに一般化された基準の活用が肝要である．

アクティブラーニングのヒント

①何らかの疾病や障害を有する高齢者に対して理学療法を行う（移動や移乗をする，立ち上がりや歩行をする，吸引をするなど）ことを想定した際，病気の特性や理学療法の実施内容などからどのようなインシデントまたはアクシデント（転倒や骨折など）が起こりそうかを考えてみましょう．

②まず，インシデントまたはアクシデントが生じた原因（人的要因，環境要因など）が何かを具体的にあげてみましょう．あとはその原因を取り除く（工程の見直しや環境の改善など）方法を考えれば，インシデントまたはアクシデントの回避につながります．

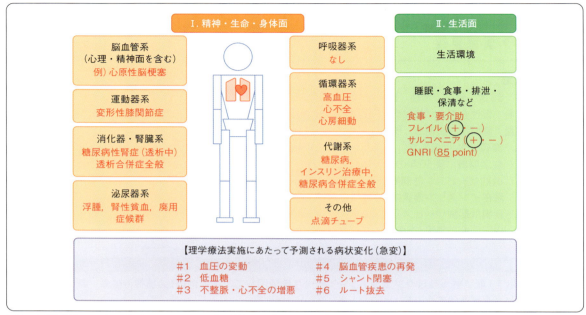

図9 理学療法リスクマネジメントシート（医療機関・施設・在宅）

根拠が存在するため，責任の所在などを明確にすることにもつながる．

- 一般的によく活用されている客観的な判断基準として，日本リハビリテーション医学会診療ガイドライン委員会が編集しているリハビリテーション中止基準[19]がある．この中止基準は，わが国の多くの組織で活用されており，臨床的意義のある中止基準である（→つながる知識）．

（平野康之）

> **つながる知識**
> ほかにも，がん患者におけるリハビリテーションの中止基準[20]や不整脈による運動の中止基準としてLOWNの分類などがある．

文献

1) 内閣府：令和4年版高齢者白書第2節　高齢期の暮らしの動向(2)．
   https://www8.cao.go.jp/kourei/whitepaper/w-2022/zenbun/pdf/1s2s_02.pdf
2) 菱井修平，久保晃信：在宅支援・要介護高齢者に対する運動器機能訓練前の健康スクリーニングの必要性と課題　デイケアH利用者の実態報告．老年社会科学，36(1)：13-21，2014.
3) 厚生労働省：第95回社会保障審議会医療保険部会（参考資料1高齢者医療の現状等について：後期高齢者の疾患保有状況（慢性疾患））．
   https://www.mhlw.go.jp/file/05-Shingikai-12601000-Seisakutoukatsukan-Sanjikanshitsu_Shakaihoshoutantou/0000125582.pdf
4) Kingston A, et al：Projections of multi-morbidity in the older population in England to 2035：estimates from the Population Ageing and Care Simulation (PACSim) model. Age Ageing, 47 (3)：374-380, 2018.
5) 小串哲生，椿原宏典：当クリニックにおける在宅療養患者の緊急入院について．日在宅医誌，15(1)：19-22，2013.
6) 前山愛実，中田隆文：訪問リハビリを施行した慢性閉塞性肺疾患患者の急変について．東北理学療法学，25：49-54，2013.
7) 平野康之，井澤和大・他：訪問リハビリテーション従事者が経験したリハビリテーションが中止に至った疾患および病状変化の気づきについて．日在宅医誌，17(2)：145-150，2016.
8) 医療経営人材育成事業ワーキンググループ：経済産業省サービス産業人材育成事業　医療経営人材育成テキスト［Ver.1.0］リスク管理．
   https://warp.ndl.go.jp/info：ndljp/pid/286890/www.meti.go.jp/report/downloadfiles/g60828a14j.pdf
9) 伴 信太郎：基本的臨床能力としての医療面接法再考．日内誌，103(3)：729-733，2014.

>>>> 演習課題

症例

年齢：85歳　**性別**：男性　**要介護度**：要介護3
診断名：慢性心不全，糖尿病，心房細動，認知症（軽度）
既往歴：陳旧性心筋梗塞，陳旧性脳梗塞（左片麻痺），高血圧
ADL：身辺ADLは全自立，室内は杖使用で歩行自立，屋外は軽介助で歩行可能．
　　　　生活環境：築50年の一軒家，妻（73歳）と二人暮らし　喫煙歴40年（20年前に禁煙）．
　　　　公的サービス：訪問看護1回/週，ヘルパー2回/週．
経過：現在インスリン治療中（過去に低血糖発作あり）．
　　　　食事は配食サービス（糖尿病食・減塩食）を利用．
　　　　内服は妻が管理（準備しても，飲み忘れがある）．

演習課題①

　図9に示す「理学療法リスクマネジメントシート」を活用して，本症例のⅠ．精神・生命・身体面，Ⅱ．生活面のリスクをあげてみましょう．

演習課題②

　図9に示す「理学療法リスクマネジメントシート」を活用して，本症例の理学療法実施にあたって予測される病状変化（急変）について考えてみましょう．

---

10) 電子政府の総合窓口（e-Gov）：医師法.
https://elaws.e-gov.go.jp/document?lawid=323AC0000000201

11) 髙橋哲也：循環障害に対する理学療法の理論と実際. 理学療法福岡, 24：33-38, 2011.

12) 三浦稚都子：フィジカルアセスメントを理解する. フィジカルアセスメント徹底ガイド（三浦稚都子編）循環. 中山書店, 2011, p4.

13) Yamauchi T：Correlation between work experiences and physical assessment in Japan. Nurs Health Sci, 3（4）：213-224, 2001.

14) 平野康之, 井澤和大・他：訪問リハビリテーション実践における要介護利用者の病状把握に重要なアセスメントの検討. 理学療法科学, 30（4）：569-576, 2015.

15) 平野康之, 井澤和大・他：訪問リハビリテーション実践における要介護利用者の病状変化の気づきに影響する要因についての検討. 日保学誌, 18（3）：127-138, 2015.

16) 日本呼吸療法医学会気管吸引ガイドライン改訂ワーキンググループ：気管吸引ガイドライン2013（成人で人工気道を有する患者のための）. 人工呼吸. Jpn J Respir Care, 30：75-91, 2013.

17) 杉元雅晴編：緊急対応（応急手当）の仕方・理学療法士のための在宅療養者の診かた―評価をプログラムに反映させる―, 文光堂, 2015, pp161-172.

18) 森尾裕志, 大森圭貢・他：新人育成-病院での教育の現状と課題. 理学療法, 22（10）：1368-1374, 2005.

19) 日本リハビリテーション医学会診療ガイドライン委員会編：リハビリテーション医療における安全管理・推進のためのガイドライン, 医歯薬出版, 2006.

20) Gerber LH, Valgo M：Rehabilitation for patients with cancerdiagnoses. DeLisa JA, et al（eds）：Rehabilitation Medicine：Principles and Practice, 3rd ed. Lippincott-Raven Publishers, 1998, pp1293-1317.

地域理学療法評価と個別アプローチ

5章

学習のねらい

● 地域理学療法評価におけるアセスメントとアウトカムの違いについて説明できる.
● 生活機能（心身機能，活動，参加）を評価するための指標について説明できる.
● セルフマネジメントの意味と支援のポイントを説明できる.
● 家族への指導が重要な理由と，支援者および介護者としての対応のポイントを説明できる.
● キュアとケアの視点を併せもつことの重要性と，社会的ケア関連QOLの意味を説明できる.

プロローグ

アクティブラーニングとして取り組んでみましょう！
①地域理学療法で推奨される15の評価指標について，在宅環境で実施することが難しい評価指標とその理由について考えてみましょう.
②ASCOTが評価する8つの因子について，それぞれに問題がある場合の具体的な対応方法の例をあげてみましょう.

① 地域理学療法評価の考え方

1. 評価の種類

● 評価には大きく分けてアセスメントとアウトカムの2つの種類がある（図1）.

● アセスメントとは「評定」や「査定」を意味し，対象者に最適なプログラムを提供するための問診や検査測定，他職種からの情報収集など様々な評価結果を統合し，妥当な問題点や課題を抽出するプロセスのことである.

● アウトカムとは「帰結」や「結果」を意味し，プログラムの実施前後で目標の達成度や機能的変化を客観的指標で評価し，提供した理学療法の結果を確認するプロセスのことである.

● これらの評価を通して，プログラムの価値や結果の良し悪しを対象者や家族，多職種チーム内で共有し続けることは，提供するサービスの質を高めるだけでなく，対象者のセルフマネジメント支援が強調される地域理学療法において特に重要となる[1]（➡ココが重要）.

2. 地域理学療法におけるアセスメントの特徴

● 図2は病期別でのアプローチにかかわる構成要素を示したものであるが，赤色の部分は急性期や回復期リハビリテーションで求められる要素，緑色の部分は生活期リハビリテーションで求められる要素である[2].

● 地域理学療法のなかでも在宅に住む高齢者を対象とする場合，閉じこもりの改

> **ココが重要**
> セルフマネジメント支援に向け，対象者が主体的に自身の健康管理に関与するためにも，実施するプログラムは共同で決め，その結果も互いに確認しながら理学療法を進める必要がある.

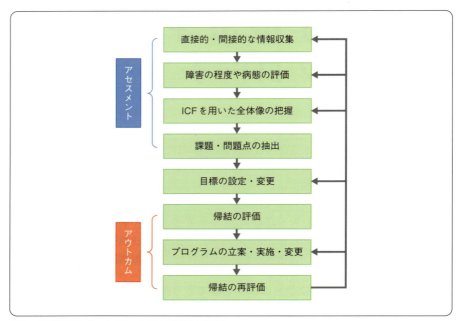

図1 理学療法プロセスにおける評価の種類

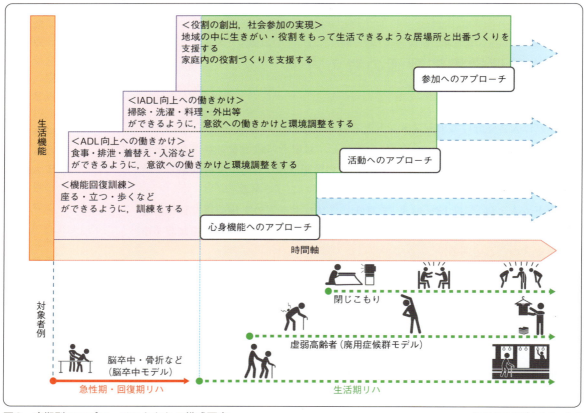

図2 病期別のアプローチにかかわる構成要素

(厚生労働省)[2]を参考に作成

善や家庭内の役割づくりなど，日常生活に直結する活動や参加へのアプローチも要求される（➡ココが重要）.

- 活動や参加へのアプローチを考える際，それらが実施できていない要因の評価（アセスメント）だけでなく，アプローチの結果として生じる活動や参加の変化を客観的に捉える評価（アウトカム）も必要となる.

- アセスメントを行う場合，国際生活機能分類（ICF）で示されるように，対象者の活動や参加には心身機能だけでなく，年齢や性別，生育歴などの個人因子，介護力や主介護者の意向などの環境因子も深くかかわっている.

- 在宅環境の生活機能に対してアプローチする地域理学療法では，入院環境より対象者の背景因子（個人因子・環境因子）の影響を強く受け，「できる能力」と「している能力」が様々な形で乖離することが多い.

- たとえば家事動作の「洗濯」を例にすると，対象者が安全に洗濯物を干したり取り込んだりできたとしても，以前から同居家族が行っている場合や安全性を優先する主介護者の意向により，家庭内の役割として担えない場面にも遭遇する. 一方，独居で介護力がない場合や本人の希望を尊重する主介護者の意向があると，転倒リスクが残っていたとしても家庭内の役割として担うこともある.

- 地域理学療法では，ただ単に活動や参加を達成し，安全で活動性の高い生活を目指せばよいというものではなく，対象者の背景因子を考慮したアセスメントを通して個別性のある目標を設定することが求められる（➡臨床では）.

3. 地域理学療法におけるアウトカムの特徴

- 活動や参加に対してアプローチした場合，それらに対応する客観的指標を用いてアウトカムを評価する必要があるが，アウトカムとして評価を日常的に使用している理学療法士は44.7％しかおらず，臨床現場では様々な阻害要因が存在する[3,4].

- 図3（左）は地域理学療法のなかでアウトカム評価を使用する際の障壁であるが，「評価指標に関する教育不足」が最も多くなっている. これは養成校で学ぶ評価指標の多くは，病院内での理学療法の実践を想定しており，心身機能やADLに特化した評価指標を学ぶことが多い. そのため，地域理学療法で求められる活動や参加の評価に関しては，十分な教育を受ける機会がないのが現状である.

- 次に多い障壁として，「仲間と話す機会がない」や「仲間からフィードバックを受ける時間がない」といったものである. たとえば，病院内であれば同じフロアに複数の理学療法士がおり，先輩や同僚に理学療法場面の見学を依頼したり，相談したりすることが常にできる. しかし，訪問リハビリテーションの臨床場面では他の理学療法士が同席することはなく，通所リハビリテーションにおいても常勤の理学療法士の少なさから[5]，一般的に仲間と議論する機会が得られにくい.

ココが重要 ☑

生活期リハビリテーションに位置づけられる地域理学療法では，心身機能だけでなく，活動や参加を含めバランスよく働きかけることが重要となる.

? 臨床では

包括的な情報収集の重要性：目標に設定する活動や参加は，対象者だけでなくその家族も含め達成が望まれるものである必要があり，アセスメントを行う際は各関係者からの情報収集が特に重要となる.

▶国際生活機能分類：International Classification of Functioning（ICF）

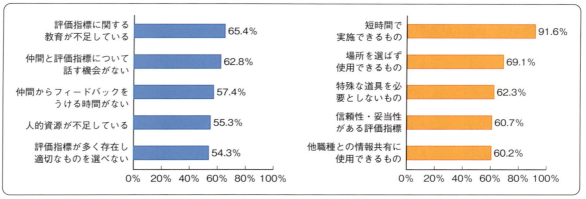

図3 地域理学療法評価に関する障壁と必要条件
左図）地域理学療法領域でのアウトカム評価指標を使用する際の障壁（上位5項目）
右図）地域理学療法領域で必要とされる評価指標の条件（上位5項目）

(尾川, 2023)[3], (合田, 2020)[4]を参考に著者作成

- **図3（右）**は，地域理学療法における評価指標の必要条件のなかで特に重要な上位5項目を示しているが，最も必要性の高い項目は「短時間で実施できるもの」であった．これも病院内では事前に評価環境を整え，複数人で協力して実施可能であるが，地域では評価環境が自宅の場合やスタッフ数の少なさから時間的な制約に対処することが難しい．
- その他の必要性の高い項目は「場所を選ばず使用できるもの」や「特殊な道具を必要としないもの」であり，評価環境の空間的制約や評価物品の持ち運びに伴う物理的制約により，地域では評価そのものが行えない場合も少なくない．
- 地域理学療法では，教育不足や人的資源の不足だけでなく，**時間的，空間的，物理的な制約**も大きく，一般的に知られている評価指標であっても臨床現場で使用できないことも多い．そのため，評価を適切に行うためには，制約の強い地域理学療法の現場に即したアウトカム評価指標を知っておくことも重要となる．

❷ 地域で推奨される理学療法評価

1. 標準化されたアウトカム指標

- 地域理学療法においても**根拠に基づく医療**（EBM）の実践が求められており，日々の臨床においてもアウトカム評価に基づいたプログラムの再検討に取り組むことが必要である．
- 評価のなかでも対象者の心身機能や活動，参加などの**経時的変化，または介入前後**の変化を測定するために使用される場合，それらはアウトカム評価と呼ばれる．
- アウトカム評価を行う際，数ある評価指標のなかから目的に合うものを選択す

▶ 根拠に基づく医療：Evidence Based Medicin（EBM）

5章 地域理学療法評価と個別アプローチ

表1　地域理学療法で推奨されるコアアウトカムセット

ICFのドメイン	カテゴリー	評価指標
心身機能	筋力	5回立ち上がりテスト，握力
	バランス	Berg Balance Scale
	持久力	6分間歩行テスト，2分間ステップテスト
	認知機能	改訂長谷川式簡易知能評価スケール 日本語版 Montreal Cognitive Assessment
	総合評価	Short Physical Performance Battery
活動	歩行	10m歩行テスト
	移動能力	Timed Up and Go Test
	ADL	Barthel Index
	生活空間	Life Space Assessment
参加	IADL	Frenchay Activities Index
その他	QOL	EQ-5D
	介護負担感	Caregiver Strain Index

(日本地域理学療法学会，2024)[9]を参考に作成

る必要があるが，標準化されたアウトカム指標(SOM)の使用が推奨されている.

- 「標準化」に関しては明確な定義はないものの，リハビリテーション分野では定量的評価として点数が算出できるもの[6]，信頼性や妥当性，反応性の尺度特性(➡用語解説)が検証されているもの[7]，広く使われており情報共有が容易なもの[8]などが必要な要素と考えられている.

- SOMを使用することで，他患者との比較や既存の研究結果との比較，また他の評価者が行った結果の共有も容易となり，目の前の患者の評価結果に対する解釈がより妥当なものとなる.

- 疾患別のSOMに関しては，世界的に様々な取り組みが進み，多くのコアアウトカムセット(➡つながる知識)が公開されているが，地域理学療法の主な対象となる要介護者に対して有用なSOMは整理されていない(➡つながる知識).

- 近年，地域理学療法におけるアウトカム評価の標準化に向けた取り組みが進められており，日本地域理学療法学会からは地域理学療法で推奨されるコアアウトカムセットが公開されている[9](表1).

2. 環境的制約を受けやすい評価への対策

- 前述のように，地域では時間的，空間的，物理的な環境的制約を受けやすく，これらに対処可能な評価指標を知っておくことも重要である. 以下，制約の受けやすい評価に対する対応について紹介する.

(1) バランス能力の評価

- Berg Balance Scale (BBS) はバランス評価として広く知られている評価指標である一方，必要物品として段差の踏み替え課題に使用する約20cmの段差・踏み台など特殊な物品を準備する必要がある.

- 地域のなかでも訪問サービス(訪問リハビリテーションや訪問看護)では，約

▶標準化されたアウトカム指標：Standardized Outcome Measures (SOM)

Glossary 用語解説

尺度特性：信頼性とは，何度測ってもまたは他の評価者が測っても同じ結果になるかを示す指標. 妥当性とは，測定しようとしているものを適切に測れているかを示す指標. 反応性とは，測定しようとしているものの時間経過による変化を捉える能力を示す指標.

つながる知識

コアアウトカムセットは特定の分野における臨床試験で最低限測定および報告されるべき標準的なアウトカムセットと定義されている. 近年では研究だけでなく，日々の臨床で用いるアウトカムセットとしての意味も含まれている.

つながる知識

地域理学療法では，要介護者のような疾病を有する40歳以上の人を対象に信頼性や妥当性，反応性が検証されている. 今後，日本語版としての開発が必要とされる.

20cmの段差・踏み台を持ち歩くことは容易ではなく，それが理由で評価を行えないことも少なくない．

- こういった場合，段差の踏み替え課題が不要で7項目で構成される Short Form BBS を使用することも，バランス能力を評価するうえで有用な手段となる．

(2) 持久力の評価

- 6分間歩行テストは入院環境では頻繁に用いられるが，30mの平坦な歩行路が必要となり，地域で実施することが難しい評価の代表例である．
- このような評価環境が確保できない場合，歩行路を必要としない持久力評価である2分間ステップテストで代用することも推奨されている．
- この評価は，まず足踏みの高さを設定するために膝蓋骨と腸骨稜の中間にある大腿部にマークをする．次に，メジャーでマークから地面までの高さを測定する．最後に，その高さがわかるように壁にマスキングテープで印をする．その後，対象者には膝を設定した高さまで挙上した足踏みを2分間，左右交互にできる限り多く実施してもらい，指定の高さまで上げられたステップ数を数えるものである．
- 活動や参加の達成を目指す際，持久力は阻害要因になることも多く，対象者の状態を客観的に捉えるためにも2分間ステップテストは有用な評価となる．

(3) 歩行能力の評価

- 10m歩行テストは簡便に実施できる歩行能力の評価であるが，両端に3mの加速路と減速路を設定した，障害物がない10mの歩行路が必要となる．
- 訪問サービスのような対象者の自宅で評価を行う場合，評価環境が確保できないことも多く，5m（加速路と減速路は必要）など距離を短くして実施する場合がある．
- 他の手段としては，最大二歩幅の距離から歩行能力を推定する2ステップテストなど，環境的制約を受けにくい手段を代用して歩行能力を評価することも有用である．

---

❸ 地域理学療法に求められる個別支援

1．個別支援とは

- 個別支援とは個別の対象者に対して，理学療法士が直接的あるいは間接的にかかわり行う支援である（14頁，2章の図2参照）[33]．
- 具体的には運動療法や物理療法，環境調整（福祉用具の導入や住環境整備），対象者あるいは家族（介護者）への指導・助言（情報提供や自主練習の指導，介

アクティブラーニングのヒント

①在宅環境を想定し，評価を行う物理的環境や時間的制約，また自宅へ訪問する移動手段（車，バイク，自転車など）の違いをふまえて，実施することが難しい評価指標を考えてみましょう．
②表3をもとに具体的な対象者をイメージして考えてみましょう．

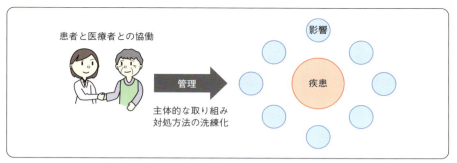

図4　セルフマネジメントの概念図　　　　　　　　　　　　　　　　　　(浅井, 2017)[10]を参考に作成

- 助指導，介護に関する助言など），多職種連携などである．
- 前述した個別支援はいずれも重要なものであるが，介護保険を用いた理学療法は対象者に直接的にかかわることができる頻度・量ともに限られているため（→臨床では），自助力（1章，9頁参照）を高めるかかわりが求められる．

2. 自立支援のためのセルフマネジメント

- 自立支援を目的に自助力を高めるには，セルフマネジメント（self-management）という考え方が重要であると考えられる．
- セルフマネジメントは「慢性疾患とともに生きる人が医療者とのパートナーシップに基づく協働により，疾患特有の管理とその影響の管理という課題に対処する活動であり，その人が問題とすることに主体的に取り組み，対処法が洗練されていくプロセス」と定義される（図4）[10]．
- セルフマネジメントは日本語では自己管理となるため，対象者1人で問題を管理するものと誤解されるが，医療者（専門職）との協働を前提としている．
- 要介護高齢者の場合には，疾患だけではなく加齢による機能低下や高齢者特有の問題（老年症候群）[11]もセルフマネジメントの対象に含まれる．
- セルフマネジメントの一般的な対象は傷病の再発・再受傷予防，適正な生活習慣（禁煙，禁酒，バランスのとれた食事，適度な運動），血圧管理，服薬管理，リハビリテーション，社会参加，ストレスマネジメントなどとなる．すなわち，対象者の健康を維持・向上するための行動（健康行動）が対象となる．
- セルマネジメントの対象は多岐にわたるため，その対応も多職種で取り組むべきものとなる．理学療法士が対応の中核を担うものは運動習慣や良好な身体活動量の獲得，社会参加の促進などとなる．

3. セルフマネジメントを支援するポイント ─自己効力感─

- セルフマネジメントの作用機序を図5に示す[12]．セルフマネジメントスキルの向上から目的とする行動の実施，行動の実施による自己効力感の向上，自己効力感（→つながる知識）の向上により促進されるスキルの向上という好循環を形成することがポイントである．
- そのため，対象者の状態に応じて，どのようなかかわりをすれば自己効力感を向上させ，行動が強化されやすいかを考察し，支援に反映させることが重要となる．

? 臨床では
直接的な個別支援を行いやすい訪問リハビリテーションであっても，介護保険を用いた場合には120分/週までが利用の上限となる．これは1週間のうち約1.2％の時間にすぎない．

つながる知識
自己効力感（self-efficacy）は目標とする行動をどの程度，成功に達することができるかについての予期であり，端的には「自信」の程度となる．

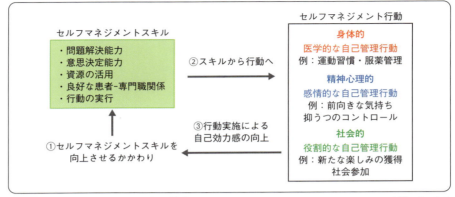

図5　セルフマネジメントの作用機序　　　　　　　　　　　(Parke HL et al, 2015)[12]を基に作成

- 運動習慣や良好な身体活動量の獲得，社会参加の促進のためには，行動変容的アプローチがセルフマネジメントと相性の良い介入方法となる（コラム，164頁参照）．

④ 家族等への指導・支援

1．家族等への指導・支援が重要な理由

- 地域理学療法の対象者は生活の場と密接にかかわっている．ここで重要となるのは，対象者を支援あるいは介護する家族等（以下，家族）の存在である．
- 理学療法士の視点から家族が重要な理由は，①セルフマネジメントの支援者となるため，②対象者の介護者となるため，の2点である．

2．家族が支援するセルフマネジメント

- セルフマネジメントの定義にある「医療者とのパートナーシップに基づく協働」には家族も含まれる．つまり，家族が個別支援のための支援者の一員となる．
- たとえば，脳卒中後遺症者に対して，理学療法士から指導を受けた家族が在宅で実施する運動療法や動作練習（表2）の身体機能や歩行能力，ADLなどへの効果も報告されている[13]．
- 理学療法士と対象者のマンツーマンでの直接的なかかわりだけではなく，家族を人的資源として捉え，指導を通して間接的なかかわりのために活用する視点も有用となる（➡臨床では）．

3．家族の介護負担感への指導・支援

- 対象者の介護に携わる家族（以下，介護者）の健康保持も地域理学療法の重要な目的となる．
- 特に重要となるのは介護負担感の軽減である．介護負担感は「親族を介護した結果，介護者の情緒的，身体的健康，社会生活および経済的状態に関して被っ

> **❓臨床では**
> 家族の支援を導入するためには対象者と家族との人間関係が良好で，両者が支援の授受に前向きであることが前提条件となる．

5章 　地域理学療法評価と個別アプローチ

表2　理学療法士から指導を受けた家族が在宅で実施する運動療法や動作練習の例

時期と目的	概要	プログラム	介護者（支援する者）の役割
①1〜4週 身体機能の改善	・関節筋機能 ・筋力 ・バランス ・持久力	・関節可動域練習 ・動作中心の筋力ex ・タンデム立位やバランスマット上立位 ・屋内歩行 ＊約1時間のセッションを週2回以上	関節可動域練習や筋力練習の方法を学ぶ 歩行介助の方法を学ぶ
②5〜8週 ADLの改善	自宅歩行 清拭・更衣・排泄・物を拾う・軽い家事・階段昇降	課題に応じた代償手段によるトレーニング方法と日常生活で実施の奨励 ＊約1時間のセッションを週2回以上 （①のメニューを継続しつつ）	視覚や口頭指示，接触介助を行い，また転倒転落を生じさせないための介助を行う 患者がADLを行うために見守り，介助する
③9〜12週 社会参加	友人と会う 横断歩道 地元の公園・郵便局・ショッピングモール・観光 公共交通機関の利用	新旧の友人に会う 地元の公園を散歩（20分/回，2〜3回/週） 通りの横断やエスカレーターの使用 ショッピングモールに行く（2回/月） 公共の場所への半日のツアーを行う （リハの仕上げとして，公共交通機関を利用して，ショッピングモールに行く ＊①と②のメニューを継続しつつ	屋外活動で転倒を予防するために見守りまたは介助を行う 通りを渡る際は患者のそばに立つ エスカレーターの利用時は他者と少なくとも2-3m程度の距離を保つようにする エスカレーターの上りでは後ろに立ち，下りでは前に立つ

(Wang TC et al, 2015)[13] を参考に作成

た苦痛の程度」と定義される[14].

- 高い介護負担感は介護者の健康および生活の問題（死亡，体重減少，乏しいセルフケア・健康管理，睡眠不足，うつ，社会的孤立や社会活動の減少，不安，自殺，経済的負担，離職や雇用形態の変化）に関連し，介護状況の悪化から施設入所による在宅生活の中止を招きやすい[15].

- 自宅へ理学療法士が訪問する場合は，介護の場で直接的なかかわりが行えるため，担う役割は大きい．また，介護負担感は主観的な負担"感"であるため，その原因は個別性が高い．そのため，介護者の状態を捉える評価が重要となる．

- 介護負担感は様々な要因により構成されるため，多因子で構成される評価尺度が有用である．

- 要介護高齢者を対象とした評価には caregiver reaction assessment 日本語版短縮版（CRA-J-10）[16] が活用しやすい（➡臨床では）.

- CRA-J-10は日常生活への影響（例：日常生活やリラックスする時間への支障），ケアに関する受け止め（例：介護者の自尊心や介護に対する肯定的な感情），家族からのサポート（例：家族からのサポート・協力の程度），健康状態への影響（例：介護による健康状態への悪化や疲労），経済的な影響（例：介護による経済的負担）の5因子から構成され，10〜50点満点（点数が高いほど負担感も高い）となる．

- 合計得点が31点以上は抑うつを有している可能性が50％を超えており，より詳細な評価と状況に応じた支援が必要と解釈される．

- 臨床での対応では，評価尺度の数値的な結果と介護者からの訴えなどの情報を統合し，理学療法士が対応できる介護負担感かどうかを考察する．

- 理学療法士が対応しやすい代表例は介助やケアの方法に関する指導，介護者の身体的ケア（例：痛みや疲労）に対する助言・指導，福祉用具の導入や住宅改修の提案などとなる．

❓ 臨床では

CRA-J-10は非営利の目的であれば，その利用は無料である．国立長寿医療センター老年学・社会科学研究センター 老年社会科学研究部のホームページより説明書や質問票がダウンロードできる[16].

- 理学療法士が対応しにくいもの（例：介護による時間的拘束やサービス利用への不満，精神心理的な問題，人間関係や経済的な問題など）については，関係する多職種協働での対応が基本となる．特に人間関係や金銭にかかわる問題はトラブルの原因となりやすいため，関係者で情報共有と対応方針の検討を慎重に行う必要がある．

❺ QOLに対する視点

1. QOLに対する個別支援でキュアとケアの視点を併せもつ重要性

- QOLは生命の質，生活の質などと称される概念である．
- 要介護高齢者は複数の疾患を併せもつことが多く，さらに加齢による心身の機能低下は生物学的に避けられない．また，人生の最期を意識する時期でもあり，医学的な対応とは異なる視点から対象者を捉える必要がある．それがケア（care）の視点である．
- キュア（cure）による客観的な健康状態の改善（例：筋力増強により歩行の自立度を向上させる）だけではなく，ケアにより苦しみや苦痛の緩和を図り，客観的な状態に主観的な認識を近づける（例：障害や老いに対する苦しみを緩和し心的な適応状態を向上させる）ことで，QOL向上を図る対応も求められる．
- キュアとケアの視点を併せもち，状況に応じて対応の重みづけを調整したかかわりが求められる．これにより，健康状態の改善だけではない柔軟な個別支援が可能となる．
- ケアの理解は抽象的なものとなりやすいが，緩和ケアの理解をもつと理解しやすい．

2. QOLを構成する要因と社会的ケア関連QOL

- 理学療法士が認識するQOLは健康に関連したもの（健康関連QOL）が多い．しかし，QOLは身体面（身体症状や身体の痛みなど），心理面（抑うつ，不安，情動，認知機能，心の痛みなど），社会面（家族や友人との関係，社会的立場，経済的環境など），役割・機能面（活動性，日常生活の役割など）だけではなく，スピリチュアリティ（霊性・魂性）も含む多要因かつ多次元で構成されるものである[17]（➡つながる知識）．
- そのため，健康関連QOLとは別の視点でQOLを捉える社会的ケア関連QOLも有用である．
- 社会的ケア関連QOLはケアの質を表すQOLであり，良質なケアサービスにより生活がどの程度満たされたものとなっているかを捉える概念である．つまり，健康状態は変わらなくとも，ケアにより改善し得るQOLとなる．
- 社会的ケア関連QOLの評価尺度として the Adult Social Care Outcomes Toolkit

つ・な・が・る 知識
スピリチュアリティは日本語として意味を捉えにくい．しかし，自己の存在と意味の消滅から生じる苦痛であるスピリチュアルペイン（スピリチュアリティに問題がある状態）を通して理解しやすい[28]．スピリチュアルペインは「私の人生は何だったのか」「死んだら何も残らない」「何の役にも立たない」など無意味，無価値，空虚に関する発言から捉えられる．

▶生活の質，生命の質：Quality of Life（QOL）

5章 地域理学療法評価と個別アプローチ

表3 ASCOTが評価する8つの因子

因子	概要
日常生活のコントロール	何をいつするかを自分で決められるなど，自分の日常生活を自分で制御できる（自律性）
個人の清潔さと快適さ・身だしなみ	清潔・快適で見苦しくなく，好みを反映した装いや身だしなみができている
食事と栄養	十分な飲食料を摂取し，栄養があり多様で文化的にふさわしい食事ができている
安全	虐待や転倒，身体的な危害を加えられる恐れがない
社会参加と関与	友人・家族との関係が継続し，参加やコミュニティに属している意識がある
有意義な活動	雇用，無償労働，他者のケア，レジャー等の多様な有意義な活動で充たされる
居所の清潔さと快適さ	全ての居室を含む住環境が清潔で快適と感じる
尊厳	支援やケアを通じ，利用者の自己肯定感が強化・維持される

（ASCOT日本語版）[19]を参考に作成

（以下，ASCOT）があり，日本語版も開発されている[18]（➡臨床では）．ASCOTが評価する8つの因子を**表3**に示す．

- ASCOTを臨床で活用するメリットは主に以下の4点である．①ケアや介護生活の問題を同定しやすくなる，②コミュニケーションツールとして活用することで，対象者が抱える問題の本心を引き出しやすくなる，③提供するケアの振り返りが行いやすくなり，多職種連携による対象者中心のケアを推進しやすくなる，④ケアの有効性を検証することができる．

（尾川達也，石垣智也）

❓ 臨床では

ASCOT日本語版は非営利の目的であれば，申請をしてライセンスを取得すれば無料で利用できる．社会的ケア関連QOL ASCOT日本語版のホームページより申請可能である[30]．また，ASCOTには介護者の社会的ケア関連QOLを評価するバージョンも存在する．

文献

1) 尾川達也：脳卒中者に対する生活期での理学療法．日本理学療法士協会誌 UP to Date，1(2)：75–80，2023.

2) 厚生労働省：高齢者の地域におけるリハビリテーションの新たな在り方検討会報告書．https://www.mhlw.go.jp/stf/shingi2/0000081906.html

3) 尾川達也・他：地域理学療法におけるアウトカム評価指標の使用状況と必要条件および障壁 ―日本地域理学療法学会会員を対象としたwebアンケート調査―．地域理学療法学，2：39-51，2023.

4) 合田秀人・他：地域理学療法における評価指標の使用状況と臨床で必要とされる評価指標の条件に関する調査報告．理学療法学，47(4)：363-368，2020.

5) 厚生労働省：第180回社会保障審議会介護給付費分科会（web会議）資料．通所リハビリテーション．https://www.mhlw.go.jp/stf/newpage_12499.html

6) Jette DU, et al：Use of standardized outcome measures in physical therapist practice：perceptions and applications. Phys Ther, 89(2)：125-135, 2009.

7) Käll I, et al：Use of outcome measures improved after a tailored implementation in primary care physiotherapy：a prospective, controlled study. J Eval Clin Pract, 22(5)：668-76, 2016.

8) Gliklich RE, et al：A framework for creating standardized outcome measures for patient registries. J Comp Eff Res, 3(5)：473-80, 2014.

9) 日本地域理学療法学会：学術事業．https://www.jsccpt.jp/workshop/

10) 浅井美千代・他：我が国における「慢性疾患のセルフマネジメント」の概念分析．医療看護研究，13(2)：10-21，2017.

11) 木村琢磨：I．老年症候群と高齢者総合的機能評価．日本内科学会雑誌，107(12)：2420-2429, 2018.

12) Parke HL, et al：Self-Management Support Interventions for Stroke Survivors：A Systematic Meta-Review. PLoS One, 10(7)：e0131448, 2015.

13) Wang TC, et al：Caregiver-mediated intervention can improve physical functional recovery

>>>> 演習課題

症例

年齢：80代後半　**性別**：男性　**BMI**：18.07
主疾患：脳出血（右被殻出血）　**既往歴**：高血圧症
世帯構成：妻と2人暮らし
夫婦関係：発症前から亭主関白であり，妻が手伝うという関係性が構築されていた．
家屋環境：一戸建て，居住空間は1階も各部屋に敷居があり車椅子移動には介助が必要である．
福祉用具貸与・購入：車椅子，昇降機（玄関の上がり框），介護用ベッド，安楽尿器．
発症前の生活状況：妻や友人とゴルフや旅行にも行かれていた．自宅の庭で家庭菜園を趣味でされており，健康維持のために毎日散歩もしていた．
現病歴：意識障害，失語症，右片麻痺が生じ救急搬送され，右被殻出血の診断を受ける．その後，急性期，回復期を経由し自宅へ退院となる．退院時の情報として，要介護区分は要介護4，介護保険サービスは訪問リハビリテーション（週2回），通所介護（週3回）を利用予定となっていた．認知機能は比較的良好も運動麻痺が強く，多くのADLに介助が必要な状態であった．主介護者は妻となるが，両側の変形性膝関節症を有しており，歩行時に痛みやふらつきを生じていた．また，妻は自身の生活を送りながら，夫の介護を担えるか自信がなく，退院後の介護生活にも不安を感じていた．

演習課題①

本症例の問題点の抽出に向けたアセスメントを行う際，在宅環境で利用可能な評価指標を地域理学療法で推奨される15のコアアウトカムセットのなかから選択してみましょう．

演習課題②

本症例の目標を検討し，アウトカムとして用いる評価指標を地域理学療法で推奨される15のコアアウトカムセットのなかから選択してみましょう．

演習課題③

本症例の目標達成に向け，家族が支援するセルフマネジメントの内容と介護負担感が増加していないかを評価する方法を考えましょう．

of patients with chronic stroke : a randomized controlled trial. Neurorehabil Neural Repair, 29 (1) : 3-12, 2015.

14) Zarit SH, et al : Relatives of the impaired elderly : correlates of feelings of burden. Gerontologist, 20 (6) : 649-655, 1980.

15) Adelman RD, et al : Caregiver burden : a clinical review. JAMA, 311 (10) : 1052-1060, 2014.

16) 国立長寿医療センター：当研究室で開発・翻訳した質問票のご紹介．https://www.ncgg.go.jp/ri/lab/cgss/department/social/noguchi.html

17) 下妻晃二郎：QOL評価研究の歴史と展望．行動医学研究，21 (1)：4-7，2015.

18) 森川美絵・他：社会的ケア関連QOL尺度the Adult Social Care Outcome Toolkit (ASCOT) の日本語翻訳 言語的妥当性の検討．保健医療科学，67 (7)：313-321，2018.

19) 社会的ケア関連QOL ASCOT日本語版．https://scrqol-ascot.jp/index.html

6章

訪問・通所での理学療法

学習のねらい

● 訪問理学療法にかかわる制度や対象者について理解する.
● 訪問理学療法を提供するにあたり，求められる知識やスキルを理解する.
● 病院と在宅，通所リハビリテーションと通所介護の特徴，違いを説明できるようになる.
● 病院と在宅，通所リハビリテーションと通所介護に求められている役割，機能を理解する.

プロローグ　アクティブラーニングとして取り組んでみましょう！

①訪問理学療法を必要とされる地域在住高齢者の特性に応じて考えられるリスクと注意点を列挙してみましょう.
②訪問理学療法では利用者の自宅に訪問してサービスを提供します．自宅で理学療法を提供できるメリットとデメリットを列挙してみましょう.
③病院で高齢入院患者のリハビリテーションを担当すると仮定し，患者の家族から「通所リハビリと通所介護サービスは何が違うのですか？」と聞かれた場合に，どのように答えるか考えてみましょう.
④通所リハビリテーションまたは通所介護で理学療法士として働くと仮定したときに，専門的な知識，技術以外にどのような知識を身につけるか，またはどのような能力を磨くことが大切かを考えてみましょう.

訪問

❶ 訪問サービスの特徴

【訪問リハビリテーションサービスを提供する事業所における制度】

● 訪問リハビリテーション（以下，訪問リハ）とは，「居宅要介護者について，その者の居宅において，その心身の機能の維持改善を図り，日常生活の自立を助けるために行われる理学療法，作業療法，その他必要なリハビリテーション」と定義されている[1]（➡**国試に出る**）.

● 理学療法士，作業療法士，言語聴覚士のリハビリテーション専門職が利用者の自宅に訪問してリハビリテーションを提供する事業所は，大きく分けて2カ所あり，保険制度も医療保険と介護保険の2種類がある.

● 訪問リハを提供する事業所として，病院や診療所，老人保健施設などの医療機関から提供される場合は，訪問リハであり，訪問看護ステーションから理学療法士が訪問する場合は，制度上では訪問リハとは呼ばない（➡**つながる知識**）た

☆ 国試に出る

訪問リハビリテーションの定義と関連する保険制度はおさえておこう.

つながる知識

訪問看護ステーションから理学療法士等が訪問する場合は，訪問看護業務の一環であり，看護職員の代わりにさせる訪問であると位置づけられている.

め注意が必要である.
（本章では，便宜上事業所がどちらかにかかわらず，理学療法士等が訪問してリハビリテーションを提供することを「訪問リハビリテーション（訪問リハ）」と記載する．）

2 訪問サービスの対象者

【訪問リハビリテーションサービスを提供する事業所における主な対象者】

- 訪問リハの受給者数（**図1**)[1]と訪問リハが必要となった原因の傷病（**図2**)[2]を示す．
- 要支援・要介護者の利用者の特性では，心身機能において96.9％の筋力低下，81.6％に関節可動域制限，71.5％に疼痛を有しており，生活空間の広がりでは，Life-Space Assessmentが24点以下の人が51.8％であり，生活空間が狭小している人が多いことが報告[3]されている．
- 訪問看護ステーションからの理学療法士等の訪問の利用者は，個別に分けられていないため詳細は把握できないが，訪問リハからの場合[2]は，脳卒中（31.4％），骨折（26.6％），廃用症候群（18.6％）の傷病が多く，訪問看護からの場合[4]は，高血圧（39.9％），脳卒中（28.2％），認知症（24.0％）が多いことがわかる（→つ

> **つながる知識**
> 訪問リハの対象者は，
> ・介護保険認定を受けている方
> ・厚生労働大臣が定める疾病などの方，又は，特別訪問看護指示書の交付を受けた方
> ・かかりつけ医が「訪問サービスが必要」だと認めた方
> とされる．

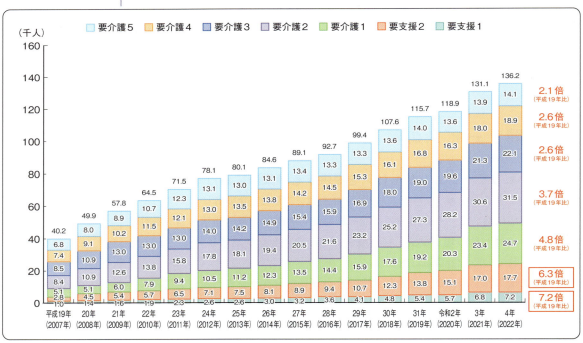

図1　訪問リハビリテーションの受給者数　　　　　　　　　　　　　　　　　　　　　　　　　（厚生労働省)[1]
令和4年の受給者数は約13.6万人であり，毎年増加している．
※総数には，月の途中で要介護から要支援（又は要支援から要介護）に変更になった者を含む．
※経過的要介護は含まない．

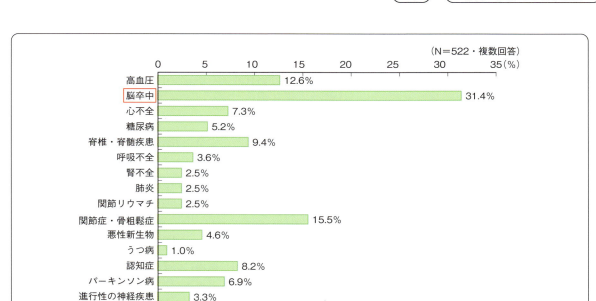

図2 訪問リハビリテーションが必要となった原因の傷病 (厚生労働省)[2]
訪問リハビリテーションが必要となった原因の傷病としては脳卒中と骨折が多い．

ながる知識)．また，看護師と連携して利用者にかかわる特性を考えると，病態管理も含めた介入となり，要介護度が比較的重度な利用者に提供されている傾向にある[1,4]（→ココが重要）．

ココが重要
訪問看護ステーションでは，指示書の最長期間は6カ月だが，訪問リハ事業所は，介護保険では3カ月，医療保険では1カ月である．

③ 訪問理学療法士の役割

1. 病院と在宅の違い
- 訪問リハサービスは，利用者宅にセラピストが伺い，理学療法などを提供する．そのため，病院や施設とは違ったメリットとデメリットがある（**表1**）．
- 利用者側のメリットとしては，主に居住空間で実施されるため簡易的で，自宅

表1 訪問理学療法のメリットとデメリット

メリット
1) 簡易的
2) 利用者が自分のペースで施行
3) 通院が必要ないため，低コスト，低負担
4) 利用者宅で行うため，天候に左右されない
5) 家族の支援を得やすい

デメリット
1) 非監視下による危険性
2) 住環境による制限をうけやすい
3) 個別的運動強度の設定が困難
4) サービス継続率の低下
5) 他事業所の多職種と連携不足となりやすい

にいればリハビリテーションを実施でき，通院にかかるコストや家族の介助を必要とせず，天候にも左右されにくい点である．セラピスト側のメリットとしては，病院と比べて，家族がリハビリテーション中に在宅している場合には直接，不在の場合にはノートなどを用いての伝達で，家族の支援を受けやすいことである．

- デメリットとしては，自主練習実施時に安全な方法で行わないと非監視下で転倒などの事故を起こしてしまう可能性があること，住環境において制限を受けやすいこと，個別の強度設定が困難であることがあげられる．また，身体機能が比較的重度な人が多いため，入院などにより訪問リハが継続できなくなりがちなこと，単独事業の訪問リハ事業所の場合は，医師が同じ職場にいるため，リハビリテーション実施に関する連携をとりやすいが，訪問看護ステーション事業所の場合には，医師はおらず，同じ職場にいるのは看護師やセラピストのみとなり，連携が不足しがちとなることである．

- 加えて，居宅介護支援専門員（以下，ケアマネジャー）との連携も同事業所内に所属していないため，訪問や電話などをして積極的に連携をとっていかなければならない．丹野ら[5]は，訪問リハビリテーションサービスの提供内容に対するセラピストとケアマネジャーとの間には認識の乖離があり，情報共有と活用に課題があると述べており，より質の高いサービスを提供するためには，連携が重要である（➡臨床では）．

2. 訪問リハビリテーションの実施内容

- 要支援，要介護の利用者のリハビリテーション実施内容は，基本動作訓練（67.4%），移乗訓練（22.6%），歩行訓練（72.7%），日常生活動作（ADL）訓練（37.5%），手段的ADL訓練（20.7%）と歩行練習が最も多かったと報告されている[2]．

- 一方，訪問リハ対象者にニーズ調査を行った報告[6]では，訪問リハに期待する上位項目は，「痛み・こわばりの緩和」「関節の柔軟性」「立位保持」「杖・装具なしでの歩行」「手の動作」であり，機能訓練や基本動作・歩行に関するニーズが高い結果であった．また，ケアマネジャーがどのような目的で訪問リハを依頼するか調査した報告では[7]，ADL能力の維持・向上（97%）が最も多く，次いで起居動作能力維持・向上（84%），廃用症候群予防（82%）であった．

- 前述した訪問リハの定義により，まずは利用者のニーズを聴取し，それを元にして状態を評価し，目標を設定して，実施内容を検討する．そして，この過程を利用者の状態変化に合わせて繰り返すことになる．利用者個々でニーズも状態像も異なるため，生活期においては，利用者の個別のニーズをしっかりと聴取し，家族とすりあわせながら，段階をふんで目標を達成していくことが重要である（➡臨床では，ココが重要）．

3. 訪問リハビリテーションにおけるリスク管理

- 訪問リハでは，セラピストが1人で訪問することになるため，医療職としての

❓臨床では
地域連携の工夫 その1
より地域連携を図るためには，顔の見える関係づくりが必要である．そのためには，担当者会議などに積極的に参加したり，利用者個々の計画書や報告書を手渡すなどの工夫が求められる．

❓臨床では
目標を聴取するには利用者本人の趣味趣向や生活スタイルを把握する．興味・関心チェックシートなどを活用しながら，より具体的な目標が立てられるよう工夫するとよい．

✓ココが重要☑
利用者宅で測定可能な臨床評価は様々あるが，機器やスペースなどに制限が多くあり，十分な評価が行えないことがある．したがって，利用者の状態に合わせて適切な評価指標を選択する必要がある．

最低限の知識と判断が求められることがある．利用者宅に訪問した際に，利用者の状態が悪く，指示医に連絡するべきか救急車を呼ぶべきかなど，悩むことがあるだろう．

- 事前に指示医や看護師と相談して，どのような状態であれば連絡をするかなど，利用者本人や家族も含めて共通認識をもっておくことも必要である．筆者もこれまで，訪問時に救急車を要請したり，利用者宅から指示医に連絡をして臨時往診を依頼したことは何度もある．セラピストだけの主観で判断せずに，看護師や指示医に情報を伝達し，対応を仰ぐことが重要である．
- これらの病状変化を早期に発見し，指示医に報告することで，治療につなげる役割も訪問理学療法に従事する理学療法士は担っている（→臨床では）．また，アセスメントの項目としては，平野らが作成した「訪問リハアセスメント」[8]（48頁，4章の表3参照）を参考にするとよいだろう．アセスメント項目は広範囲にわたるが，利用者の疾患や状態に合わせて，その都度必要なアセスメントを選択して把握する必要がある．医学的対応は4章を参照されたい．

4. 訪問理学療法における注意点

- 訪問理学療法の提供時は理学療法士1人で訪問するため，ほかの担当スタッフや医師，ケアマネジャー等と連携を図ることが必須である．
- そのため事業所内での連携・相談のみならず，他事業所を含めた連携・相談体制を築く必要がある．そのためには，日頃より「顔の見える関係づくり」が必要であり，地域の資源を知り，地域連携を図り，地域貢献を意識して業務に取り組むことが大事である（→臨床では）．また，カルテやタブレットなど個人情報を外部に持ち出す必要があるため，個人情報や物品管理に対しても注意が必要である．

> **? 臨床では**
> **利用者の急変対応（図3）**
> 訪問時に利用者が急変した場合，緊急を要する場合は，救急要請をする．また，判断に迷ったら指示医に連絡して対応を仰ぐ．家族や担当ケアマネジャーへの報告も忘れずに行う．

> **? 臨床では**
> **地域連携の工夫 その2**
> 地域で開催される多職種の研修会や地域ケア会議，地域リハビリテーションサービス調整会議などに参加することでも顔の見える関係づくりとなる．

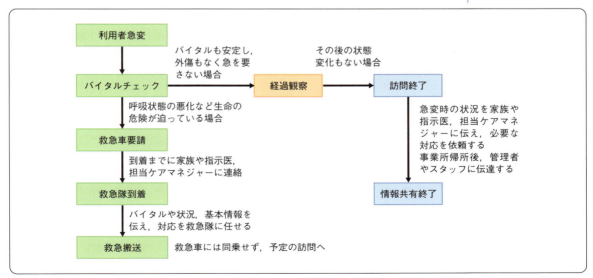

図3 利用者急変時対応マニュアル

❹ 訪問理学療法の実際例

1. 訪問リハビリテーションの1日の流れ

- 訪問リハサービスにおける1日の流れを，訪問前，移動中，訪問中，訪問後と4つの時間軸に分けて**表2**に示す．
- 訪問前の事前準備として，病院とは異なり，前回訪問時から日が空くことが多いため，その間の状況をカルテや他スタッフから聞き取るなどして把握しなければならない．また，移動手段（➡**臨床では**）や経路，物品などの事前確認も必要となる．
- 訪問中は，礼節を忘れてはいけない．挨拶はもちろんのこと，玄関で靴を揃えることや，ベッドに上がるときは一声掛けるなどの配慮が必要である．
- 問診も注意が必要である．前回の訪問と日が空くことが多いため，前回訪問時から変わったことはなかったかを聴取する必要がある．
- 利用者によっては，オープンクエスチョンで"お変わりないですか"と聞くと，"変わりない，大丈夫"と答えるが，血圧を測るために腕をまくるとアザがあり，よく聞くと転んだことをお話しされる人もいる．したがって，訪問時の全身観察も重要な役割である．

> **? 臨床では**
> 訪問リハサービスでは，利用者宅への移動手段が車，電車，バス，自転車，徒歩と様々である．そのため交通事故にも注意が必要である．車で移動する場合，区域警察署から駐車許可証を取得できるが，駐車位置にも注意する．
> 路上駐車をできない時にはコインパーキングの事前把握も大切である．

表2　訪問リハビリテーションの1日の流れ

項目	行動	注意点
訪問前	・1日の訪問時間を確認し，カルテ庫よりカルテを取り出す． ・中止やキャンセル等の連絡がきていないかホワイトボードを確認する． ・カルテより前訪問時の状態を確認し，必要であれば担当スタッフに確認をする． ・身分証や運転免許証，駐車許可証等忘れ物がないか確認する． ・訪問に必要な物品が不足していないか確認する（衛生材料など）． ・訪問経路を確認する．電話で訪問の事前連絡が必要な利用者には連絡をする． ・外出をスタッフに伝え出発する．	・情報が自分のところに回ってきていない可能性もあるので，注意． ・時間変更のメモが入っていないかなど含む．
移動中	・交通ルールを守る． ・車やバイク，自転車を駐車違反とならない迷惑のかからない場所に駐める．近隣に適当な場所がない場合は，コインパーキングに駐める．	・自転車の場合は，ヘルメット着用． ・パーキング利用時の小銭確認，領収書は必ずもらう．
訪問中	・車やバイク，自転車を駐車違反とならない場所に駐める．近隣に適当な場所がない場合は，コインパーキングに駐める． ・表札や部屋番号を確認し，インターホンを押す． ・玄関対応があるまで，扉は開けない．挨拶をして入室する．玄関では靴を揃える． ・利用者や家族に挨拶をする． ・問診を始める．体調や訪問していない間に起こったことを確認する． ・視診にて顔色や外傷などの変化がないか確認する． ・バイタルチェックを行った後リハビリテーションを実施する． ・終了時は必要に応じて再度バイタルチェックを行う． ・忘れ物がないか確認し，挨拶をして退出する．	・パーキング利用時の小銭確認，領収書は必ずもらう． ・了承が得られている場合は開けても可． ・なるべく真ん中には置かない． ・体調不良や転倒など． ・個々の状態に合わせて適宜休息を挟む． ・血圧計等注意．必要時次回訪問日を伝える．
訪問後	・事務所に帰社する． ・帰社を事務所内スタッフに伝える． ・車や自転車の鍵をキーロッカーにしまう． ・不足分のカルテ記載，実績・サマリー入力を行う． ・訪問時の状況を必要時担当スタッフやケアマネジャー，指示医に伝達する． ・PC入力，カルテ記載が終了したらカルテ庫にしまう． ・翌日の訪問予定を確認する．	・情報提供でよいのか，緊急性があるのか迷う場合は，担当スタッフや上司に相談する． ・必要時は事前電話連絡をする．

6章　訪問・通所での理学療法

● 訪問後には，一緒に担当をしているスタッフと情報共有を密に行い，必要時に指示医やケアマネジャーに報告することも必要となる場合がある．カルテ記録も次回に訪問するスタッフがわかるように，実施内容や状況をしっかり記載する必要がある．

2. 訪問リハビリテーションにおける自主練習メニューの提示

● 訪問リハでは，週1回の頻度で訪問する利用者が半数以上を占め[9]，多くても週3回程度の訪問となることが多い．したがって，セラピストが訪問している間だけ運動するのでは，十分な機能回復は望みにくい．そのため，セラピストが訪問していない間にも実施できる自主練習を提示して，運動量を担保することが必要となるが，ただ自主練習メニューを提示しただけでは，実施できないことのほうが多い．

（大沼　剛）

➰ アクティブラーニングのヒント

①訪問理学療法では，利用者宅の限られた環境で臨床評価を行わなければならず，必要と考えるすべての評価を実施することは難しい面があります．限られた環境で実施可能な評価を行うことで，利用者の全体像をしっかり評価することを考えましょう．

②71頁表1のメリットとデメリットを確認してみましょう．

③リハビリテーション専門職の配置の有無や，介入内容だけ説明しても，通所リハビリテーションと通所介護サービスの違いはわかりにくいものです．まずは，通所リハビリテーションと通所介護サービスに求められている役割を理解しておくと説明がしやすくなります．

④通所介護事業所では，通所リハビリテーションと比べ，個別対応できる時間はかなり限られてしまいます．そういった環境下でも機能訓練の効果を出していくためには，機能訓練以外にどんなアプローチをしていったほうがよいかを考えてみるとよいでしょう．

通所

❶ 通所サービスの特徴

- 介護保険によって受けられるサービスの一つとして居宅サービスがあり，訪問サービス，通所サービス，短期入所サービス，その他のサービスの4種類に分けられている．この通所サービスのなかに，通所リハビリテーション（以下，通所リハ）と通所介護がある．

1．通所リハビリテーションとは

- 要介護者が介護老人保健施設，病院，診療所などに併設された施設に通い，自立した日常生活が続けられるように，理学療法士，作業療法士，言語聴覚士等の専門スタッフ（以下，リハビリ専門職）がリハビリテーションを提供するサービスである（図4）．（→臨床では）．デイケアとも呼ばれている．

> ❓ 臨床では
> 施設によって食事や入浴など生活支援まで提供しているところもある．

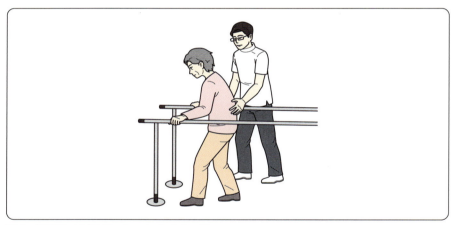

図4　通所リハビリテーションのイメージ

2．通所介護とは

- 要介護者がデイサービスセンターなどの施設に通い，入浴・排泄・食事などの介護や，生活などに関する相談および助言，健康状態の確認，機能訓練などを提供するサービスである（図5）．デイサービスとも呼ばれている．

3．通所リハビリテーションと通所介護の比較

- この2つのサービスの特徴について，表3をもとに解説する（→国試に出る）．

(1) 医師の配置の有無

- 通所リハは，病院，診療所や，介護老人保健施設，介護医療院（7章，86～87頁参照）に併設されており，医師の配置が必須となっている．通所リハを利用するには，この配置されている医師から利用者に対するリハビリテーションの

> ☆ 国試に出る
> 通所リハと通所介護の目的を表3にそって復習しておこう．

6章　訪問・通所での理学療法

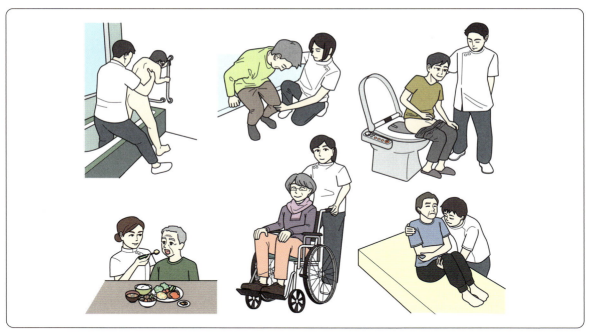

図5　通所介護のイメージ

表3　通所リハビリテーションと通所介護の比較

	通所リハビリテーション	通所介護
サービスを提供する施設	病院，診療所，介護老人保健施設，介護医療院	社会福祉法人，株式会社，NPO法人など
医師の配置	専任の常勤医師1以上	なし
リハビリテーション専門職及び機能訓練指導員の配置	理学療法士，作業療法士，言語聴覚士を単位ごとに利用者100人に対して1名以上配置 ※所要1～2時間の場合は，適切な研修を修了している看護師，准看護師，柔道整復師，あん摩マッサージ師がリハビリテーションを提供可能．	機能訓練指導員1以上 ※機能訓練指導員は，日常生活を営むのに必要な機能の減退を防止するための訓練を行う能力を有する者．この「訓練を行う能力を有する者」とは，理学療法士・作業療法士・言語聴覚士，看護職員，柔道整復師，一定のあん摩マッサージ指圧師はり師又はきゅう師の資格を有する者．
実施目的・内容	【内容】 理学療法，作業療法その他必要なリハビリテーション 【目的】 利用者の心身機能の維持回復を図ること．	【内容】 必要な日常生活の世話及び機能訓練を行うこと 【目的】 利用者の社会的孤立感の解消，心身の機能の維持，利用者家族の身体的及び精神的負担の軽減を図るもの．

(厚生労働省)[10]

目的，リハビリテーション実施中の留意事項などの指示を受けてリハビリテーションを提供する（→**考えてみよう**）．一方で，通所介護の場合，社会福祉法人や株式会社，NPO法人などが運営しており，医師の配置は不要である．つまり，医師から指示がなくとも通所介護は利用でき，理学療法士も機能訓練を実施することができる．

(2) サービス提供の目的
- 通所リハでは，専門職によるリハビリテーションにより，集中的に心身機能の維持・回復を図り，生活機能の維持・向上につなげていくことが主な目的になる．一方，通所介護では，生活機能の維持・向上だけでなく，日常生活のケア

? 考えてみよう
通所リハでは，運動療法を実施するうえでの禁忌事項など，医師にすぐに確認しやすい環境だが，通所介護の場合，どのような方法で確認すればよいだろうか．

❓ 臨床では

通所リハでは，医師の指示に基づきリハビリ専門職が治療を実施し，通所介護では，主に機能訓練指導員が生活機能の維持・向上につなげるための運動や動作訓練などを実施する，ということになる．しかし，具体的な行為の違いについては，不透明さが残っているのが現状である．

つながる知識

通所リハ，通所介護を利用する際は，介護支援専門員（ケアマネジャー）が本人や家族から情報収集し課題分析を行う．その分析に基づいて，本人に適した介護サービスを提案するため，通所リハ，通所介護で働く理学療法士は，自身の事業所の特徴をケアマネジャーに伝えておくことが大切である．

❓ 臨床では

サービスの名称が異なるだけで，介護予防通所リハの対象者は通所リハの対象者と一緒の施設・場所で提供される．介護予防通所介護の対象者は通所介護の対象者と一緒の施設・場所にいてサービスを受けていることが多い．

つながる知識

医師の指示に基づき提供できるのが理学療法であることから，医師の指示がいらない通所介護では，「理学療法を提供する」と謳ってはならない．

を通じて孤立感の解消や家族の負担軽減も大きな目的となる（➡臨床では，つながる知識）．

(3) リハビリテーション専門職の配置

- 通所リハにおけるリハ専門職（理学療法士，作業療法士，言語聴覚士）の配置基準は，利用者100人またはその端数を増すごとに1人以上となる．通所介護では，以下の有資格者のいずれかを機能訓練指導員として1人以上配置することが必要となる．
  - ・理学療法士，作業療法士，言語聴覚士，看護師および准看護師，柔道整復師，あん摩マッサージ指圧師，はり師・きゅう師
- 以上からわかるように，通所介護はリハ専門職の配置は必須ではなく，リハ専門職がいない通所介護の施設も多く存在している．

② サービスの対象者

1. 通所リハビリテーションの対象者

- 通所リハの対象者は，要介護の認定を受けており，リハビリテーション専門職による集中的なリハビリテーションを希望する人やその必要性が高い人が主な対象となる．様々な疾患による障害をもつ人が日常生活や社会参加をより良く行えるように，身体機能の回復や向上，日常生活のスキルの向上，心理的なサポートなどを提供する．
- 要支援・要介護の認定を受けていない高齢者，または要支援の認定を受けている人が，要介護状態にならないように，身体機能の維持向上，転倒予防，認知機能の維持向上，栄養改善に向けた介入が必要である人も通所リハの対象になるが，名称は「介護予防通所リハビリテーション」と呼ばれている（➡臨床では）．

2. 通所介護の対象者

- 通所介護の対象者は，要介護の認定を受けており，入浴・排泄・食事などの介護や，生活などに関する相談および助言，健康状態の確認，機能訓練など，様々な生活支援を必要としている人が対象となる．要支援・要介護の認定を受けていない高齢者，または要支援の認定を受けている人が，要介護状態にならないように必要な生活支援が必要である人も通所介護の対象となるが，名称は「介護予防通所介護」と呼ばれている（➡つながる知識）．

③ 理学療法士の役割

1. 通所リハビリテーションにおける理学療法士の役割

(1) 医療機関スタッフとの連携

- まずは，通所リハ利用前の所在に関する図を示す（**図6**）．自宅が59.3%と最も

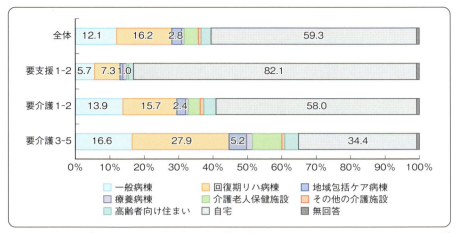

図6 通所リハビリテーション利用者の利用前所在　　　　　　　　　　（厚生労働省）[11]

多く，ついで回復期リハ病棟16.2%，一般病棟12.1%の順であり，特に，要介護3-5にて回復期リハ病棟，一般病棟の割合が比較的高いことから，通所リハの理学療法士が退所時カンファレンスへ参加し，入院中のリハ経過や在宅生活における目標や課題などを事前に把握し，スムーズな利用開始につなげていくことが重要な役割となる．また，通所介護と併用するケースもあるため，通所介護のスタッフとも連携し，役割分担や目標設定を共有しておくことも大事な役割となる．

(2) 通所リハビリテーション終了後の受け皿との連携

- 通所リハの利用終了者を対象にした利用期間は，6カ月未満，1年未満の割合が高く，介護度別にみても同様の結果であった（図7）．これは，通所リハでは，短期集中的なリハビリテーションのなかで医師が関与しながら，「活動」や「参加」にもアプローチを行うことが求められ，目標達成後は通所リハを卒業し，通所介護がその受け皿となる機能分化（図8）を重視した介護報酬改定が進められていることから，通所リハの利用期間も上記のように短期間になる傾向が出てきている．

- そのため，通所リハでは，「卒業」や「修了」を意識したアプローチが重要になり，利用開始時より卒業に向けた明確なゴール設定と本人への説明が重要となる．また，卒業後の受け皿について，利用者への情報提供が必要となるため，普段から通所介護事業所，地域の通いの場やサロンなど，地域で受け皿になり得る資源との連携体制も大事となる（➡ココが重要）．

2．通所介護における理学療法士の役割

- 機能訓練の1日の流れを示す（図9）．たとえば，利用者が9：45までに通所介護事業所に到着し，17：00に帰る（7～8時間提供）ことを想定した場合，実際に利用者に機能訓練を提供できる時間は，10：00～12：00，13：00～15：00の4時間程度であろう．

> **ココが重要** ☑
> 通所リハ利用者が通所介護を併用している場合も少なくないため，通所介護側から通所リハ側に，機能訓練を進めるにあたり情報共有や助言を求めることがある．通所リハ側からも，積極的な情報提供や助言を行うことで，連携体制が強化され，卒業につなげやすくなる．

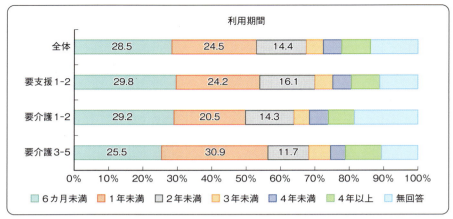

図7 通所リハビリテーション利用者の利用期間
〔令和元年度 厚生労働省老人保健健康増進等国庫補助金事業 通所・訪問リハビリテーションの目的を踏まえた在り方に関する調査研究事業報告書〕

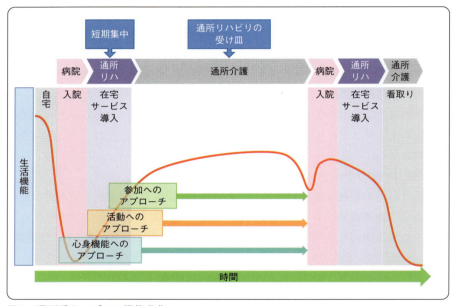

図8 通所系サービスの機能分化

- それ以外の時間は，計画書作成や見直し，実施記録の記入，担当者会議への出席，多職種への報告書作成など様々な作業に費やすことになる．
- このような状況下で，1日あたり30人，40人の利用者に対して1人のリハ専門職が機能訓練を提供する場合，利用者1人あたりの個別での機能訓練実施時間は240分÷30人＝8分/人程度になる．週に数回，8分程度の個別機能訓練を実施しただけで機能維持・回復は見込めるだろうか．
- 上記をふまえたうえで，以下のような理学療法士としての役割があげられる．

(1) グループ・集団での機能訓練

- 個別だけでなく集団やグループで機能訓練を実施することが重要となる．医療機関で働いてきたリハ専門職の場合，それまで個別でのアプローチが中心だっ

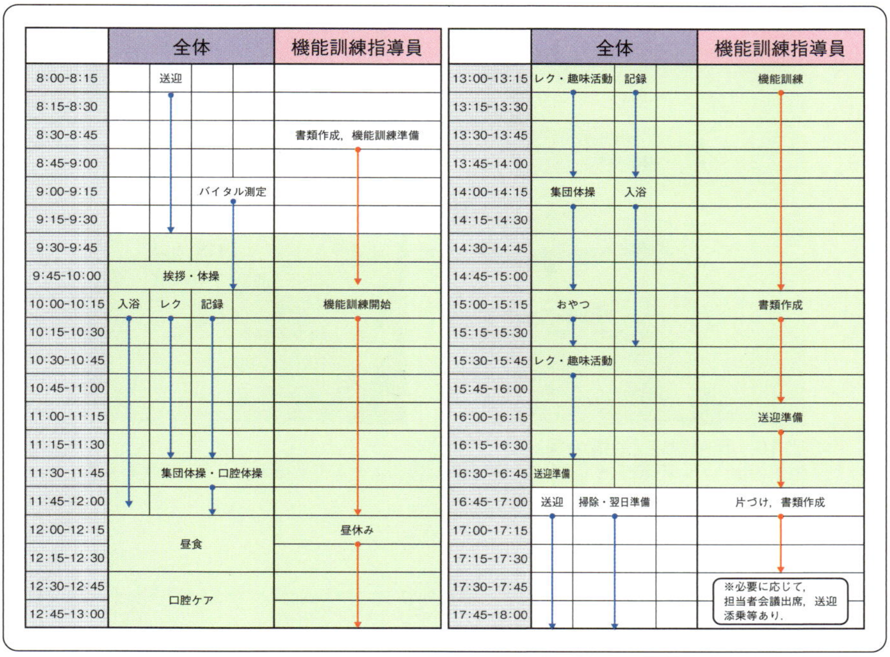

図9　機能訓練業務　1日の流れの例

時間	全体	機能訓練指導員
8:00-8:15	送迎	
8:15-8:30		
8:30-8:45		書類作成, 機能訓練準備
8:45-9:00		
9:00-9:15	バイタル測定	
9:15-9:30		
9:30-9:45		
9:45-10:00	挨拶・体操	
10:00-10:15	入浴　レク　記録	機能訓練開始
10:15-10:30		
10:30-10:45		
10:45-11:00		
11:00-11:15		
11:15-11:30		
11:30-11:45	集団体操・口腔体操	
11:45-12:00		
12:00-12:15	昼食	昼休み
12:15-12:30		
12:30-12:45	口腔ケア	
12:45-13:00		

時間	全体	機能訓練指導員
13:00-13:15	レク・趣味活動　記録	機能訓練
13:15-13:30		
13:30-13:45		
13:45-14:00		
14:00-14:15	集団体操　入浴	
14:15-14:30		
14:30-14:45		
14:45-15:00		
15:00-15:15	おやつ	書類作成
15:15-15:30		
15:30-15:45	レク・趣味活動	
15:45-16:00		
16:00-16:15		送迎準備
16:15-16:30		
16:30-16:45	送迎準備	
16:45-17:00	送迎　掃除・翌日準備	片づけ, 書類作成
17:00-17:15		
17:15-17:30		
17:30-17:45		
17:45-18:00		※必要に応じて, 担当者会議出席, 送迎添乗等あり。

たものを，集団でのアプローチに変更することになり，どのようにやればよいのかわからない，という戸惑いの声も聞かれる．歩行が可能な人，立位保持が可能な人，座位での生活が中心な人など機能レベルに合わせてグループを組むことや，プログラムが似ている人同士でグループを組むことで，集団やグループでのアプローチが可能となる（→臨床では）．

(2) 多職種への介助方法の指導

● グループや集団でのアプローチができたとしても，機能訓練以外の時間を過介助で対応していれば，機能訓練の効果は出にくくなってしまう．そのため，各利用者の能力に合わせた介助量・介助方法を研修や動画，書面などで多職種へ伝え，日頃のケアを生活リハにつなげていくことが重要となる．

3．通所リハビリテーション，通所介護どちらの理学療法士にも求められる役割

(1) 環境設定や福祉用具の提案

● 在宅生活を続けていくためには，利用開始時にベッドの位置や生活動線などを確認し，本人の機能に合った環境設定（図10）や福祉用具の提案をしていくことは重要な役割である．また，利用開始以降も本人の機能は変化していくので，変化に応じた見直しを行い，本人や家族，ケアマネジャー等に提案することも重要な役割である（→臨床では）．

(2) 目標や訓練内容を施設間で共有

● 利用者のなかには，通所リハ，通所介護，訪問リハ，訪問看護，訪問介護など複数の居宅サービスを併用している人もいる．各サービスで利用者の課題が共

？臨床では

機能訓練に拒否的な利用者であっても，集団やグループでのアプローチにより，運動意欲や自信の回復につながるケースもある．グループづくりに悩むことがあれば，普段会話ができている利用者同士，同性だけでなく男女混合のグループ，意欲の高い利用者と低い利用者，などでグループを組んで実施してみることを薦める．

？臨床では

入院中に装具を装着して歩行練習を行っていたが，退院後に時間が経過してしまうと装着せずに移動するようになることが散見される．装着方法の再指導や再作成，歩行補助具の提案などが通所の現場でも求められる．

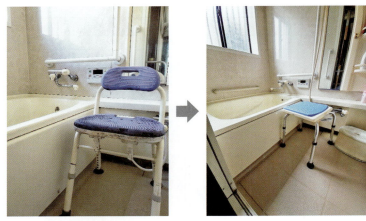

図10 環境設定（浴槽の例）
浴槽の出入りに不安を抱えていたため，座ったまま一人で浴槽の出入りができるように，同じ高さの椅子に変更

> **ココが重要** ☑
> 共有する方法の一つとして，サービス担当者会議の場を活用することが大事である．介護保険のサービスを利用する場合，ケアマネジャーがケアプラン原案を作成し，利用者と家族，サービス担当者を集めてケアプランの内容を検討する場をサービス担当者会議という．この会議は，利用者の状態像の変化などにより，ケアプランを変更する際にも開くことになる

有できておらず，目標やケア内容，リハプログラムがバラバラであれば，本人や家族は混乱し，効果も出にくくなることは明白である．それぞれのサービスの特性をいかして，サービスごとの役割や内容を共有し，効率的なサービスを提供することが重要となる（➡**ココが重要**）．

（林　悠太）

文献

1) 厚生労働省：社会保障費審議会介護給付費分科会第220回参考資料4．訪問リハビリテーション．https://www.mhlw.go.jp/stf/newpage_34231.html
2) 厚生労働省：社会保障費審議会介護給付費分科会第182回参考資料4．訪問リハビリテーション．https://www.mhlw.go.jp/stf/newpage_13021.html
3) 厚生労働省：社会保障費審議会介護給付費分科会第230回参考資料3．訪問リハビリテーション．https://www.mhlw.go.jp/stf/newpage_36124.html
4) 厚生労働省：社会保障費審議会介護給付費分科会第230回参考資料2．訪問看護．https://www.mhlw.go.jp/stf/newpage_36124.html
5) 丹野克子，白澤政和：訪問リハビリテーションサービスの提供内容に対するケアマネジャーの認識．東北理学療法学．28：74-83，2016．
6) 萩野雅仁，木村菜奈子・他：訪問リハビリテーション対象者へのニーズ調査—アンケート調査報告—．愛知作業療法，17：25-30，2009．
7) 岡光　孝，岡本隆嗣：在宅生活者の生活期リハビリテーションに関する介護支援専門員へのアンケート調査．総合リハ，40(9)：1245-1251，2012．
8) 平野康之，井澤和大・他：訪問リハビリテーション実践における要介護利用者の病状把握に重要なアセスメントの検討．理学療法科学，30(4)：569-576，2015．
9) 大沼　剛，阿部　勉・他：訪問リハビリテーション利用者の要介護度変化とその要因．理学療法学，43(6)：501-507，2016．
10) 厚生労働省：社会保障審議会（介護給付費分科会），第180回資料3．https://www.mhlw.go.jp/stf/shingi/shingi-hosho_126698.html
11) 厚生労働省：老人保健健康増進等事業．通所・訪問リハビリテーションの目的を踏まえた在り方に関する調査研究事業報告書 https://www.mhlw.go.jp/stf/seisakunitsuite/bunya/0000083671.html

6章 — 訪問・通所での理学療法

>>>> 演習課題

症例1

年齢：70歳代前半
性別：女性
診断名：左大腿骨頸部骨折
既往歴：高血圧，糖尿病，骨粗鬆症
発症前の手段的ADL：自立
現病歴：X年3月24日発症．近隣へお花見に出掛けた際に転倒して受傷．急性期病院に救急搬送され，同日人工骨頭置換術施行．1カ月間の入院リハを経て，自宅退院．入院時に介護認定新規申請を行い，退院後に要介護1の認定結果が出た後，居宅介護サービス計画を作成し，買い物と家事支援目的の生活介護，入浴目的の通所介護週1回に加えて，ADL向上と1人で買い物に行けることを目標とし，訪問リハを導入．

訪問リハ開始時の所見は，屋内歩行は伝い歩き，屋外歩行はT字杖使用にて30mは可能も見守りレベル．左下肢筋力低下著明で膝折れのリスクあり．認知機能は著明な低下はなし．生活状況は，戸建てに独居，寝室は2階で，入院前は布団にて寝ていたが，退院を機に介護用ベッドを購入．

演習課題①：病態と評価

本症例の生活をどう再建していくか，注意点も含めて検討しましょう．また，どのような評価が必要になるかを考えてみましょう．

演習課題②：リハビリテーションプログラム

本症例に対してどのようなリハビリテーションプログラムを実施するか考えてみましょう．

演習課題③：自主練習

どのような自主練習を提案すればよいか考えてみましょう．

演習課題④：住宅改修および環境調整

できるADLから予後予測も含めて，必要となる住宅改修や福祉用具導入を含めた環境調整を考えてみましょう．

症例 2

利用者の情報：80歳　男性　要介護2

現病歴：脳梗塞 (右不全麻痺，失語症)，糖尿病，高血圧症

経過：X年8月　夕食中に発症，救急入院
　　　　X年10月　リハビリテーション病院へ転院
　　　　X＋1年2月　自宅退院

家族構成：妻 (78歳，同居，主介護者)，長男夫婦 (別居)，孫2人

自宅環境：持家 (2階建て)

発症前の生活状況：発症前は，知人と旅行に行ったり，ゴルフを楽しんだりするほど，アクティブな生活を送っていた．

サービス担当者会議 (退院前)

本人：家に帰っても心配ないよ．また旅行に出かけたい (楽観的，健康を過信している様子)．

妻：私は膝が痛いので無理はできない．お風呂は外で入ってほしい．

長男：自分でできることは母に頼らず自分でやってほしい．

リハビリ担当者：上下肢ともにBRSⅢ (リハビリ開始時) →Ⅳと回復してきており病棟内の移動，トイレでの排泄は装具装着のもとT字杖を使用し，近位見守りにて実施できているが，方向転換時にバランスを崩しやすく，見守りが欠かせない．自宅での動線やトイレ，ベッド周りの環境設定とその設定下での動作練習は，退院後に優先度が高いと思われる．

演習課題①

実際は，通所介護を週2回，訪問リハを週1回利用していましたが，退院2週間後に自宅にて転倒してしまいました．この事例の方の在宅生活を支援していくうえで，どの居宅サービスを，どれくらいの頻度 (週に〇回) 利用することが望ましいと思いますか？理由も含めて考えてみましょう．

演習課題②

通所リハの理学療法士として，この事例の方にどのような目標とプログラムを立案しますか？活動，参加に焦点を当てて考えてみましょう．

演習課題③

通所介護の理学療法士として，機能訓練の実施以外に，どのようなアプローチを行えば転倒防止につながるでしょうか．

7章

施設での理学療法

学習のねらい

● 高齢者向け施設の特徴，違いを説明できるようにする．
● 各施設に求められている役割，機能を理解する．
● 各施設で理学療法士に求められる役割を理解する．

プロローグ　アクティブラーニングとして取り組んでみましょう！
①病院で高齢入院患者のリハビリテーションを担当し，患者家族へ退院先の選択肢を示すことを想定した場合に，老人保健施設，介護医療院，特別養護老人ホーム，有料老人ホームの概要，違いをどのように説明すると伝わりやすいか考えてみましょう．
②高齢者向け施設で理学療法士として働くと想定したときに，専門的な知識，技術以外にどのような知識を身につける，またはどのような能力を磨くことが大切か考えてみましょう．

❶ 施設サービスの特徴

● 高齢者向けの施設・住宅には，数多くの種類がある．
● 図1の通り，主に民間企業などが運営する民間の高齢者施設・住宅と，地方自治体や社会福祉法人などが運営する公的施設に分けることができる．これらの施設・住宅を，費用と自立度の2軸で分けると図2のようなイメージになる．
● 図2を見るとわかるように，同じ費用や自立度でも施設・住宅の選択肢が複数ある．
● 公的施設は，介護度の高い人や医療的ケアを必要とする人，低所得者を支援することに重きをおいている点が特徴であるため，図2の左下に集中している．

民間の高齢者施設・住宅		公的施設
有料老人ホーム 介護付き有料老人ホーム 住宅型有料老人ホーム 健康型有料老人ホーム	**高齢者向け住宅** サービス付き高齢者向け住宅 （自立型／介護型） シニア向けマンション （自立型／介護型）	**介護老人保健施設** **介護医療院** 介護老人福祉施設 （特別養護老人ホーム） ケアハウス （軽費老人ホームとも 呼ばれている）
	認知症高齢者向け施設 グループホーム	

図1　高齢者施設・住宅の種類一覧
赤字は，理学療法士の配置により介護報酬が得られる施設を示す．

85

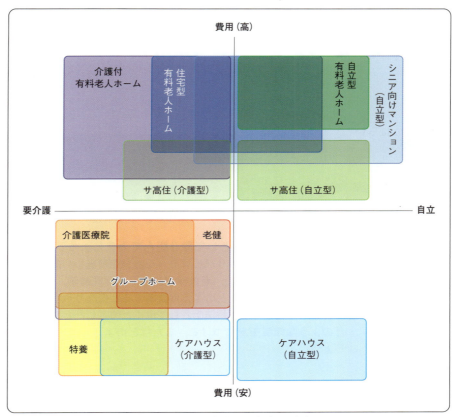

図2　費用感と対象者の自立度を軸にした各施設・住宅のポジション

- 民間施設は，その名の通り民間企業が運営している施設で，**多種多様なレクリエーションやイベントが提供されるなど高齢者のニーズを満たす点に重きがおかれている**が，公的施設よりも費用が高くなってしまうというデメリットがあり，図2の上半分に集中している．
- 図1で赤字で示した施設は，理学療法士を配置することで介護報酬が得られる施設である．本章ではこれらの施設に焦点をおき，基本方針や役割・機能について解説する．

1. 介護老人保健施設

- 介護老人保健施設（以下，老健）は，高齢者の介護や医療，リハビリテーションを総合的に提供する施設のことであり，病院と介護施設の中間的な性質をもっている（→ココが重要）．

(1) 基本方針

- 介護老人保健施設は，厚生労働省の「介護老人保健施設の人員，施設及び設備並びに運営に関する基準」によると，「施設サービス計画に基づいて，看護，医学的管理の下における介護及び機能訓練その他必要な医療，並びに日常生活上の世話を行うことにより，**入所者がその有する能力に応じ自立した日常生活を営むことができるようにすることとともに**，その者の**居宅における生活への**

ココが重要

もともと，老健は「在宅復帰施設」と定義されていたが，2017年の介護保険法改正によって，老健は「在宅復帰施設」に加えて「在宅生活支援施設」と明記された．

つまり，老健には，在宅復帰後も家族やケアマネジャーなど関係者と連携を図り，在宅生活をサポートしていく役割が求められているということになる．

復帰を目指すものでなければならない」とされる[1].

(2) 施設の役割
- 在宅復帰，在宅療養支援のための地域拠点となる施設.
- リハビリテーションを提供し機能維持・改善の役割を担う施設.

(3) 理学療法士の配置要件
- 理学療法士，作業療法士，もしくは言語聴覚士を，入居者100名に対して1名以上配置することが義務付けられている．厚生労働省の「令和3年介護サービス施設・事業所調査」によると，1施設あたりの平均配置人数（人）は，理学療法士2.42，作業療法士1.56，言語聴覚士0.37となっている[2].

2. 介護医療院
- 要介護者であって，主として長期にわたり療養が必要である人に対し，療養上の管理，看護，医学的管理のもとにおける介護および機能訓練その他必要な医療ならびに日常生活上の世話を行うことを目的とする施設である（➡ココが重要）.

(1) 基本方針
- 介護医療院は，長期にわたり療養が必要である者に対し，施設サービス計画に基づいて，療養上の管理，看護，医学的管理の下における介護及び機能訓練その他必要な医療並びに日常生活上の世話を行うことにより，その者がその有する能力に応じ自立した日常生活を営むことができるようにするものでなければならない，とされる[1].

(2) 役割・機能
- 医療の必要な要介護高齢者の長期療養・生活施設という役割を担う.

(3) 理学療法士の配置要件
- 実情に応じた適当数とされている．介護報酬は得られない.

3. 介護老人福祉施設（特別養護老人ホーム）
- 老人保健法では，「特別養護老人ホーム」（以下，特養）と呼ばれる.
- 特養は，在宅生活が難しい要介護高齢者のための生活施設での入浴，排泄，食事などの介護，その他日常生活の世話，機能訓練，健康管理および療養上の世話を行う施設である．介護保険法では介護老人福祉施設として位置付けられている（➡ココが重要）.

(1) 基本方針
- 特別養護老人ホームは，「当該施設では施設サービス計画に基づき，可能な限り，居宅における生活への復帰を念頭に置いて，入浴，排せつ，食事等の介護，相談及び援助，社会生活上の便宜の供与その他の日常生活上の世話，機能訓練，健康管理及び療養上の世話を行うことにより，入所者がその有する能力に応じ自立した日常生活を営むことができるようにすることを目指すものでなければならない」とされる[1].

> **ココが重要**
> 介護医療院は，長期療養を必要とする要介護の高齢者が，医療や介護のサポートを受けながら長期的に暮らすための施設であり，医療サービスの提供があるという点が，他の介護施設と異なる大きな特徴である.

> **ココが重要**
> 厚生労働省の調査では，2022年4月時点における特養の待機者数は全国で27万5,000人いると報告されている．待機者数は減少傾向にあるものの，他の施設に比べると入居は狭き門になっている．原則「要介護3以上の認定を受けた65歳以上」となっており，家族の介護力，経済状況などを考慮したものが点数化され，点数の多い方が優先順位は高くなる[3].

(2) 役割・機能

- 在宅生活が難しい重度要介護者が**安心して生活できる場所**.
- 重度化を防止し，入居者の有する能力に応じた日常生活を送る場所.

(3) 理学療法士の配置要件

- 機能訓練指導員（**→用語解説**）1名以上を必要とする.

Glossary 用語解説

機能訓練指導員：理学療法士，作業療法士，言語聴覚士，看護職，柔道整復師，あん摩マッサージ指圧師

4．有料老人ホーム

- 有料老人ホームとは，高齢者の心身の健康保持および生活の安定を保つために，食事，入浴，排泄，食事の介助，洗濯・掃除などの家事の供与，健康管理などを提供する施設である.
- 健康型，住宅型，介護付きの3つのタイプに分けられるが，機能訓練指導員の配置が義務づけられているのは介護付有料老人ホームであり，理学療法士を配置している施設も増えてきている．機能訓練指導員を1人以上配置する.

(1) 基本方針

- 有料老人ホームは「入浴，排せつ，食事等の介護その他の日常生活上の世話，機能訓練及び療養上の世話を行うことにより，要介護状態となった場合でも，**その有する能力に応じ自立した日常生活を営むことでができるようにしなければならない**」とされる[1].

(2) 役割・機能

- 日常生活上の世話（入浴，排泄，食事，洗濯，掃除），健康管理，機能訓練などを提供するする**生活施設**.
- 特養と役割・機能は似ているが，**入居者は要介護1〜5まで幅広く入居しているため，各入居者の状態，ニーズ，希望などに応じたサービスを提供する役割**が求められる（**→臨床では**）.

? 臨床では

入院先から自宅に退院せずに，介護付き有料老人ホームへ直接入居してくる高齢者が増えてきている．そのため介護ニーズ，イベントやレクリエーションなどのアクティブニーズだけでなく，リハビリテーションニーズが高まっている.

5．各施設・住まいの特徴からわかること

- 各施設の特徴をもとにすると，**表1**のように整理できる.
- 表1のとおり，老健は在宅復帰を支援する施設であるため，リハビリテーションの提供体制は他の施設に比べて充実している．介護医療院や介護付き有料老人ホーム，特養は，在宅生活が難しい高齢者が安全に生活できる介護施設という点が共通している．そして，単に必要な介護を行うわけではなく，本人の有する能力を評価し，その能力に応じて自立した日常生活を営むことができるようにすることが求められている施設でもある.
- そのため，理学療法士として入居者の能力を評価し，能力に応じた生活を送れるように，機能回復・維持のためのリハビリテーション・機能訓練だけでな

表1　各施設の比較

	介護老人保健施設	介護医療院	介護付き有料老人ホーム	特別養護老人ホーム
概要	在宅復帰・在宅支援のための施設	長期療養（医療的ケア）＋生活施設	健康管理＋生活施設	生活施設

く，介助方法の提案や福祉用具の選択，居室環境の設定など，理学療法士としての知識・技術が求められている場所であると理解することが大事である．

② 各施設・住まいの対象者

- 高齢者施設・住まいは多種多様化してきている．ここでは，以下の2パターンをもとに対象者について解説する．

パターン1　在宅生活を送るなかで徐々に生活機能が低下してくるパターン（図3）．

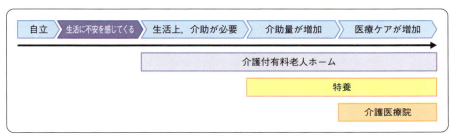

図3　パターン1

パターン2　在宅で日常生活を送っている高齢者が，病気や怪我により入院し，急激に生活機能が低下していくパターン（図4）．

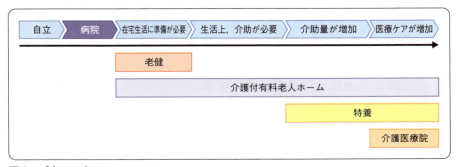

図4　パターン2

1．老人保健施設の対象者
- パターン2（図4）で示した通り，病院から自宅へ退院するために，もう少しリハビリテーションが必要であると判断された人が主な対象者になる．在宅生活支援の観点から，在宅復帰後に集中的なリハビリテーションを要する状況になった際には老健入所の対象になり，一時的に入所しリハビリテーションを受けるケースもある．
- 特養とは異なり要介護1以上であれば入所の対象になるが，入所期間は概ね3～6カ月程度となっているため，在宅復帰を目指していない場合は，対象外

になる.

2. 介護医療院の対象者

- パターン1(図3), パターン2(図4)で示した通り, 日常生活における身体介助や生活支援に加えて, 日常的な医学管理やターミナルケアなどの医療ケアのニーズが高い人が主な対象になる.

3. 特別養護老人ホームの対象者

- 入居条件で原則要介護3以上とあげられている通り, 対象は日常生活全般に介助が必要になっている重度要介護高齢者が主な対象になる.

4. 介護付き有料老人ホームの対象者

- 対象者の範囲は, 施設のなかで最も幅が広い. IADLに介助が必要になり始めた, いわゆる要支援状態から, BADL全般に介助が必要になっている要介護状態, さらに疾患に対するケアなど継続的な医療的処置が必要となっている状態まで, 対象範囲はかなり幅が広い(➡**臨床では**).
- さらに, パターン2(図4)に示した通り, 病院から直接介護付き有料老人ホームへ入居してくるケースも増えている. そのため, まだ集中的なリハビリテーションのニーズが高い状態の人も対象になってくる.

> **❓ 臨床では**
>
> 介護付き有料老人ホームの対象者は, パターン1, 2のような一般的な流れをもとにしているが, 臨床では, 様々な個人因子・環境因子のもと, 様々な入居経路がある. 理学療法士は, 対象者がどのような理由でどのような入居経路を辿ってきているかを把握したうえでかかわることが大事になる.

③ 理学療法士の役割

- 各施設に共通する役割とそれぞれの施設に特化した役割があるため, それぞれについて解説する.

1. 各施設に共通する理学療法士の役割

(1) 生活リハビリテーションのマネジメント

- 各施設で理学療法士の配置状況は異なるが, 回復期病棟のように毎日個別リハビリテーションを実施することはどの施設も難しい. そのため, 移乗や食事, 排泄など日常生活活動の過程で, 残存能力をいかした動作を取り入れていくことが大切であり, これを生活リハビリテーションという.
- この生活リハビリテーションを直接行うのは, 介護職や看護職である. そのため, 理学療法士は他職種へ生活リハビリテーションの指導を行い, 継続的に実施できているかをマネジメントしていくことが求められる.

【生活リハビリテーションの例】
- 理学療法士の考え ➡ 立ち座り動作の能力を維持していくために, 食事の際は食堂で車椅子から椅子へ移乗するようにしたい(**図5**).
- 実際は… ➡ 車椅子とテーブルの距離が近すぎるため, 対象者は立ち上がりの際に重心を前方移動しにくくなってしまい, 残存能力をいかすことができず介

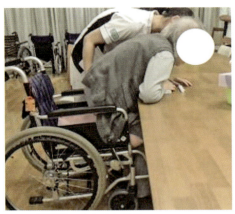 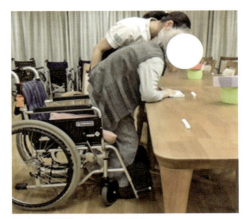

図5　指導前の立ち座り動作　　　　図6　指導後の立ち座り動作

助量が増えてしまっている．
- 生活リハビリテーションのマネジメント：車椅子とテーブルの距離を少し離すことで，自身の筋力でふんばることができるか他職種にも確認してもらい，介護職，看護職にも食事の際に，そのように立ち上がり介助を行うように指導した（図6）．

(2) 居室環境の設定
- 生活リハビリテーションを実践していくためには，老健であれば自宅環境にできるだけ近づけた設定，それ以外の生活施設では，本人の残存能力をいかしていくための環境設定を提案・実行することが重要となり，理学療法士の大事な役割でもある．
- たとえば，左片麻痺であるにもかかわらず，図7のように，左側（麻痺側）から起き上がらなければいけない環境設定になってしまっていることも臨床では起きている．このような状況を防ぐためには，理学療法士が入居前から対象者の疾患や機能，ADL能力を把握し，事前に居室環境を提案，設定しておくことが大事な役割となる．

(3) 道具の提案
- 生活リハビリテーションを実践していくためには，道具の使用も提案・設定し

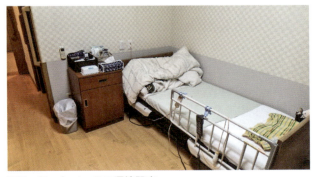

図7　誤ったベッドの環境設定
左麻痺側（左側から起き上がる環境となってしまっている）．

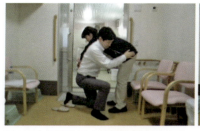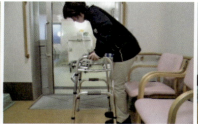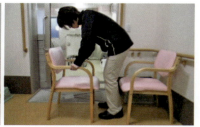

図8　歩行補助具や椅子を使った介助

ていくことが重要となってくる．たとえば，**図8**のように全介助ではなく，歩行補助具や椅子を使うことで介助量が減る場合もある．
- 理学療法士は，福祉用具や身近にある家具などを用いて，対象者の残存能力を評価し，生活リハビリテーションにつなげていくことが求められる．

(4) 医療機関との連携
- 入院中の患者が，退院後すぐに施設へ入居することが考えられるため，退院前カンファレンスに参加し，病院が有している情報（入院前の生活状況，治療内容，入院中の改善具合，リハビリテーション内容，自宅環境など）を集めておくことが重要である．それらの情報をもとに，居室環境の設定や道具の活用などを事前に準備することができ，入居後スムーズに生活リハビリテーションを開始することができる．

2．老人保健施設に特化した理学療法士の役割
【在宅復帰を想定したリハビリテーションプランの作成と実施】
- 身体機能の回復を図るプログラムだけでなく，在宅復帰後の生活を想定したADL練習などのリハビリテーションを実施することも大事な役割である．
- 老健では退所の予定が立った場合には，利用者の自宅を訪問し，家屋状況の調査と生活動作の確認を行い，家具の選定や配置，住宅リフォーム，生活動作への助言や提案を行うことも大事な役割である（→**ココが重要**）．

3．介護付き有料老人ホームに特化した理学療法士の役割
【対象者の希望や夢を叶えるための機能訓練】
- 有料老人ホームは，他の施設に比べてアクティビティが充実しており，それを

> **ココが重要**
> 退所後に通所サービスを利用する場合は，助言や提案内容を通所サービスのスタッフに申し送ることが大事である．

> **アクティブラーニングのヒント**
> ①リハビリテーション専門職の配置の有無や，介入内容だけ説明しても，通所リハビリテーションと通所介護サービスの違いはわかりにくいものです．まずは，通所リハビリテーションと通所介護サービスに求められている役割を理解しておくと説明がしやすくなります．
> ②高齢者向け施設では，通所リハビリテーションと比べ，個別対応できる時間はかなり限られてしまいます．そういった環境下でも機能訓練の効果を出していくためには，機能訓練以外にどんなアプローチをしていったほうがよいかを考えてみるとよいでしょう．

期待して入居している高齢者も多くいる．そのため，施設のなかで安全に生活するためだけでなく，要介護状態は問わずに本人や家族の夢，希望を叶えていくために必要な機能訓練を提供することが役割の一つになる．

【実施例】
- 80歳男性，アルツハイマー型認知症により要介護2の認定を受け，有料老人ホームへ入居．登山が趣味であったため，「もう一度若い頃に登った北アルプスの剱岳に行きたい」という夢をもっていた．
- 難易度の高さから，さすがに剱岳への登山は困難であるが，本人の夢に少しでも近づくように近隣の山（高尾山）への登山を計画し，そのために必要な下半身筋力の強化に取り組んだ．施設内の階段や，施設周辺の公園の階段を毎日登り降りする機会を作った（**図9**）．その結果，機能訓練指導員とともに無事に登頂することができた．

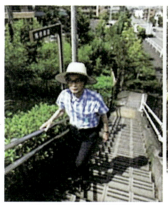
登山に向けて施設近隣の
階段を使ってトレーニング

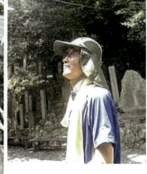
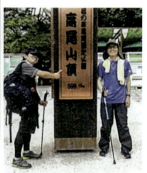
機能訓練指導員と一緒に登山に成功

図9 対象者の夢を叶える（ご本人の許諾を得て掲載）

文献

1) 厚生労働省：介護老人保健施設の人員，施設及び設備並びに運営に関する基準
https://www.mhlw.go.jp/web/t_doc?dataId=00ta4388&dataType=1&pageNo=1
2) 厚生労働省：令和3年介護サービス施設・事業所調査の概況
https://www.mhlw.go.jp/toukei/saikin/hw/kaigo/service21/index.html
3) 厚生労働省：特別養護老人ホームの入所申込者の状況（令和4年度）
https://www.mhlw.go.jp/stf/houdou/0000157884_00004.html

（林　悠太）

>>>> 演習課題

症例

利用者の情報：89歳女性，要介護2．認知症高齢者の日常生活自立度：IIa

現病歴：大腿骨頸部骨折（人工骨頭置換術），アルツハイマー型認知症

経過：X年5月　自宅の庭先で転倒，その場で立てなくなっているところを，近隣の人が見つけて救急搬送に至る．病院で大腿骨頸部骨折の診断を受ける.

　　　　X年6月　人工骨頭置換術を施行

　　　　X年6月　ベッドサイドにてリハビリテーション開始

　　　　X年6月　院内の回復期病棟へ転棟

　　　　X年8月　退院に向けたカンファレンスを実施

家族構成：長女（68歳，同居，独身，主介護者），次女（65歳，別居，既婚）

自宅環境：持家（2階建て），庭が広い

発症前の生活状況：日常会話は成立し，顔見知りの近隣住民と家を往来をする関係であった．庭の手入れが長年の日課であった.

カンファレンス内容

（看護師）

　慣れない環境と毎日のリハビリでストレスは溜まっていると思います．被害妄想や感情失禁など認知症の周辺症状（以下，BPSD）が出ることも増えている様子がありますので，早めに自宅に戻れたほうがご本人は穏やかに生活ができるかもしれません.

（理学療法士）：筋力や歩行能力は回復傾向にあり，サークル型歩行器であれば，病棟内廊下を2往復歩けるようになりました．歩行の自立は難しいと思いますが，退院後も家屋環境の整備と在宅リハビリサービスを利用することで，軽介助，または見守りにて杖歩行で自宅内や庭を歩けるようになる可能性はあります.

（長女）

　早く退院できるとよいのですが，私が毎日ずっと家にいられるわけではないので，今自宅に戻ってくるのは不安が大きいです．でも，本人にとっては，早めに退院できたほうがいいですよね.

演習課題①

　病院としては，在宅介護サービスを利用することで自宅退院は可能と考えていますが，退院後の長女の負担を考えた時に，自宅以外の退院先（老健，または介護付き有料老人ホーム）を選択肢として提示することも必要なケースです．あなたが理学療法士としてこの患者さんを担当することになった場合に，老健と有料老人ホームに移るメリット，デメリットをどのように説明しますか？患者さん自身の予後，長女の介護負担，経済的な負担の視点から考えてみましょう.

演習課題②

　この患者さんが病院を退院し老健に移った場合，理学療法士としてどのような役割が求められるでしょうか．この患者さんにBPSDの重度化を防ぐためにも，できるだけ早期に自宅に戻ることを重視して考えてみましょう.

演習課題③

　老健には行かずに介護付き老人ホームに移った場合，理学療法士としてどのような役割が求められるでしょうか．老人ホームが終の棲家になると想定し考えてみましょう.

8章

疾患別にみる地域理学療法 認知症

学習のねらい

● 認知症者や家族の思い，困難をイメージできる．
● 認知症者の生活障害の評価や支援を説明できる．
● 認知症になっても，住み慣れた地域で安心して暮らし続けられる社会の実現へ向けて，理学療法士の役割を説明できる．

プロローグ

アクティブラーニングとして取り組んでみましょう！
① 認知症者や家族の視点で考えられるように本人・家族が書いた書籍を読んでみましょう．
② 認知症者に理学療法を行う際のポイントをあげてみましょう．
③ 地域で認知症者や家族が安心して暮らし続けるためには，どんな支援が必要か考えてみましょう．

① 地域で対象となる認知症の特徴

- 認知症は「アルツハイマー病その他の神経変性疾患，脳血管疾患その他の疾患により日常生活に支障が生じる程度にまで認知機能が低下した状態」で，生活障害は必須であり，要介護原因のなかで最も高い割合を占める疾患である．

- 軽度認知障害（MCI）は健常と認知症の中間の状態で，正常ではないが，認知症ともいえないほど軽度の認知障害を呈し，日常生活は保たれている状態である．健常と比較して認知症を10倍発症しやすい．一方でMCIの段階で対策をとることで，1年間で30％程度は健常に戻ることも可能とされている（→臨床では）．

- わが国では，高齢化に伴い認知症者数は増加している．2022年では認知症者443万人（有病率12.3％），MCI 559万人（15.5％）（高齢者の約3.6人に1人が認知症かその予備軍）とされ，2050年には認知症者586万人（15.1％），MCI 631万人（16.2％）に増加すると推計されている．

- 認知症者のうち，約半数は自宅で生活しており，残りの半数は入院・入所施設で生活している．リハビリテーション対象者の認知症の有病率は回復期リハビリテーション病棟で30％，介護老人保健施設で80％，訪問・通所などで30％程度と報告されている[1]．

- 理学療法の対象は身体障害であり，精神疾患である認知症者は理学療法の主な対象ではない．しかし，実際には地域理学療法の対象高齢者の多くが，認知症

❓ 臨床では

早期発見・早期対応へむけた取り組みの一つとして，認知症初期集中支援チームがある．認知症が疑われる人，認知症の診断はついているが適切な医療や介護に結びついていない人に対して，医療・介護の専門職チームが自宅に訪問して，必要な医療や介護の導入・調整や家族支援などを包括的，集中的に行う．

▶ 軽度認知障害：mild cognitive impairment（MCI）

> **臨床では**
> 認知症には「何もわからなくなる，恥ずかしい病気」といった恐れや偏見がある．安易に「認知症」という言葉を用いることは，本人や家族を傷つけたり，ショックを与える可能性があるため注意する．

やMCIなど認知障害を合併している．また，当初は認知機能が正常であっても，経過中に認知障害を呈する可能性がある．

- 認知症は緩徐進行性の疾患であり，初期では加齢に伴う認知機能低下との判別は難しい．また，進行に伴う病識低下や偏見などもあり（→**臨床では**），認知機能低下が疑われるが，認知症などの診断がついておらず，適切な医療や介護に結びついていないケースもある．
- 病識低下に伴い，介護拒否など周囲とトラブルになったり，地域のなかで孤立している場合がある．介護負担も高まりやすく，認認介護，介護離職，ヤングケアラー，虐待などの社会課題とも関連しており，介護者への支援も重要である．

2 地域における理学療法評価

- 生活障害を生じるため，国際生活機能分類（ICF）に基づき，生活機能を評価する．
- 病識低下により，客観的な障害と主観的な障害体験が異なる可能性がある（**図1**）．そのため双方を評価し，全人的に支援する（本人の視点で考えることが信頼関係の構築につながる）．
- 認知症は進行性の疾患であり，改善は難しいため，できないこと（生活障害）だけではなく，できること（残存機能；**表1**）[2]を評価し，維持していく視点も重要となる．
- 主な生活障害として認知症の**行動・心理症状**（behavioral and psychological symptoms of dementia；**BPSD**），**ADL・IADL障害**，**社会参加（周囲の人との関係性）障害**がある．
- 認知症の原因疾患（→**つながる知識**）により，出現しやすい症状（**表2**）[3]や予後

>
> **つながる知識**
> **認知症の原因疾患**：認知症はなんらかの病気で認知機能が低下した状態を示す症候群名であり，疾患名ではない．認知症を引き起こす原因疾患は70種類以上あるとされる．アルツハイマー型認知症，脳血管性認知症，レビー小体型認知症，前頭側頭型認知症の4疾患で90％以上を占めるとされており，**4大認知症疾患**といわれる．

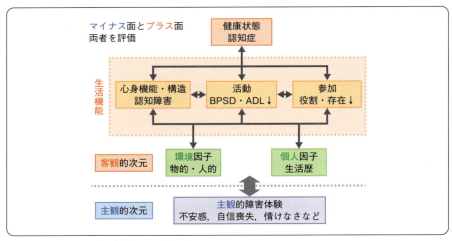

図1　ICFによる認知症者の全人的理解
認知症のない人では客観的障害と主観的障害が一致する．認知症者では客観的障害と主観的障害が異なる場合があるため，双方を評価することで全人的に支援できる．

8章 疾患別にみる地域理学療法　認知症

表1　認知症者の残存機能

①遠隔記憶（海馬が障害を受ける前の記憶は思い出せることが多い）
②手続き記憶（動作の記憶は小脳が担っており，小脳は認知症で障害されにくい）
③感情（認知症が進行しても，怒ったり，微笑むことは可能）
④身体機能（認知症の原因疾患によって差はあるが中等度以降に障害される）
⑤社会性（他者からのどのようにみられているか，相手が自分の味方か敵かは敏感に感じている）

(山上，2018)[2]

表2　4大認知症疾患の特徴

	認知障害	精神症状	身体的症状	経過
アルツハイマー型認知症	全般・特に記憶障害	被害妄想，取り繕い反応	初期段階では特異的な症状は伴わない	進行性に悪化
脳血管性認知症	まだら・特に遂行機能障害	夜間せん妄，感情失禁，意欲低下	構音・嚥下障害（仮性球麻痺），パーキンソン症候群，歩行障害	症状の消長あり
レビー小体型認知症	全般・特に視覚認知障害	生々しい幻視	パーキンソン症候群，バランス障害・転倒，自律神経障害	日内・日差変動大
前頭側頭型認知症*	人格変化や特異な行動変化（社会的認知障害），注意の転導性の亢進	反社会的行動，常同行動，脱抑制，感情・情動の変化	初期段階では特異的な症状は伴わない	進行性に悪化

*行動障害型前頭側頭型認知症の特徴

(山上，2013)[3]

が異なる（治療可能な認知症もある）ため，事前に原因疾患を把握して評価することが重要である（**➡つながる知識**）.

1. 認知機能

- 認知症のスクリーニングテストとして，Mini-Mental State Examination（MMSE）や改訂長谷川式簡易知能評価スケールが用いられる．ただし，これらの結果のみで認知症と判断してはならない（偏見や差別につながる）.
- これらのテストの点数により大まかな病期（**表3**）[4]を判断したり，期間を空けて実施することで，経過を追うことができる.
- 認知機能テストは，本人にとって精神的な負担になるため，必要最低限の実施とする．ただしMCIでは，積極的に各種認知機能テストや知能検査を実施し（**➡臨床では**），本人の困りごとの原因を明らかにし，代償手段を検討する（記憶力低下に対してメモの活用など）.
- 認知機能テストの結果は実施方法（教示），環境（騒音など），対象者の体調や

表3　認知症の病期別の目標

軽度認知障害（MMSE 24点〜ほぼ満点）軽度認知症（MMSE21〜26点程度）	・新しいことを学習可能であり，やり方を変えたり，代償手段を用いて，生活で困っていることの解決を目指す． ・有酸素運動や生活習慣の見直し，社会参加などを通じて，認知機能の維持・改善を目指す.
中等度認知症（MMSE11〜20点程度）	・新しいことを覚えることが困難なため，残存機能を活用して，廃用を防ぎ，ADL維持や認知症の進行予防を目指す． ・楽しく行える全身運動などで，心理面や生活リズムの安定をはかり，BPSDを予防し，今を安心して楽しく過ごせることを目指す.
重度認知症（MMSE採点不能〜10点以下）	・意志疎通が困難になり，随意運動が乏しくなるため，全身状態の維持や身体的に快適に過ごせることを目指す.

(山口，2023)[4]より引用，一部改変

つながる知識
治療可能な認知症：正常圧水頭症や慢性硬膜下血腫，甲状腺機能低下症などは，脳の機能が一時的に低下している状態であり，早期に発見し，治療すれば，認知機能が改善する．そのため治療可能な認知症と呼ばれる．しかし，対応が遅れると器質的な障害となり，回復が難しいため，早期診断が重要である.

❓臨床では
MCIのスクリーニングテストとして確立されたものはないが，MoCA-Jがよく用いられる．30点満点で25点以下の場合はMCIが疑われる.

緊張などによって容易に変動する．また，机上の検査結果と実際の生活が解離する場合（慣れた環境であれば，認知障害があっても生活に支障をきたしていない）もあるため，解釈は慎重に行う．

- 生活の観察や理学療法場面から，生活上発揮される認知機能を質的に評価する（→ ココが重要）．コミュニケーション（言語・非言語），注意・集中力，見当識（時間や季節の認識，部屋やトイレの場所の認識），危険認知，自発性，学習などを評価し，指示の仕方を工夫したり，予後やリスク管理を検討する．

- 病識低下（メタ認知・内省能力の障害）の程度が，治療やケアへの協力の程度，リスク管理に関連する．

2. 認知症の行動・心理症状（BPSD）

- 知覚認知障害（幻覚），思考内容障害（妄想），気分障害（うつ），行動障害（徘徊など）があり，行動障害と心理症状に分けられる（表4）[5]．

表4 認知症の行動・心理症状

	評価方法	具体例
行動障害	観察	攻撃的行動，叫声，不穏，焦燥，徘徊，文化的に不釣り合いな行動，性的脱抑制，収集癖，ののしり，つきまといなど
心理症状	面談	不安，抑うつ，幻覚，妄想など

（日本老年精神医学会，2013）[6]を参考に著者作成

- BPSDは介護負担を高め，施設入所の原因となる．一方，周囲の環境やケアを調整することで改善できる（→ ココが重要）．

- 幻覚・妄想，不穏・興奮，攻撃的行動，徘徊などの陽性症状が介護負担を高める．特に夜間の陽性症状は介護者の睡眠不足を招く．一方，うつ・アパシーなどの陰性症状も廃用症候群や認知症の進行につながるため見逃してはならない．

- MCIでは病識が保持されているため，将来への不安など，うつを呈することが多い．

- 代表的な評価尺度として Neuropsychiatric Inventory（NPI）[6]や Dementia Behavior Disturbance Scale（DBD）[7]がある．いずれも対象者の生活をよく知る介護者から聴取する．NPIは負担度も評価できる．

- BPSDの原因をさぐる視点で評価する．5W1H（いつ，どこで，誰が，何を，なぜ，どんなふうに）でBPSDが出現した状況を把握する．

- 対象者の性格，心理状態（失敗・喪失体験に伴う不安や苛立ち），身体状況（痛み，発熱，便秘など），物的・人的環境（周囲の人の接し方），薬の副作用などが関連するとされているため，情報収集する．

- 症状出現の前にきっかけとなる出来事があったかもしれない（ケアスタッフがしつこく入浴を勧めた後，理学療法を行うため声をかけたら，大声で拒否されたなど）．

- イライラや不安な表情など予兆をみつけ，重度なBPSDが出現する前に予防的に対応することが望ましい．

ココが重要

認知症の評価尺度は認知機能テストのように本人に回答してもらう自記式検査と，対象者の生活をよく知る介護者から聞き取る観察式評価がある．観察式評価は介護者の主観に影響を受けるが，本人の協力がなくても実施できるため，目的に応じて使い分ける．代表的な観察式評価尺度として地域包括ケアシステムにおける認知症アセスメントシートがあり，認知障害と生活障害を総合的に評価できる．

ココが重要

本人の視点で理解することの重要性が指摘されている．BPSDは，認知障害による困難やつらい状況を本人なりに変えよう，解決しよう，周囲に伝えようとした結果であり，海外ではチャレンジング行動と呼ぶ動きもある（例：今いる場所の居心地が悪いので，別の場所に行きたいという思いが帰宅欲求という行動として表出された）

3. ADL・IADL障害

- MCIでは服薬・金銭管理，買い物などの手段的日常生活活動（IADL）が障害されやすい．自立している場合でも時間がかかる，ミスが増える，疲れるなど質的な変化がないかを評価する．

- 軽度認知症では料理，掃除，洗濯などのIADLも障害されるが，基本的日常生活活動（BADL）は保持される．認知症が中等度以降に進行すると，更衣や入浴などからBADLの障害も始まり，排泄の失敗が増えると施設入所となる可能性が高まる．食事は重度まで保持されやすい．

- FIM（Functional Independence Measure）やBarthel Indexなどの全般的なIADL・ADL尺度が使用されることが多い．

- 声かけがあればできる（行動開始の障害），道具を用意すればできる（計画・段どりの障害），動作自体がうまくできない（有効な遂行の障害）など，どこまでできて，どこから・どんな介助が必要なのかを質的に評価し（工程分析），どうやったらできるのかを検討する．工程分析が含まれる評価としてDisability Assessment for Dementia（DAD）[8]やProcess Analysis of Daily Activity for Dementia（PADA-D）（**表5**）[9]などがある．

- 声のかけ方，道具の位置など，ちょっとした環境の違いで自立度が変動するため，生活場面で「しているADL」を評価する．対象者の体調・気分などにより日内・日差変動が生じやすいため，対象者の生活をよく知る人から，普段の様子も聴取する．

- 見当識障害やアパシーで活動の必要性を感じていない場合，声かけでできることもある．しかし，毎回の声かけは介護者にとって精神的な負担となる．また，時間をかければできる，動作はできるが修正が必要な場合（更衣はできるが，前後ろ逆など），最初から介助してしまったほうが早いと感じる介護者も

表5　生活行為工程分析表の一例（調理）

献立	評価	調理の工程	下位項目	チェック		備考
献立に応じた手順で料理を作る		1. 献立を立てる	①献立の料理手順を想起する・調べる	はい	いいえ	
			②必要な材料や調理道具を探す	はい	いいえ	
			③必要な材料や調理道具をそろえる	はい	いいえ	
		2. 食材の加工	①食材を洗う	はい	いいえ	
			②食材を剥く，切る，つぶす	はい	いいえ	
			③食材に火を通す，温める	はい	いいえ	
		3. 食材の調味	①料理に見合った調味料を選ぶ	はい	いいえ	
			②適量を入れる	はい	いいえ	
			③味見をする	はい	いいえ	
		4. 盛り付け	①料理に見合った器を選ぶ	はい	いいえ	
			②人数分の器をそろえる	はい	いいえ	
			③器に見合った量をよそう	はい	いいえ	
		5. 配膳	①食卓に料理を運ぶ	はい	いいえ	
			②料理を並べる	はい	いいえ	
			③箸・スプーンをそろえる	はい	いいえ	

（田平・他，2019）[9]

多い．そのため，実用性や負担感をふまえて評価する．

4．社会参加（周囲の人との関係性）障害

- MCIや軽度認知症の段階から，ミスが増え，仕事を辞めたり，「火事になると困るから料理はしないように」など，役割・日課を失うことが多い（➡**考えてみよう**）．また，うつ・意欲低下や失敗を恐れ，まだできる趣味活動なども辞めてしまう場合が多い．

- 本人や家族から生活歴を聞き取ることは支援の一つにつながる．認知症になる前に好きだったこと，得意なこと，日課や役割で続けていることと辞めてしまったことを聴取する．本人は意思表示が難しい場合もあるため選択肢を示すなど意思表示をしやすいように工夫する（➡**つながる知識**）．興味・関心チェックシート[10]なども有用である．

- 訪問リハビリテーションなどでは自宅に飾ってある賞状や写真，趣味の作品などから，対象者の生活歴を把握したり，活動・参加につなげるヒントが得られる．

- 高齢者はもともと一家の大黒柱であり，家族の面倒をみたり，若い人を指導する立場であったのが，認知症になると介護される側になるという関係性の変化が生じる．

- 家族は「しっかりしてほしい」と，よかれと思って認知症によるミスを指摘する．しかし，本人はそのことを「叱られている」と感じる．何気ない会話が減り，孤独感を感じている．

- 身体障害と比較して認知障害は目に見えにくいため，介護者が理解することが難しい．特に病識が低下すると，自分のミスを認めず，介護者に感謝を示すこともない．そのため介護者の負担感が高まりやすく，関係性が壊れやすい（➡**次頁の考えてみよう**）．

- 家族（介護者）や友人など周囲の人の病気の理解，接し方，関係性，介護力，介護負担などを評価する．介護者の評価も本人の評価と同等に重要である．

- 介護負担感の評価尺度として，Zarit介護負担尺度[11]がある．介護者が本音で答えられるように，本人がいないところで評価する．

5．身体機能

- アルツアハイマー型認知症，前頭側頭型認知症では，中等度までは明らかな神

? 考えてみよう

65歳未満で発症した認知症を若年性認知症と呼ぶが，高齢発症の認知症と比較してどのような問題を生じるだろうか？若年性認知症では，働き盛りで，就学期の子どもがいる場合も多い．仕事を辞めなくてはならなくなると経済的困難を生じる．また，育児・家事も困難になる（ヤングケアラー）．そのため都道府県や政令指定都市には若年性認知症支援コーディネーターが配置されている．

つながる知識

認知症者の支援において，本人の思いにそった支援の必要性がいわれている．しかし，単に希望を聞いただけでは認知障害のため確認できない場合も少なくない．そのため，認知症の人の日常生活・社会生活における意思決定支援ガイドライン[12]が公表されており，意志形成，意志表明，意志実現の各フェイズ別の注意点や工夫が紹介されている．

⤵ アクティブラーニングのヒント

①認知症者は孤独感や不安を感じているため，周囲の人との関係性を再構築し，BPSDを予防し，認知症があっても豊かな暮らしができるような支援を考えましょう（QOL向上）．

②残存機能をいかし，役割や日課につなげ，日々の活動性を高めることを考えましょう．また，介護負担を軽減し，家族等の介護者も安心して生活できるよう支援しましょう．

③病期に即した目標を設定し（97頁，表3），先を見越した準備・対応を行いましょう．

経症状や身体機能障害を認めない.

- 機器などを用いて詳細に評価すると，MCIの段階から歩行速度の低下，歩幅の変動増加，バランス低下などをきたすことがわかっており，認知面に負荷がかかった際，顕著になる．MCI〜軽度認知症では二重課題時や咀嚼のバランスや動揺を評価する.
- 認知機能低下と身体機能低下は関連しており，フレイルやサルコペニアを合併しやすい（→つながる知識）．それにより認知症が軽度な時期からADLが低下する可能性が示されている.
- 健常者と比較して認知症者は転倒リスクが2倍以上高いとされている（特に脳血管性認知症やレビー小体型認知症では，初期からパーキンソニズムを認め，姿勢反射障害により転倒リスクが高い）．握力や立ち上がり動作から全身筋力の程度を，歩行速度やTimed Up and Go（TUG）Testなどでバランス能力や転倒リスクを評価する（→臨床では）.
- 中等度以降になると，筋緊張の亢進や体幹の側方傾斜が出現し，歩行障害，立位・座位保持困難となる．全身筋力・持久力，関節可動域，疼痛の有無，姿勢保持能力，基本動作の介助量を評価する.
- 認知症が進行すると，機器を用いた評価や詳細な機能検査は理解できず，実施困難となる．そのため動作のなかで評価する（たとえば疼痛を訴えられない場合もあるので，表情や仕草から評価する）.

③ 目標設定の考え方

- 器質的な疾患であるため，認知症自体の改善は期待できない．そのため残存機能をいかし，役割や日課につなげ，日々の活動性を高めるとともに，周囲の人との関係性を再構築し，BPSDを予防し，認知症があっても豊かな暮らしができるように支援する（QOL向上）.
- 発症から15年くらいかけて緩徐に進行し，死に至る病気でもある．そのため病期に即した目標を設定し（表3），先を見越した準備・対応を行う.

④ 地域理学療法の実際

1. 認知症者への支援

(1) 主疾患に認知症を合併している場合

- 脳血管障害や整形外科疾患で認知症を合併している症例では，認知症に配慮して疾患別の理学療法を提供する.

①導入時

- 病識が低下している場合は，理学療法の必要性を認識していないことがある．また，度重なる失敗体験などにより難しいことはできない，やりたくないと考

❓ 考えてみよう

アルツハイマー型認知症で出現頻度の高い妄想に，物盗られ妄想がある．皆さんは財布がなくなったら，誰が盗ったと考えるだろうか？（通常，泥棒など知らない人が盗ったと考える）．物盗られ妄想の対象となるのは，嫁やヘルパーなど主介護者が多い．その背景には自身の衰えを知られたくない（財布の置き場所を忘れてしまうことを知られたくない），頼りたいが頼りたくないという気持ちの葛藤が，主介護者を責めるような反応をうむのではないかと考察されている．物盗られ妄想の対象になるのはつらいことであるが，それだけ，認知症者とかかわりが深い証拠でもある.

つながる知識

MCIにフレイルを合併した状態を認知的フレイルと呼ぶ．また，主観的認知機能低下を認め，歩行速度が年齢平均より1標準偏差以上低下した状態をMotoric cognitive risk syndromeと呼ぶ．いずれも，認知機能低下と身体機能低下を合併した状態像を示し，認知機能低下のみよりも認知症発症リスクが高いことが示されている.

❓ 臨床では

Stops Walking When Talking（SWWT）test：歩行中に声をかけられた際，足が止まる場合は二重課題への対応力が低下し，転倒リスクが高いことを示す検査．歩行練習中に話しかけて足が止まる場合は，転倒リスクが高いかもしれない.

臨床では

認知症者は理学療法を行っていることを忘れていることがある. そのため普段通り「リハビリを行いましょう」と声をかけても拒否されることがある. 認知症者は人生の先輩であるので,「手伝ってほしい・教えてほしい」などと声をかけ, 少し会話をしてから理学療法を勧めると協力が得られることもある.

臨床では

回想法は共感的受容的姿勢で働きかけ, 高齢者の人生の再評価やアイデンティティの強化を促し, 心理的な安定やQOLの向上を図る非薬物療法の一つである. 認知症になっても遠隔記憶は保たれやすいため, 昔の思い出や慣れ親しんだ動作は思い出しやすく, コミュニケーションがとりやすい. その他, 認知リハ, 現実見当識訓練, 芸術療法など様々な非薬物療法がある. これらのエッセンスを理学療法に取り入れることで, 楽しく頭と体を使った活動を提供できる.

つながる知識

新薬：新しい治療薬であるレカネマブ（販売名：レケンビ®）が, 2023年12月に発売された. 従来の対症療法ではなく, 病態に働きかけ進行を遅らせる効果が示されている（疾患修飾薬）. MCIか軽度認知症者が対象となる. 本剤だけで進行を止めることはできないため, 運動療法などの非薬物療法を組み合わせた発症・進行予防がスタンダードになるかもしれない.

えている. そのため, 理学療法を拒否されることがある（➡臨床では）.

● 認知症者の生活歴や困っていることを親身に聞き（人として理解する）, まずは信頼関係を構築する. 病識が保持されている場合は, 理解力に合わせて理学療法の必要性を説明する. 病識が低下している場合,「疾患の治療」という本来の目的以外に, 認知症者が協力してくれるような工夫が必要である.

②治療プログラムや治療中

● 認知症者が安心して取り組みたいと思う内容にする必要がある. 認知症者の残存機能（表1）をいかし, できること・わかることをプログラムとする. 個別の機能訓練は理解しにくいため, 慣れ親しんだ家事・仕事・作業やADLといった目的動作を行う（例：ノコギリで木を切る動作のなかで下肢筋力・バランス向上を目指す）（➡臨床では）.

● 筆者らは, ①快刺激, ②褒め合い, ③コミュニケーション, ④役割・日課, ⑤失敗を防ぐ支援の脳活性化リハビリテーションを5原則として提唱している（表6）. この原則に基づくことで, スムーズに理学療法が提供できる.

● 認知障害に配慮した環境で行う. 騒音や人がたくさんいるような環境では注意がそれやすい. また, 検査室のような環境では緊張して, 本来の能力が発揮できないかもしれない.

● 認知症者は記憶障害を併うため, 治療内容を学習することができない. しかし, 実際の生活環境で動作を繰り返し, 手続き記憶に働きかけることで, 新しいことも学習可能である. ただし, 環境が変わるとできなくなるため, 動作の汎化は期待できない.

(2) 認知症予防や認知症自体の改善を目指す場合

①MCI～軽度認知症

● 中強度の有酸素運動に認知課題を組み合わせた二重課題トレーニングや有酸素運動と筋力トレーニングなどを組み合わせた複合的な運動で, 認知機能の維持・改善を図る.

● このような運動は仲間と集団で行うことで, 継続につながったり, コミュニケーションをとることが認知面への刺激となる（➡つながる知識）.

● 本人の興味・関心にあわせて就労（ボランティアを含む）・趣味活動・役割な

表6　脳活性化リハビリテーションの5原則

原則1：快刺激	好きなこと, 得意なこと, 楽しめることであれば, 病識が低下した認知症者でも主体的に取り組める. 快刺激で笑顔がうまれると脳内にドパミンが放出され, 意欲が向上し学習能力が高まる
原則2：褒め合い	褒め合ったり, 感謝し合うことは, 互いの承認欲求を満たし, 社会的報酬と感じられ, ドパミン神経系を賦活し, 自尊心や意欲が高まる
原則3：コミュニケーション	相手の理解のペースに合わせて声をかけ, 相手のペースで発言を待つ双方向のコミュニケーションが, 共感と安心感を生み, 信頼関係の構築に役立つ（馴染みの関係）
原則4：役割・日課	役割や日課が生き甲斐を生み, 自分が周囲の役に立っていると感じることで自尊心が高まる
原則5：失敗を防ぐ支援（誤りなし学習）	できる課題を実施する, 工程を分けて実施する, 失敗しそうな場合はさりげなく手伝うなどして, 成功体験の積み重ねが混乱を減らし, 自信や意欲の回復につながる

(山口, 2023)[4]を参考に著者作成

8章　疾患別にみる地域理学療法　認知症

どの社会参加を支援する（➡**臨床では**）．認知障害があっても安心して参加できる場所として，認知症カフェや通いの場が設けられている．

● 運動・栄養・社会参加など生活習慣を整え，認知症の発症・進行予防を目指す（➡**ココが重要**）．

● 認知症の要因には，加齢や遺伝子など修正不可能な要因と生活習慣などの修正可能な要因がある．修正可能な要因は，若年期の低学歴，中年期の難聴，抑うつ，運動不足，肥満，高血圧，高LDLコレステロール，糖尿病，頭部外傷，喫煙，過度な飲酒，高齢期の社会的孤立，視力低下，大気汚染などがあり，すべて気をつけることで約45％リスクを軽減できるとされている．

● 認知障害を補う環境調整（**表7**）[13]により生活障害を軽減する．残存機能に合わせて，見守ったり，難しいことだけを補う（介護者ではなく，伴走者となる）．

● 家族や周囲の人にMCIや認知症であることを公表し，理解・協力を得て，認知症があっても前向きに生きている当事者がいる（➡**次頁の臨床では**）．

②中等度

● 歩行や階段昇降などの全身運動や集団体操などで心身機能の維持，ストレスの軽減を図る．個別よりも後述する集団での活動が有効な場合もあるため，双方の利点をいかすとよい．

● 歩行も屋外歩行で季節を感じたり，目的地を決めて道順を考えるなど，認知面にも適切な刺激が入るように工夫する．

● 脳血管性認知症やレビー小体型認知症では，パーキンソン症候群により，立位姿勢が円背・骨盤後傾位で後方重心となりやすい．そのため，前方の壁や台に手をつき，つま先立ちとなり，全身を伸展し，重心の前方移動を促したり，支持基底面内の重心の移動範囲の拡大を図る（**図2**）[14]．また，ステップを踏んで方向転換などの練習を行い，左右への重心移動を促し，バランス能力の向上を目指す．

臨床では

高齢ドライバーによる事故がニュースなどで取り上げられている．一方，地方では免許がないと通院や買い物に支障をきたす地域もある．そのため昨今では運転リハが取り組まれている．運転リハでは①運転状況評価（事故の危険性など），②安全運転のための機能訓練（反応速度を高める）や環境整備（夜間は運転しない，安全装置を備えた車に変更），③免許返納後の生活の再構築（公共交通機関の利用，行政が提供する免許返納者への支援の紹介など，希望する生活が送れることがわかれば，納得して免許を返納できる）を行う．ちなみに認知症と診断されると免許は取り消しとなる．

ココが重要

認知症予防という言葉を正しく理解する必要がある．生活習慣などを見直すことで，認知症の発症を数年遅らせられる可能性はある．しかし，現状で確実な予防法はない．つまり認知症予防とは認知症の発症を先送りすることである．完全な予防法がない状態で認知症予防を強調すると，認知症になったのは本人の努力が足りなかったせいだという偏見につながる可能性がある．予防と同時に，認知症になっても安心して暮らし続けられる街づくりも考える必要がある．

表7　認知機能を補う環境調整

記憶	メモの使用（メモ帳，スマートフォン，ICレコーダー，タイマー） 物の置き場所を決める 服薬カレンダー ICタグ（発見器）
見当識	大きな時計やカレンダーの設置（服薬カレンダー） 部屋やトイレ，タンスや棚の表示 適切な照明
注意	静かな環境 適切な照明，マーク・目印をつける
理解・判断	操作がシンプルな機器を選ぶ（全自動など） 手順を表示する マーク・目印をつける
安心	慣れ親しんだ家具や物・写真，適切な刺激があり，快適な部屋（温度，湿度，照度）
安全	電磁調理器，自動ウォシュレット，センサー，GPS，自動ブレーキ車椅子，低床ベッド 生活範囲・自宅内の動線の整理，段差解消，手すり設置，足元灯，動きやすい履き物，クッション性のある床材の使用（転倒・骨折予防） 薬・タバコなどの危険物を片付ける（異食，誤飲）

ICレコーダー，電磁調理器など新しい機器はMCI～軽度認知症者であれば，使用方法を学習可能．
（山上，2020）[13]より引用改変

> **? 臨床では**
>
> 認知症の当事者である丹野智文氏は，認知症の診断を受け，インターネットで認知症について調べたところ「10年くらいで寝たきりになる」などネガティブな情報しかなく，ショックを受けた（早期発見・早期絶望）．しかし，ある時，認知症をもちながら前向きに生きる当事者と出会い，希望をもてるようになった．この経験から，認知症の診断後に，認知症があっても希望をもって生活が可能と知ることが重要であると考え，ピアサポートである「おれんじドア」を実施している[15]．また，当事者の活動として一般社団法人日本認知症本人ワーキンググループ[16]などがある．

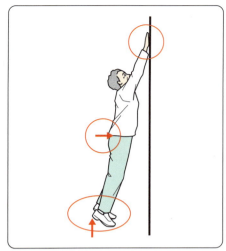

図2　体幹伸展運動
（山上，2022）[14]

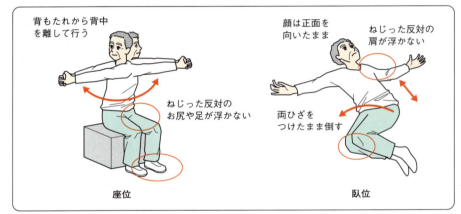

図3　体幹回旋運動

（山上，2022）[14]

- 筋緊張の亢進による，体幹回旋運動の低下は寝返り・起き上がり・移乗などの妨げとなるため，ストレッチ（**図3**）や寝返り・起き上がりなどの基本動作練習を行う（→）．
- 失行などがみられるようになると，無意識ならできることが，介助者の口頭指示のもとなど意識下ではできない場合がある．そのため手すりの位置を工夫したり，目印をつける（動作のきっかけや動きのヒントとなる）などして，自発的に動ける環境設定を行う（**図4**）．
- 対象者の好きなこと・得意なこと・できることを役割・日課につなげ，生活中の活動性を高め，ADLを維持し，BPSDを予防し，認知症の進行を遅らせる．

③重度～終末期

- 起立する機会を設けたり，離床時間を確保し，日中は交流スペースで過ごすなど，心身に適切な刺激が入るように配慮する．
- 基本動作やADLの介助量が軽減できるよう，筋緊張を整え，良肢位を保持（ポジショニング）し，関節拘縮（**表8**），誤嚥，褥瘡などを予防する．

> **? 臨床では**
>
> 介護老人保健施設や通所リハで，リハ専門職が認知症者に生活機能の改善を目的に個別リハを提供した際に，認知症短期集中リハ実施加算として算定できる．プログラムは作業療法，学習訓練療法，運動療法，回想法，音楽療法などが推奨されており，非薬物療法を組み合わせて実施する．

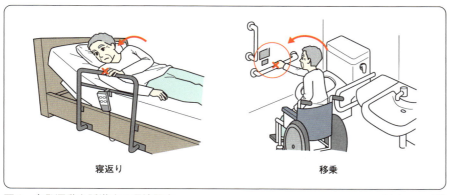

図4 自発運動を誘導する環境設定　　　　　　　　　　　　　　(山上, 2022)[14]

表8　重度認知症者のADL・基本動作の介助量軽減につながる関節可動域

移乗（起居動作）	股関節屈曲・体幹前傾，体幹回旋
立ち上がり	足関節背屈（尖足予防）
オムツ交換，清拭	股関節外転・外旋
上着の更衣	肩関節外転・外旋，肘伸展

2. 家族等の介護者への支援

- 適切な医療・介護サービスが利用できるように，多職種と連携する（特にケアマネジャー）．在宅介護の継続には介護者が精神的なゆとりをもつことが重要であり，通所サービスやショートステイなどを活用して，介護から離れる時間を設ける（→臨床では）．
- 軽度から中等度の時期は，本人への支援より，認知症の正しい理解や適切な接し方などの家族指導がBPSDの予防に有効である場合もある．また，予後を予測し，「こんな症状がでるかもしれません」と事前に伝えておくと，心の準備ができる．
- 家族にはこれまでの関係性があり，（元気だった頃の対象者を知っている）家族だからこそ認知症による変化を認められず，適切に接することができない場合もある．そのような場合は，家族会などのピアサポートが有効な場合もある．
- 重度になると身体介護の負担が重くなる．脳の広範な障害により，把握反射で手すりを離さない，介助に対して抵抗するような異常筋緊張を示す（抵抗症）などがあると，介護者を困らせようとしていると誤解されることもある．症状が出現する理由を説明し，把握反射については介護者の手や服を握らせる，抵抗症に対しては自発運動を待つ，ゆっくり介助するなど，適切な介助方法を指導する．

3. 地域社会における取り組み

- 認知症に関する正しい理解を普及するため，警察・金融機関・スーパー・交通機関，児童・生徒等を対象に認知症サポーター（チームオレンジ）（→考えてみ

？ 臨床では

認知症者の支援の相談窓口として，地域包括支援センターがある．また，認知症者の支援体制の構築や社会参加活動の体制整備を担う専門職として，認知症地域支援推進員が各市町村に配置されている．社会資源を把握しており，適切な支援がない場合は，チームオレンジなどと連携して社会資源の開発も行う．

？ 考えてみよう

85歳以上まで長生きすると2人に1人が認知症を発症するとされている．将来，親や自分自身が認知症になる可能性もある．学生であっても認知症サポーターになることはできる．ぜひ今の自分にできることや認知症になっても安心して暮らせるためにはどんな社会であるべきか，自分ごととして考えてほしい．

つながる知識

地域の認知症サポーターがチームを組んで（チームオレンジ），認知症者の生活を支援する取り組みが始まっている．たとえば場所の見当識障害で，散歩や買い物に出ても自宅に帰れるか不安に感じた場合，チームオレンジのメンバーと一緒に出かけたり，一人で歩いていたら声をかけてもらうようにお願いしておくことで，安心して外出することができる．

❓ 臨床では

認知症の行方不明者：
2022年に認知症で行方不明になった人数は，1万8,709人で年々増加している．行方不明になってから3日目以降では，生存する可能性が急激に低くなるため早期発見が重要となる．対策としてGPS端末を装着した靴の貸し出しや見守りセーフティネットワークへの登録などが実施されている．もし街で様子がおかしい高齢者をみつけたら，勇気を出して声をかけてほしい．

❓ 臨床では

スローショッピング：
認知症バリアフリーの取り組みの一つとして，スーパーでの買い物の際，買いたい物がみつけられるようにボランティアが付き添ったり，支払いをゆっくりできるように専用レジを設ける，スローショッピングの取り組みが始まっている．

よう）というボランティアの養成講座が実施されている（➡**つながる知識**）．理学療法士は専門職として認知症を正しく理解し，それを周囲に広める必要がある．

- 認知症者の生活におけるバリアフリー化（認知症バリアフリー）の推進のため，交通の安全の確保，地域において認知症者を見守るための体制の整備などが実施されている．理学療法士は，単に歩行能力を高めるだけでなく，公共交通機関の使用，疲れた際の休憩場所の活用，道に迷った際の対応（➡**臨床では**）など，安全に移動・社会参加できるよう，社会環境にも働きかける必要がある（➡**臨床では**）．

❺ 地域理学療法のエビデンス

- 「認知機能低下および認知症のリスク低減ガイドライン」[17]において，健常高齢者に対して身体活動（有酸素運動，筋力トレーニングあるいは複合的な身体活動）は中等度の根拠があり，実施を強く推奨している．一方，MCIに対しては，質の低い根拠しかないとして，条件付きで推奨している．

- 「認知症と軽度認知障害の人および家族介護者への支援・非薬物的介入ガイドライン2022」[18]において，認知症者やMCIに対して，筋力トレーニングや有酸素運動などを含む複合的な運動プログラムを実施することは，筋力やバランス，心肺機能，移動能力，歩行などの身体的な能力を高め，転倒リスクを軽減させるのに有効との根拠があるため，実施を推奨している．一方，認知機能やBPSDの改善，認知症の進行予防に関しては一部有効とする根拠があるため，実施を提案している．また，認知訓練と運動を含む多因子介入は，認知機能，運動機能，ADLの維持・改善に有効との根拠があるため実施を推奨している．

（山上徹也）

文献

1) 山口晴保・他：回復期リハビリテーション病棟における認知症の実態と対応 日本リハビリテーション病院・施設協会認知症対策検討委員会の調査．地域リハ，9（8）：662-668，2014.

2) 山上徹也：BPSDを予防し，認知症の重度化防止につながる作業回想法．臨床老年看護，25（6）：31-40，2018.

3) 山上徹也：認知症のリハビリテーションのアウトカムとその評価尺度．MB Med Reha，164：9-15，2013.

4) 山口晴保：脳活性化リハビリテーションの実際—作業回想法を中心に—．認知症の正しい理解と包括的医療・ケアのポイント 快一徹！脳活性化リハビリテーションで進行を防ごう（山口晴保編），第4版，協同医書出版，2023，pp200-203，p254.

5) 日本老年精神医学会監訳：認知症の行動・心理症状BPSD．第2版，アルタ出版，2013，p16.

6) Cummings JL：Neuropsychiatric Inventory：日本語版NPI実施マニュアル（手引き）．マイクロン，2013.

7) 溝口 環・他：DBDスケール（Dementia Behavior Disturbance Scale）による老年期痴呆患者の行動異常評価に関する研究．日老医誌，30（10）：835-840，1993.

8) 本間 昭：老年精神医学関連領域で用いられる測度 日常生活動作能力（ADL）を評価するための測度（2）．老年精神医学，7（2）：201-209，1996.

9) 田平隆行・他：地域在住認知症患者に対する生活行為工程分析表（PADA-D）の開発．老年精神医学，

> 8章 — 疾患別にみる地域理学療法　認知症

>>>> 演習課題

症例

症例：74歳，男性

診断名：多発性脳梗塞，高血圧，認知症（軽度）

現状歴：元会社員で，退職後は職場のOB会に参加したり，趣味の将棋クラブに通っていた．一過性の脳梗塞で短期間入院することがあったが，ほとんど麻痺は残らなかった．3年前に外出した際，財布の入った鞄をなくすことがあり，その頃より物忘れが増えてきた．将棋クラブにも行かなくなり，妻が心配して近医を受診したところ，多発性脳梗塞，軽度認知症と診断された．その後自宅で過ごしていたが，徐々に歩行が不安定になり，何度か転ぶことがあった．日中は，居間でテレビをみていることが多く，トイレ以外はほとんど動かない．最近では身だしなみにも無頓着になり，更衣や入浴を面倒くさがり，妻が勧めると大声で怒ることもある．介護が大変とのことで，通所リハビリ利用となった．

家族構成：妻（主介護者）と2人暮らし

演習課題1：評価

本症例の情報収集や評価項目を考えてみましょう．

演習課題2：認知症者への支援

どのような理学療法プログラムを実施するか考えてみましょう．

自宅での生活を少しでも活動的なものにするにはどうしたらよいか考えてみましょう．

演習課題3：家族への支援

在宅生活継続へ向け，妻に対してどのような支援を行うか考えてみましょう．

他職種とどのような連携をとるか考えてみましょう．

---

30 (8)：923-931，2019.

10) 一般社団法人日本作業療法士協会：興味・関心チェックシート．https://www.jaot.or.jp/files/news/wp-content/uploads/2014/05/seikatsukoui-2kyoumikanshin-checksheet.pdf

11) 荒井由美子：Zarit介護負担尺度日本語版/短縮版 使用手引き．三京房，2018.

12) 厚生労働省：認知症の人の日常生活・社会生活における意思決定支援ガイドライン．https://www.mhlw.go.jp/file/06-Seisakujouhou-12300000-Roukenkyoku/0000212396.pdf

13) 山上徹也：リハビリ職員に必要な認知症アセスメントとケア，連携．在宅と病院をつなぐ認知症対応力アップマニュアル（内田陽子編），昭林社，2020，p105.

14) 山上徹也：認知症の理学療法．認知症ケア標準テキスト（日本認知症ケア学会編）第6版，ワールドプランニング，2022，pp231-232.

15) 丹野智文，奥野修司：丹野智文 笑顔で生きる—認知症とともに．文藝春秋，2017.

16) 一般社団法人 日本認知症本人ワーキンググループ：http://www.jdwg.org/

17) WHO guidelines：Risk reduction of cognitive decline and dementia. World Health Organization（認知機能低下および認知症のリスク低減ガイドライン），Geneva, 2019, pp13-15.

18) 認知症と軽度認知障害の人および家族介護者への支援・非薬物的介入ガイドライン2022 作成委員会：認知症と軽度認知障害の人および家族介護者への支援・非薬物的介入ガイドライン2022．新興医学出版，2022，pp21-24.

Column

代謝障害の理解

　代謝とは，摂り入れた栄養素を活動するためのエネルギーや生命の維持に必要な物質に変える営みの総称であり，3大栄養素の糖質，脂質，たんぱく質をエネルギー源としてアデノシン三リン酸（ATP）が再合成される．代謝障害は，これら糖代謝，脂質代謝，たんぱく質（アミノ酸）代謝が適切に行われず，代謝性疾患の発症や重症化，それに伴う身体機能の低下をきたした状態を指す．代謝障害の代表的な疾患として，糖尿病，肥満症，メタボリックシンドローム，慢性腎臓病があり，理学療法の対象患者にはこれらの疾患が多い．

　糖尿病は，血糖値を低下させるホルモンであるインスリンの作用不足による慢性の高血糖状態を主徴とする疾患であり，インスリン依存状態（インスリンの外補充がないと生命を維持することが困難な状態）を呈する1型糖尿病と，インスリン分泌低下，インスリン抵抗性を主体とする2型糖尿病に分類される．近年，75歳以上の後期高齢糖尿病患者が増加しており，今後も増加することが見込まれている．高齢の糖尿病患者は，サルコペニア・フレイルの問題を伴うだけでなく，神経障害，網膜症，腎症などの慢性合併症を併存し，そのなかでも末梢神経障害は筋力低下や感覚低下による運動器の障害を加速する．血糖管理の視点とともに，運動能力の改善に着目した理学療法を行うことが重要である．

　肥満症は，過栄養や運動不足などにより，脂肪が過剰に蓄積した状態である"肥満"に起因する健康障害を合併し，医学的に減量を必要とする病態である．この健康障害には前述した糖尿病に加え，高血圧，冠動脈疾患，脳梗塞，脂肪肝，睡眠時無呼吸症候群，変形性関節症などが含まれる．また，内臓脂肪蓄積型肥満をメタボリックシンドロームと呼び，診断においては内臓脂肪蓄積（ウエスト周囲径）を前提に，心血管疾患の危険因子である脂質異常，高血圧，高血糖の有無を確認する．メタボリックシンドロームは，末期腎不全（透析），下肢切断，失明，心不全などの不可逆的状態に至るメタボリックドミノの基盤となるため，その是正が生命予後だけでなく健康寿命に強く影響することを意識したい．

　慢性腎臓病は，糖尿病性腎症，高血圧性の腎硬化症，糸球体腎炎などによって，糸球体濾過量の低下や尿細管再吸収障害を認める慢性の腎機能障害である．腎障害の早期検出としてタンパク尿，微量アルブミン尿の確認とともに，血清クレアチニンから算出する推算糸球体濾過量（e-GFR）の推移を把握する．末期腎不全になると人工透析が必要となる．透析導入患者の平均年齢は年々上昇しており，高齢透析患者ほど合併症の併存や入院の頻度が高くなる．そのため，サルコペニアやフレイルだけでなくdisability状態に至ることも多い．透析治療は外来通院が基本となることから，透析通院の継続やQOL維持のための地域における透析患者に対する理学療法の必要度が高まっている．

　これら代謝障害に対しては，病態把握とリスク管理，身体機能評価，身体活動量評価，ADL評価を行ったうえで，適切な運動処方と効果的な疾患管理教育を行うとともに医師，看護師等との多職種連携も重要である．

（河野健一）

9章

疾患別にみる地域理学療法 中枢神経疾患

学習のねらい

● 地域の高齢者が有している中枢神経疾患をイメージできる.
● 中枢神経疾患を有する在宅高齢者の評価のポイントを理解できる.
● 中枢神経疾患を有する在宅高齢者の理学療法の方針を理解できる.

プロローグ

アクティブラーニングとして取り組んでみましょう！
①脳卒中で左片麻痺を呈した場合，在宅で最も課題となるADL動作をあげてみましょう.
②①であげたADL動作を行うために必要な構成要素を列挙してみましょう.
③②であげた構成要素が困難な場合のアプローチを考えてみましょう.

① 地域で対象となる中枢神経疾患の特徴

● 地域の在宅高齢者にみられる中枢神経疾患としては，脳卒中とパーキンソン病が多く，それぞれ介護が必要となった原因の19.0％と4.3％を占めている[1]. そのほかに，多発性硬化症，脊髄小脳変性症，多系統萎縮症などの神経難病がある.

● パーキンソン病は，無動や姿勢反射障害を背景にバランス能力が低下し，歩行ではすくみ足，小刻み歩行，突進現象（加速歩行）などの特徴的な歩行異常を呈する. 加えて，自律神経障害（起立性低血圧，排尿障害など），疲労，睡眠障害，疼痛などの非運動症状も呈する.

● 多発性硬化症は脱髄性神経変性を呈する疾患であり，再発と寛解を繰り返す（時間的・空間的多発性）. 大脳，小脳，視神経，脳幹，脊髄，頸髄の損傷が多く，症状は多岐にわたる. 再発と緩解を繰り返しながら徐々に進行する再発緩解型，初期から慢性的な進行を示す一次進行型，再発緩解型から一次進行型に移行する二次性進行型がある[2]. 易疲労性や熱非耐性（ウートフ現象）がみられるため，運動負荷や運動量，運動する際の環境（温度や湿度）に注意が必要である[2].

● 脊髄小脳変性症とは，小脳，脳幹，脊髄に進行性の変性をきたし，運動失調や構音障害，嚥下障害などを呈する症候群である[3].

● 多系統萎縮症は脊髄小脳変性症のなかの一つの病型で，小脳性運動失調が優位（MSA-C），パーキンソニズムが優位（MSA-P）の2つに大別される.

109

② 在宅における理学療法の考え方

- 対象者を患者ではなく，生活者として捉え，生活モデルで考える（➡ココが重要）．
- 身体機能に主眼をおくよりも，対象者の個別性やデマンドをもとに，生活習慣の確立，活動性の確保が重要である．活動性を高めることで，動作能力をできるだけ長期にわたり維持し，生活機能を保持することが目的である（58頁，5章の図2参照）．
- 対象者によっては，麻痺などの機能障害にとらわれることもあるが，できることに目を向けて活動と参加を拡大し，生活を構築していく視点が重要である．
- 介入の時期により，理学療法の方針は異なる．在宅生活を開始して間もない時期は，退院前に想定した在宅生活を実践し，整えることが目的となる．その後は，移行期で生じた不適合に対し，動作指導や介助指導，環境整備により在宅生活を安定させることが目的となる[4]（➡つながる知識）．
- 重度要介助や終末期の対象者においても，人としての尊厳を保障し生活の質を支援する．
- 在宅理学療法では家族に対して，対象者の現在の状態や治療，疾患の進行，再発予防を含めた知識，障害をもってからのライフスタイル，リハビリテーションの内容，介助方法やホームプログラムに関する情報提供や，教育を行うことが必要である．

③ 地域における理学療法評価

- 理学療法を実施する前提として，中枢神経疾患を有する在宅高齢者では，糖尿病や心疾患などの合併症を有する人が多いため，全身状態を十分に把握しリスク管理を行う．また，MNA-SFなどを用いて栄養状態についても把握する．
- これまでの生活や家庭での役割，趣味活動など，その人らしい生活を送るためのニーズやデマンドを知ることが重要である（➡ココが重要）．
- 対象者の生活機能を国際生活機能分類（ICF）に沿って把握する．生活モデルに基づいた理学療法を実践するためには，肯定的側面の把握が重要となる．肯定的側面に基づいて生活を設計し，生活上問題となる否定的側面に対し，介入プログラムを立案する（図1）．
- 生活するために必要な基本動作能力や応用動作能力を把握することが重要であり，トップダウンの形式で評価を行い，介入の優先順位を把握する（➡ココが重要）．

1. 機能レベル

- 関節可動域の評価では，動作に影響を与えると予想される部位や可動域制限を

ココが重要 ☑
医療モデルとは，疾患によって機能障害が生じ，機能障害によって能力障害や社会的不利を生じるという観点から，疾患や機能障害の治療に目標がおかれるモデルである．生活モデルでは，生活機能は疾患や機能障害だけではなく，環境などの影響を受けることを考慮し，疾病の治療ではなく，生活機能とQOLの向上を目標とするモデルである．

つながる知識
「脳卒中治療ガイドライン2021」では，回復期リハビリテーション終了後の患者に対して，筋力，体力，歩行能力を維持・向上させることに加えて，社会参加への促進やQOLの改善を図ることが強く勧められている[5]．

ココが重要 ☑
生活活動に何らかの問題が生じている場合，どのような因子が原因となっているかを整理すると，アプローチにいかすことができる．機能障害に起因するものだけではなく，環境因子や人的要因によるものも考慮する．

ココが重要 ☑
対象者の自宅で評価を行う際には，環境の制約が少なく，短時間で測定できる評価法を選択する．

9章　疾患別にみる地域理学療法　中枢神経疾患

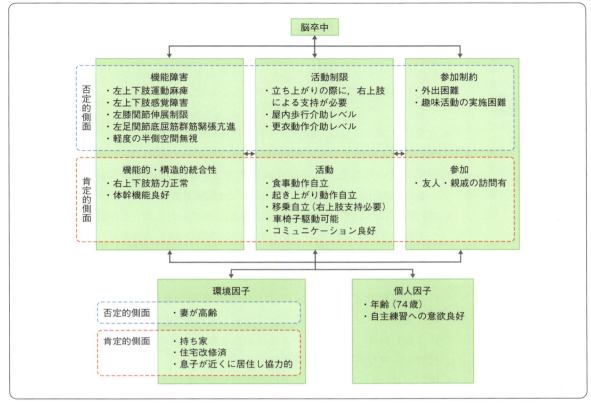

図1　脳卒中片麻痺者の生活機能

生じやすい部位を注意して確認する（→臨床では）．中枢神経疾患では筋緊張の異常を呈する人も多く，その影響や拘縮の予防に配慮する．

- 下肢筋力の評価としては5回立ち座りテスト（Five Times Sit-to-Stand Test）やShort Performance Battery（SPPB）が簡便であり，活動レベルも予測でき有用である．
- 高次脳機能障害の評価は，日常生活の観察や，介助者からの聞き取りで評価する．半側空間無視や注意障害の評価としては，観察から簡便に評価できるCBS（Catherin Bergero Scale）やMARS（Moss Attention Rating Scale）が有用である．
- 高次脳機能障害がADL能力を低下させていることも多い．より詳細な高次脳機能障害の情報や対処については，作業療法士や言語聴覚士と積極的に情報を共有し，連携して対応する．

2. 活動レベル・参加レベル

- 目標とする活動や参加を阻害している基本動作を把握する．基本動作を評価する量的なスクリーニングとしては，Basic Movement Scale, Bedside Mobility Scaleなどがある．これらの量的な評価は点数化できるため，経時的変化の把握が容易である．

❓ 臨床では
体幹筋力は起き上がり動作や座位バランス能力に影響を与え，下肢筋力の低下は立位バランス能力や移動能力の低下に大きな影響を与える．高齢者では，変形性膝関節症などを呈し，中枢神経疾患とは関係なく，可動域制限や疼痛を有することも多いので，留意する．

111

> **? 臨床では**
> たとえば，右on elbow
> を介した起き上がり動
> 作では，頸部が屈曲，
> 右回旋し，左上肢を右
> 側へリーチを開始する
> まで(第1相)，左肩が
> 右肩の上方まで移動し
> 寝返りが完了するまで
> (第2相)，その後上部
> 体幹の回旋が大きくな
> りon elbowが完成す
> るまで(第3相)，on
> elbowから座位が完成
> するまでに分けて評価
> する[6]．

> **? 臨床では**
> バランス評価をより簡
> 便に行うために，Berg
> Balance ScaleのShort
> Formも考案されてい
> る[8]．この評価法で
> は，立ち上がり，閉眼
> 立位保持，上肢前方到
> 達距離，床のものを拾
> う，振り向き，継ぎ足
> 保持，片脚立位の7項
> 目を，3段階で評価す
> る．原法の1〜3点を
> 2点，0点と4点はそ
> のままとし，0-2-4点
> の3段階評価で，合計
> 28点で評価する．

> **? 臨床では**
> 脳卒中の歩行速度の目
> 安としては，Perryら[9]
> の報告が一般的に用い
> られる．0.8 m/s以上
> で地域での移動自立，
> 0.4〜0.8 m/sで限られ
> た地域での移動自立，
> 0.4 m/s未満で自宅内
> 移動自立とされる．

> **? 考えてみよう**
> 入浴動作は難易度の高
> いADLであり，介助が
> 必要となることが多い．
> 入浴動作がどのような
> 構成要素に細分化でき
> るか考えてみよう．

- 一方で，基本動作の量的評価の結果をそのまま介入に反映することは困難であり，質的な評価も必要である．統一された質的評価法はないが，動作を相に分けて観察し，実施できない相や介助の必要性を評価する(➡臨床では)．

- 痙縮を呈する中枢神経疾患では，過剰努力を伴う動作を反復すると，筋緊張の亢進や可動域制限につながることがあるので，過剰努力を伴っていないか確認する．

- 立位バランス能力は，転倒リスクの把握のために不可欠である．立位が可能な人に対する評価として，Berg Balance ScaleやTimed Up and Go(TUG) Testが広く用いられる．脳卒中片麻痺者では，Berg Balance Scaleが45点以下になると転倒リスクが高まるとされる[7](➡臨床では)．

- 歩行能力については，歩行速度に加え，連続歩行距離，6分間歩行テストなどで歩行耐久性を評価する．歩行耐久性は生活空間を予測するうえで重要である(➡臨床では)．

- ADLはFIMやBIで評価するとともに，構成要素に細分化して質的評価を行い，構成動作ごとに実施の可否や介助の必要性を評価する(➡考えてみよう)．たとえば，ベッド上で尿意や便意を感じた場合の排泄動作では，起き上がり動作，移動動作，排泄にかかる動作が含まれる．どの構成要素に支障があるかを把握し，プログラムを立案する．

- IADLの評価としては，ロートンのIADL尺度やフレンチェイ活動指数(FAI)が用いられる．趣味を含むIADLは個別性が大きく，対象者のQOLに直結するので，対象者および家族から丁寧に問診する．

- 日常生活の活動量を知ることも重要である．歩行可能な症例の場合は，万歩計やスマートフォンアプリを用いて記録してもらうとよい．また，外出の範囲(買い物，友人宅など)，散歩の有無，その他の在宅サービスの利用(デイケア，デイサービス，サロンなど)，趣味活動などの問診を行う．歩行が不可能な場合は，座位時間など普段の生活の過ごし方を中心に確認する．

3．環境について

- 住宅構造の評価については，対象者の動線を考慮し，自宅周辺の環境，玄関までのアプローチ，玄関の構造，廊下の幅，段差，部屋の配置などを確認する(15章，203頁参照)．

- 介護が必要な高齢者を高齢者が介護する老老介助が多いのが現状である．介護者の健康状態や身体機能，自動車の運転の可否などの確認も重要である．同様に，介護への協力者の有無や居住地についても確認を行う．

- 在宅では補装具を長期間使用している人も多く，不適合となったり，破損したりしていることもある．補装具についても評価を行い，機能を最大限いかせるように整備する．

4．その他の留意点

- パーキンソン病の重症度を示す指標としては，Hoehn & Yahrの重症度分類が

用いられ，総合的な評価尺度としては，UPDRSが用いられる．

- パーキンソン病は一側から症状が出現するが，症状が進行してからも左右の上下肢の運動機能に差があることが多い．また，左右方向への動作能力が異なることもあり，注意が必要である（➡**ココが重要**）．また，日内でも症状の変動が観察される．症状が軽度のときと重度なときの両方の状態を把握し，生活指導を行う．
- パーキンソン病のすくみ足は，歩き始め，方向転換，急なカーブ，出入り口，目標を認識したときなどに出現しやすい．すくみ足が出現しやすい環境を確認しておく必要がある．
- パーキンソン病患者のADLでは，更衣動作，歩行，入浴，トイレ動作が問題となることが多い．
- **多発性硬化症の評価スケール**としては，機能評価としてクルツケの機能障害評価（Functional system），総合的な身体活動能力を把握する拡張総合障害度（EDSS）が用いられる[2]．多発性硬化症では易疲労性が観察されるため，生活のリズムや，易疲労性を感じやすい時間帯を把握する．
- **運動失調のスクリーニング検査**としては，Scale for the Assessment and Rating of Ataxia（SARA）が用いられる．**多系統萎縮症のスクリーニング検査**には，統一多系統萎縮症評価尺度：Unified Multiple System Atrophy Rating Scale（UMSARS）が用いられる[10]．

❹ 目標設定の考え方

- 対象者や家族のデマンドと生活スタイルを考慮し，筋力の向上や関節可動域拡大などといった機能的改善ではなく，公園まで散歩する，一人で入浴やトイレ動作を行う，調理するなどといった生活行為を目標とする．必要とされる**生活行為**に優先順位をつけて目標を設定する．
- できるだけSMART（13章，173頁参照）にもとづいて，明確な目標設定を心掛ける．適切な目標は利用者の意欲を高めるが，高すぎる課題は意欲の低下につながる．対象者が頑張ればできると感じることができる具体的な目標が望ましい．
- 必ずしも向上を目指すのではなく，生活機能を維持することも重要な目標である．
- **興味・関心チェックシート**などを参考にニーズやデマンドを拾い出し，実現可能性を考慮して目標を立案する．本人の生きがいや楽しみにつながる主体的な目標が望ましい（➡**ココが重要**）．
- パーキンソン病の場合は，Hoehn & Yahrの重症度により，目標が異なる（**表1**）．
- 多発性硬化症などの進行性疾患では，進行に伴う生活機能の低下をふまえて目標を設定する．自立範囲の拡大に加えて，自立度の低下を防ぐ，遅らせる視点も重要となる．

ココが重要 ☑

パーキンソン病では，ドパミン補充療法が長期になると症状の日内変動が観察され，Wearing off現象やOn-off現象と呼ばれる．効果持続時間の短縮により，服薬後の時間経過に伴う血中の薬物濃度の変動による症状変動であるWearing off現象と，服薬時間に依存しないOn-off現象がある．On-off現象の発生機序は明確になっていない[11]．

ココが重要 ☑

生活機能を獲得し，活動量を確保することで，将来の廃用症候群を予防し，抑うつを予防することが重要である．

表1　重症度によるパーキンソン病の理学療法の目標と介入

Hoehn & Yahrの重症度 ADLの自立度	ステージI〜II（軽度障害） ADL自立	ステージIII〜IV（中等度障害） ADL自立〜一部介助	ステージV（重度障害） ADL全介助
目標	・現在の社会生活の維持 ・活動性の維持・向上（身体機能低下の予防） ・予測される身体機能低下に対する身体機能向上 ・患者や介護者の疾患理解	・生活における自立度の維持 ・活動性の維持・向上 ・転倒予防 ・生活しやすい環境づくり	・基本的生命活動の維持 ・身体機能の維持 ・介護者を含めた療養体制づくり（介護負担の軽減など） ・緊急時への対応体制づくり
介入方法	・社会生活上の問題への助言 ・活動性を高める運動の指導，情報提供，援助 ・柔軟性，抗重力筋力，バランス能力，持久性維持・向上のための運動療法 ・患者・介護者へ助言・教育	・柔軟性，抗重力筋力，バランス能力，持久性維持・向上のための運動療法 ・代償的な動作やADLの方法の指導・練習 ・転倒に配慮した環境調整 ・介護者への助言・教育	・呼吸，嚥下などの機能維持 ・褥瘡予防，拘縮・変形予防 ・活動性を高める工夫 ・環境調整，介助機器の導入 ・介護者への助言・指導 ・療養体制づくりへの援助 ・レスパイト体制づくり
特徴的な理学療法	・一般的な軽度のスポーツ ・ダンス ・ノルディックウォーキング	・手がかり刺激の利用 ・認知運動戦略 ・部分免荷トレッドミル歩行 ・ノルディックウォーキング	・呼吸理学療法
社会的援助	・就労援助	・難病医療費助成制度 ・介護保険 ・身体障害者支援制度	・難病医療費助成制度 ・介護保険 ・身体障害者支援制度

(望月，2017)[12]

- 理学療法士が介入できる時間には制約があるため，ストレッチや筋力トレーニング，動作練習などをホームエクササイズとして定着させるように心がける．

⑤ 理学療法の実際

1. 機能障害に対するアプローチ

- 脳卒中やパーキンソン病の生活期においても，下肢筋力トレーニングや歩行練習により，歩行関連指標の改善が得られる．
- 立ち上がりや歩行などの生活に必要な課題を用いた介入が，生活機能の改善につながりやすい．
- 「多発性硬化症・視神経脊髄炎診療ガイドライン2017」では，拡張総合障害度で6.0程度までの障害度の多発性硬化症に対して，軽度〜中等度の運動強度の筋力増強運動やバランス運動，歩行練習が推奨されている[2]．Borg指数11〜13（楽である〜ややきつい）を目安とする（➡臨床では，次頁のココが重要）．
- 普段の生活で動かす機会の少ない関節の可動範囲で，自主運動が困難な関節可動域については他動的な介入を行う．パーキンソン病では，体幹前傾位となりやすく，股関節伸展制限をきたしやすいので，腹臥位における下肢の挙上や，よつばいにおける片手片足挙上を行い，不良姿勢の抑制に努める（図2）．

2. 活動制限に対するアプローチ

- 基本動作の練習を行う際は，動作を行う前提となる筋力や関節可動域を有しているかを確認し，可能かどうかを検討する．また，動作のなかでできない相や拙劣な相を特定し，その部分を反復練習し（部分法），そのあとで動作全体の

❓ 臨床では

脳卒中片麻痺者の体力維持・向上や心疾患の予防のためには，運動強度が40〜70％ HRRもしくはボルグスケール11〜14の，20分間以上（もしくは10分間の運動を複数回）の運動を週3回以上行うことが推奨されている[13]．

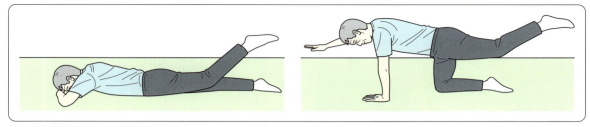

図2 体幹伸筋群および股関節伸展群のトレーニング
パーキンソン病患者では，体幹・股関節の伸展可動域および背筋や脊柱起立筋の筋力の維持・改善を促す．腰痛を呈する人も多いため，疼痛を誘発しないように注意する．

練習へつなげる．できるだけ実際に動作を行う環境で練習を行う．

- 動作練習で改善できない相については，福祉機器を用いて補う方法がないか検討する．介助が必要な場合は，最適な介助の方法を家族や介護者に説明し，できるだけ介護負担を軽減する．
- プログラムの目的を意識して実施方法を検討する．同じ歩行練習であっても，自立を目指す場合は誘導を減らしながら対象者のバランス制御を促す．活動量を確保するための歩行練習では，セラピストの誘導により対象者の負荷を軽減することで，歩行量や活動量の確保を優先する．
- 運動失調に対する介入としては，バランス障害の程度に応じた姿勢制御課題，基本動作，歩行練習を組み合わせて行う．「運動失調症の医療基盤に関する調査研究班」によるSCD・MSA標準リハビリテーションプログラムが公開されており，参考にするとよい[15]．

(1) 寝返り

- 容易な部分から練習を行う．たとえば，寝返り動作で最も力学的負荷が大きいのは，対側の骨盤や肩甲帯が離床する瞬間である（**図3**）．そのため，半側臥位からの寝返り動作を練習したあとに，背臥位からの寝返りを練習するとよい．上部体幹と下部体幹とに分けて練習し，難易度を調整する方法もある．
- パーキンソン病患者の特徴としては，体幹の捻転が困難であり，立ち上がりや歩行は可能であるが，起き上がりが困難な人もいる．このような逆転現象はパーキンソン病固有のものであるため，注意が必要である．
- パーキンソン病患者の寝返りの練習においては，視覚的にターゲットを指定して行うと練習しやすい（**図4**）．

> **ココが重要**
> Mudgeら[14]は発症6カ月以降の脳卒中片麻痺者58名を対象に，反復起立，立位バランス練習，ステップ練習，スクワット，ランジなどからなるサーキットトレーニングの効果を検討している．30分間の運動を週3回，4週間行うことにより，歩行耐久性が向上することが示されている．しかし，一日の歩数は変化しないことや，歩行耐久性の向上はトレーニング終了3カ月後には，低下したことを報告している．身体機能を改善するだけではなく，生活活動を習慣化することの重要性を示している報告と考えられる．

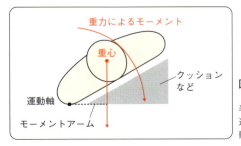

図3 半側臥位からの寝返りにおける重力の影響
半側臥位では側臥位に比べ，全身重心が運動軸に近づくため重力によるモーメントが小さくなり，動作が容易である．

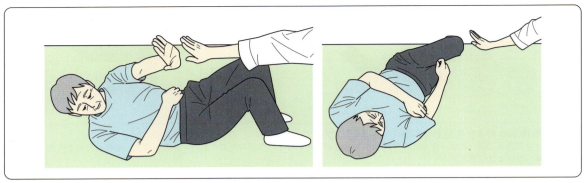

図4 視覚的なターゲットを用いた体幹回旋の練習
パーキンソン病患者の寝返り動作などでは，視覚的な目標を呈示すると動作が容易となることが多い．

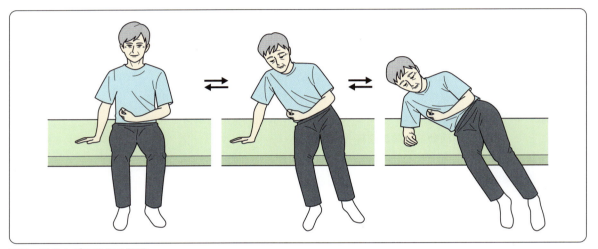

図5 起き上がり動作の練習
起き上がりの練習では，まず座位↔on elbowの練習から開始し，on elbowから端座位までの動作を可能にする．その後，側臥位からの起き上がりを練習する．側臥位からon elbowへの練習では，クッションなどを利用し体幹の角度を変えて難易度を調整する．

(2) 起き上がり

- 起き上がり動作で最も負荷が大きいのは，側臥位からon elbowになるために，寝返り側の肩が離床する瞬間である．そのため，端座位で支持している上肢を体幹から遠方に移動し，元に戻す練習を行い，その後，on hand↔on elbowを練習，側臥位→on elbowの練習を行うとよい（**図5**）[16]．また，ベッドをギャッジアップすることで難易度を調整する．
- 座位が不安定な人では，背もたれに背中を押し付けたり，側方に傾斜したりするなどの異常姿勢をとることが多い．日中，車椅子座位を長時間保持する必要があるため，ポジショニングには十分配慮する．

(3) 立ち上がり

- 立ち上がり動作では，離殿時に股関節，膝関節の内的関節モーメントが最大となるために，負荷が最も大きい（→**つながる知識**）．離殿が困難な症例では，椅子を高くすることにより難易度を調整する．
- 前方への重心移動が困難な場合は，前方に台を置き，上肢で支持することによ

つながる知識
関節に作用する力のモーメントは，床反力とモーメントアームの積で概算することができる．モーメントアームとは，関節中心から力のベクトルに垂らした線分の長さである．

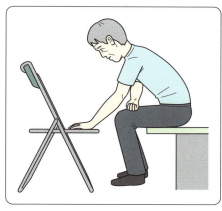

図6 前方支持による立ち上がり練習
重心の前方移動が拙劣な場合は，前方に置いた椅子に手をつくと，重心の前方移動を促しやすい．

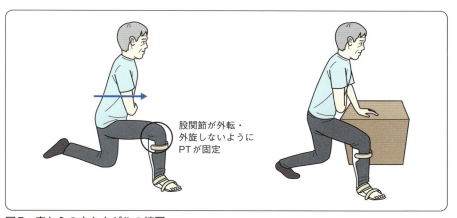

股関節が外転・外旋しないようにPTが固定

図7 床からの立ち上がりの練習
床からの立ち上がり動作の準備として，麻痺側を前に出した片膝立ちで，麻痺側下肢への荷重練習から開始する．また台などを利用して，動作の難易度を調整して練習を行う．

り，前方への重心移動を促すことができる（**図6**）．手すりを用いる場合は，手すりの位置や向きを変え，動作を行いやすいように工夫する（→**臨床では**）．
- 脳卒中の床からの立ち上がり動作では，麻痺側下肢を前方に出した片膝立ちの状態で，麻痺側下肢と非麻痺側上肢で支持しながら，非麻痺側の足部を床から持ち上げて前方に移動させる．まずは，片膝立ちで，麻痺側下肢へ荷重する練習から開始する（**図7**）．
- 床から非麻痺側の手を離し，重心を上方へ移動させる際もバランスを保持することが難しい．最初は，重心がある程度高くなるまで上肢で支持できるように，台を利用した練習から行う（図7）．

(4) 移乗
- トランスファーは，機能が高い側へ行うのが一般的であるが，実際の生活場面では，逆方向へのトランスファーも必要となる（**図8**）．
- 図8のベッド，手すり，車椅子は標準的な配置である．ポータブルトイレを利用する場合は，車椅子の位置にポータブルトイレを配置する．

> **? 臨床では**
> 反復起立練習は，歩行よりも下肢の筋活動が大きく，筋力トレーニングとして利用できる．記録表などを用いて，自主練習として活用する．

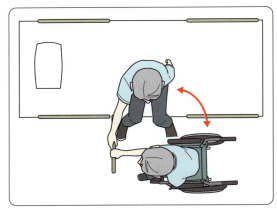

図8 ベッド↔車椅子の移乗
麻痺側への移乗が可能となれば，介助者が車椅子を移動しなくてもベッド↔車椅子間の移乗ができる．

- パーキンソン病でも左右の上下肢機能に左右差があり，運動方向により動作の可否が異なることがある．生活環境において左右どちらの方向へ動作が実施できるか確認する．

(5) バランス練習

- バランス練習は立位でのリーチ動作などの予測的姿勢制御の課題から開始し，普段の生活に汎化しやすいように，生活場面を想定した課題を設定する（**図9**）．
- サイドステップやクロスステップを前後左右に行い，転倒を防止できるように練習する（→**つながる知識**）．パーキンソン病に対するステップ練習では，床にテープなどでマーキングし，視覚刺激を用いながら行い，普段よりも大きめに下肢を振り出す練習を反復する．

> **つながる知識**
> 立位などで運動する際，四肢の運動にともない，全身重心の移動が生じる．この動きに先行して，重心の移動を制限するような筋活動が観察される．これは，予測的姿勢制御と呼ばれる．小脳や大脳基底核部が障害されると，予測的姿勢制御が困難となり，バランス能力の低下が生じる．

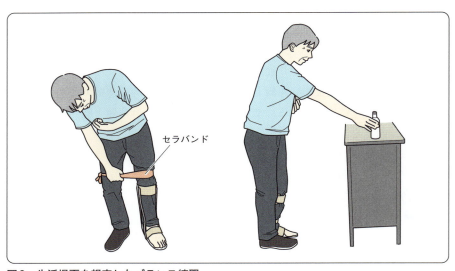

図9 生活場面を想定したバランス練習
バランス練習では，日常生活活動に汎化しやすいように，生活場面における課題を用いたトレーニングを行う．左の図では，下衣の操作を想定し，セラバンドを上下に移動させている．

(6) 歩行

- 脳卒中片麻痺者では，短下肢装具を装着して歩行する人も多い．しかし，装具は靴を履いて歩行することを前提として調整することが多く，靴を脱いだ状態では歩きにくくなることもある．屋内を想定した歩行練習も必要である．

- パーキンソン病特有の介入として，視覚刺激や聴覚刺激などのcueingを用いた歩行練習の有効性が報告されており，「パーキンソン病診療ガイドライン2018」でも推奨されている[17]（→つながる知識）．

- すくみ足に対する対応としては，歩き始める時に，出す足を決める，支持側の足部のつま先を意識して超えるように足を踏み出す，すくみ足が出現したときは一旦止まるなどの工夫が有効である．また，歩行補助具としては，L字杖やレーザーによる指示のついた杖などを利用する．

3. ADL指導

- できるだけ，実際の環境で動作を確認し，動作指導を行う．

- ADL指導では構成要素の可否を確認し，それぞれについて介入を検討する．介入の方法としては，動作練習による動作能力の向上，福祉用具の使用を含めた家屋環境の整備，介助指導がある．対象者，介護者の状況に合わせて，介入方法を選択する．進行性の中枢神経疾患では，福祉用具の導入の優先度が高くなることが多い．

- 日本の家屋では，両側に手すりを設置できないことも多い．必要に応じて，手すりを使用して横歩きや後方への歩行ができるように練習を行う（図10）．

- トイレでは，立ち上がりと立位保持をしやすくするようにL字手すりを設置することが多い．手すりは立ち上がりや移乗に用いるだけではなく，下衣を上げ下げする際に肩などでもたれることでバランスを保持するのにも利用する（図11）．これらの動作を想定し，動作の練習や環境整備を行う．

- 入浴動作で，脳卒中片麻痺者が浴槽へ移動する際は，非麻痺側を壁側にして一旦座り，非麻痺側下肢を浴槽に入れたあと，麻痺側下肢を非麻痺側上肢で介助しながら浴槽へ入れ，立ち上がったあとに着座し入浴する（図12）．バスボードを利用する場合は，浴槽内で立ち上がったあと，介助者がバスボードを外すと動作スペースができ，動作が容易となる．

> **つながる知識**
>
> 運動開始にかかわるシステムとして，内発性随意運動と外発性随意運動がある．内発性随意運動は，補足運動野，大脳基底核などのネットワークを介して随意運動を開始する回路である．一方，外発性随意運動は頭頂葉，小脳，運動前野などの外的刺激に対して運動を開始する回路である．前者は大脳基底核を含むため，パーキンソン病で障害される．そのためパーキンソン病では，外発性随意運動を用いることで，運動の改善がみられ，理学療法に用いられる．

> **アクティブラーニングのヒント**
>
> ①ADLを阻害している基本動作を考えましょう．
> ②介入しようとする基本動作のどの相に問題があるか考えましょう．
> ③活動量を向上させるためには，どのような介入が必要か考えましょう．

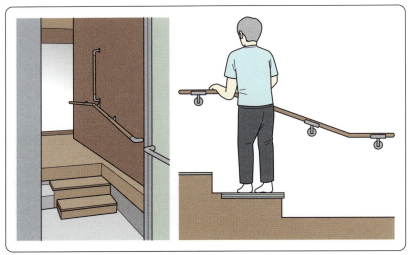
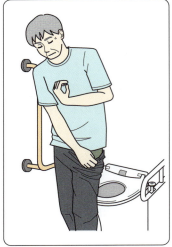

図10　上がり框に対する式台と手すりの設置
玄関の段差には式台と手すりを設置して，段差を解消する．手すりは片方に取り付けることが多いため，横歩きで昇降できるように練習する．

図11　トイレにおける手すりの利用
脳卒中で立位バランスが低下している場合は，手すりなどに寄り掛かり安定性を確保した状態でズボンの上げ下げを行う．

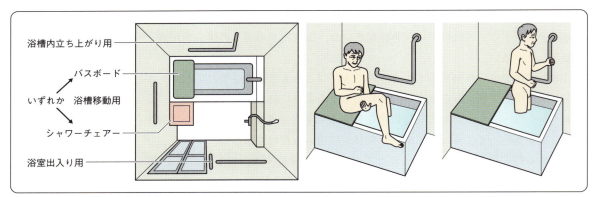

図12　一般的な浴室の整備と浴槽への出入り
入浴動作は最も難易度の高いADLである．できるだけ環境を整備し，動作を容易にする．狭い浴槽でバスボードを利用する場合は，浴槽内で立位となったあとで介助者に外してもらう．

❻ 地域理学療法のエビデンス

- 通所リハビリテーションでサーキットトレーニングを行った脳卒中片麻痺者の2年間の経時的変化を分析した報告では，歩行速度が0.8m/s以下の者では，利用開始時に比べて6カ月以降で歩行速度が有意に改善し，12カ月以降で麻痺側下肢の筋力向上がみられたと報告されている[18]．
- 脳卒中片麻痺者を対象に，電話でモニターしながら6週間のホームプログラム（5回/週，上下肢の協調運動）を行った介入では，歩行速度やバランス能力の向上を認めたと報告されている[19]（→次頁の臨床では）．
- パーキンソン病患者や多発性硬化症患者を対象としたホームプログラムについ

9章 ── 疾患別にみる地域理学療法　中枢神経疾患

てもシステマティックレビューで有効性が支持されている[20,21].

● 地域理学療法の目的は，その人らしい生活を再構築することである．身体機能と生活活動がリンクするような理学療法プログラムを立案することが重要である．

（木山良二）

> **❓ 臨床では**
>
> 中枢神経疾患を有する高齢者では，身体機能を維持するために，有酸素運動やストレッチ，筋力トレーニングを継続することが奨励されている．そのため，家族の見守りや声掛けでできるホームプログラムを指導する．ホームプログラムを持続させるためには，わかりやすい説明書の作成，定期的なフォローアップによる負荷量の調整，家族への説明などが重要である．

文献

1) 厚生労働省：2022（令和4）年国民基礎調査の概況．https://www.mhlw.go.jp/toukei/saikin/hw/k-tyosa/k-tyosa22/dl/14.pdf

2) 日本神経学会　多発性硬化症・視神経脊髄炎診療ガイドライン作成委員会：多発性硬化症・視神経脊髄炎診療ガイドライン2017．https://www.neurology-jp.org/guidelinem/koukasyo_onm_2017.html

3) 日本神経学会　脊髄小脳変性症・多系統萎縮症診療ガイドライン作成委員会：脊髄小脳変性症・多系統萎縮症診療ガイドライン2018．https://www.neurology-jp.org/guidelinem/sd_mst_2018.html

4) 山永裕明・他：訪問リハビリテーション 中規模都市における活動の実際．総合リハビリテーション，46（3）：227-233，2018．

5) 日本脳卒中学会 脳卒中ガイドライン委員会：脳卒中治療ガイドライン2021．協和企画，2021，pp255-258．

6) 石井慎一郎：動作分析活用講座 バイオメカニクスに基づく臨床推論の実践．メジカルビュー社，2013，pp82-87．

7) Mackintosh SF, et al：Balance score and a history of falls in hospital predict recurrent falls in the 6 months following stroke rehabilitation. Arch Phys Med Rehabil, 87（12）：1583-1589, 2006.

8) Chou CY, et al：Developing a short form of the Berg Balance Scale for people with stroke. Phys Ther, 86（2）：195-204, 2006.

9) Perry J, et al.：Classification of walking handicap in the stroke population. Stroke, 26（6）：982-989, 1995.

10) 大友　学・他：統一多系統萎縮症評価尺度UMSARSの邦訳とその信頼性・妥当性．医療，62（1）：3-11，2008．

11) 関　守信：治療上の問題点と対策Wearing off現象，no-on/delayed on現象，on-off現象．日本臨床，76（増刊4 パーキンソン病）：579-584，2018．

12) 望月　久：パーキンソン病．ビジュアルレクチャー 神経理学療法学（潮見泰藏編）．医歯薬出版，2017，p111．

13) Gordon NF, et al：Physical activity and exercise recommendations for stroke survivors：An American Heart Association scientific statement from the Council on Clinical Cardiology, Subcommittee on Exercise, Cardiac Rehabilitation, and Prevention；The Council on Cardiovascular Nursing；The Council on Nutrition, Physical Activity, and Metabolism；and the Stroke Council. Stroke, 35（5）：1230-1240, 2004.

14) Mudge S, et al：Circuit-based rehabilitation improves gait endurance but not usual walking activity in chronic stroke：a randomized controlled trial. Arch Phys Med Rehabil, 90（12）：1989-1996, 2009.

15) 日本神経学会：SCD・MSA標準リハビリテーションプログラムについて．http://ataxia.umin.ne.jp/rehabilitation/

16) 金子志保：どうしたら，うまく起き上がったり，立ち上がったりできるようになるの？脳卒中に対する標準的理学療法介入（潮見泰藏編）．文光堂，2007，pp188-224．

17) Nieuwboer A, et al：Cueing training in the home improves gait-related mobility in Parkinson's disease：The RESCUE trial. J Neurol Neurosurg Psychiatry, 78（2）：134-140, 2007.

18) 松永玄・他：通所リハビリテーションを2年間利用した脳卒中者の歩行能力と下肢筋力の経時的変化　後方視的研究．理学療法学，43（4）：315-322，2016．

19) Lim JH, et al：Home-based rehabilitation programs on postural balance, walking, and quality of life in patients with stroke：a single-blind, randomized controlled trial. Medicine（Baltimore）, 100（35）：e27154, 2016.

>>>> 演習課題

利用者の情報
　70歳代，男性

現病歴
　2年前に右被殻出血を発症し左片麻痺を呈している．回復期リハビリテーション病院退院後は，T字杖とプラスチック短下肢装具を利用し，屋内歩行は自立していた．Brunnstrom recovery stageは，上肢IV，下肢IV，手指IIIであった．在宅サービスは利用せず，在宅での生活を継続していた．ADLについては，排泄はトイレにて自立，入浴では浴槽への出入り，右上肢，背中の洗体に介助が必要であった．妻は車の運転が可能で，利用者と妻で親戚宅などへ外出していた．
　先月，入浴の際に転倒し，左殿部を打撲．骨折などの外傷はなかったが，疼痛と恐怖心のため，ベッド上の生活が3週間継続した．現在，疼痛は軽減してきている（NRS 3）．起き上がりと立ち上がりは可能だが，移乗，歩行ともに介助が必要となり，下衣の更衣とトイレ動作がFIMで2点となった．そのため，訪問リハビリテーションの要望があった．

デマンド
　本人・妻とも，屋内歩行の自立を希望

環境因子
　妻と二人暮らし
　玄関：式台と手すり設置済
　トイレ：L字手すり設置済

演習課題①　評価
どのような評価が必要か考えてみましょう．

演習課題②　目標
理学療法の目標をどのように設定するか考えてみましょう．

演習課題③　理学療法
基本動作能力の低下に対してどのようなプログラムを実施するか考えてみましょう．

---

20) Yang Y, et al：The effect of home-based exercise on motor symptoms, quality of life and functional performance in Parkinson's disease：a systematic review and meta-analysis. BMC Geriatr, 23 (1)：873, 2023.

21) Ghahfarrokhi MM, et al：Home-based exercise training in multiple sclerosis：a systematic review with implications for future research. Mult Scler Relat Disord, 55：103177, 2021.

10章

疾患別にみる地域理学療法
運動器疾患

学習のねらい

● 変形性関節症，人工関節置換術後，骨粗鬆症に対する地域理学療法の役割を説明できる．
● 地域における変形性関節症，人工関節置換術後，骨粗鬆症に対する理学療法評価を説明できる．
● 地域における変形性関節症，人工関節置換術後，骨粗鬆症に対する理学療法を説明できる．

プロローグ アクティブラーニングとして取り組んでみましょう！
①膝関節や股関節の疼痛を回避するための身体活動量の低下が身体面，精神面，生活の質にどのような影響を及ぼすかをあげてみましょう．
②歩数の増加が難しい場合，自宅内で身体活動量を増加させるためのエクササイズを検討してみましょう．
③自宅内で転倒リスクが高い場所を特定し，どのような改善が可能か考えてみましょう．また身体活動量を増加させるうえで自宅周囲の環境における転倒リスクを検討してみましょう．

❶ 地域で対象となる運動器疾患の特徴

● 地域で対象となる運動器疾患には，①変形性膝関節症や変形性股関節症，②人工膝関節置換術後や人工股関節置換術後，③骨粗鬆症による大腿骨近位部骨折などがある．

1．変形性膝関節症，変形性股関節症

● 変形性膝関節症や変形性股関節症の主たる症状は膝関節や股関節の疼痛であり，特に歩行時が顕著で，歩行速度や歩行安定性など歩行能力が低下する．
● 地域で特に問題となるのは，疼痛を回避するために身体活動量が少なくなることであり，身体活動量の低下が下肢筋力や歩行能力をさらに低下させ，疾患が進行し，さらに身体活動量が低下するという悪循環を形成する．
● 臨床現場の保存的治療における理学療法で，患者教育や運動療法，物理療法などにより疼痛を軽減させ，運動機能や歩行能力，日常生活活動（ADL）能力の改善を図る．
● 地域における理学療法では，疼痛をコントロールまたは疼痛増悪を防ぎながら身体活動量を増加させ，また身体活動量の増加が難しい場合にはそれ以上の減少を防ぎながら維持することが役割となる（**表1**）．
● また，日常生活において進行の疾患を防ぐために患者教育を行うことも地域に

123

表1　運動器疾患に対する地域理学療法の役割

	臨床における理学療法の役割	地域における理学療法の役割
変形性膝関節症	疼痛軽減	身体活動量の増加または維持
変形性股関節症	運動機能，歩行能力，日常生活活動能力の改善	疾患進行予防のための患者教育（環境整備などの転倒予防）
人工膝関節置換術 人工股関節置換術	疼痛，腫脹の軽減 運動機能，歩行能力，日常生活活動能力の改善	身体活動量の増加 環境整備等の転倒予防
骨粗鬆症 （大腿骨近位部骨折術後）	疼痛，腫脹の軽減 運動機能，歩行能力，日常生活活動能力の改善	二次骨折予防（環境整備等の転倒予防，栄養指導） 身体活動量の増加

おける重要な役割であり，健常者よりも転倒リスクが高い[1]ことも念頭におき，転倒を予防するための環境整備などの教育も含むべきである（**表1**）.

2．人工膝関節置換術後，人工股関節置換術後

● 人工関節置換術は，変形性関節症における疼痛改善，機能改善を目的に実施され，臨床現場の術後療法では疼痛や腫脹を軽減，コントロールしながら運動機能や歩行能力，ADL能力を改善させ，自宅生活へ戻ることを目標にするのが一般的である.

● 術後は長期的にみれば大部分は疼痛が改善するものの，健常者に比べて身体活動量は少なく，地域においては術後に身体活動量を増加させることが最大の課題といえる（表1）.

● また，人工関節置換術後の運動機能の回復には6カ月から1年程度を要するため，運動機能の回復途中で自宅や地域での生活に戻ることになる．そのため，地域では運動機能の回復を確認しながら身体活動量を増加させていくことが重要である（➡臨床では）.

3．骨粗鬆症による大腿骨近位部骨折

● 骨粗鬆症では脊椎圧迫骨折，大腿骨近位部骨折，橈骨遠位端骨折，上腕骨近位部骨折などの脆弱性骨折を生じやすく，特に転倒により容易に大腿骨近位部骨折を生じることが多い.

● 骨粗鬆症による脆弱性骨折のなかで大腿骨近位部骨折は生活に及ぼす影響が大きく，臨床現場の術後療法では人工関節置換術後と同様に疼痛や腫脹を軽減，コントロールしながら運動機能や歩行能力，ADL能力を改善させ自宅生活へ戻ることを目標にする.

● 大腿骨近位部骨折術後は，骨粗鬆症による脆弱性骨折の連鎖である二次骨折のリスクが高く，地域においては大腿骨近位部骨折後の二次骨折を予防（環境整備や身体機能改善による転倒予防，カルシウム摂取量を中心とした栄養状態の改善）することが重要な課題である（表1）.

● また，大腿骨近位部骨折術後は身体活動量が低下するため，身体活動量を増加することも重要な役割である[4]（表1）.

❓ 臨床では

人工関節置換術後には転倒リスクは軽減するものの，健常高齢者に比べると転倒リスクが高いことや[2]，人工膝関節置換術後の1年間は大腿骨近位部骨折を発生しやすい[3]ことなどから，環境整備などの教育により転倒を予防することも必要である.

❷ 地域における理学療法評価

1. 身体活動量の評価

- 身体活動は年齢を問わず健康維持に重要な要素であるが，運動器疾患を有する人は身体活動量が低下しているため，この評価が重要である．
- 身体活動量の評価は活動量計などを用いることで客観的な歩数や座位時間を計測することができる．また，そのような測定機器がなくてもLife Space Assessment[5]（➡用語解説）などの質問紙を用いることで地域における身体活動を評価することができる．
- 地域においてより簡便に身体活動量を評価するためには，週あたりの外出頻度を聴取することで，身体活動量の目安とするのがよいと考えられる．
- また，これらの運動器疾患では身体活動量が減少し，座位時間（sedentary time）が増大するため[6,7]，1日における座位時間を聴取することも有用である（➡臨床では）．

【身体活動の障壁について】

- 変形性関節症においては疼痛や身体機能の制限，動機づけの欠如，医療専門家の欠如などが身体活動の障壁となるため[9]，身体活動量の評価に合わせて以下に述べる疼痛や身体機能の評価を行い，十分な教育を行うことが重要である．
- 人工関節置換術後においても同様の評価と教育を行う[10]．
- 大腿骨近位部骨折術後においては身体的愁訴や交通の便の悪さ，転倒への恐怖などが身体活動への障壁となる[11]．そのため変形性関節症や人工関節置換術後と同様に身体機能の評価を行うとともに，転倒リスクを評価し予防することが重要である．

2. 疼痛の評価

- 変形性膝関節症や変形性股関節症では疼痛が身体活動の障壁となるため，疼痛の強さについて評価を行う．
- 人工膝関節置換術後や人工股関節置換術後，地域での生活に戻る頃には疼痛が軽減する傾向にあり，術後1年以内に疼痛の改善がみられることが多い[12,13]．そのため変形性関節症と同様に以下の評価バッテリーを用い，時間経過とともに疼痛改善がみられるかを継続して評価し，身体活動の障壁となっていないかを確認する．
- 変形性膝関節症や変形性股関節症は歩行時の疼痛が著明であるため，歩行時の疼痛の強さをNumeric Rating Scale（NRS）を用いてより簡便に評価することができる（➡つながる知識）．
- 地域においては歩行以外にも様々な場面で疼痛が生じることが予想されるため，そのような場面での疼痛を聴取できる以下の評価バッテリーを用いることも有用である．
- Western Ontario and McMaster Universities Osteoarthritis Index（WOMAC）

Glossary 用語解説

Life Space Assessment：身体活動を生活空間の広がりの程度から捉え，居室，居宅内，居住空間のごく近くの空間（庭やアパートの敷地内），自宅近隣，町内，町外の各生活範囲における活動の有無，頻度，および自立度を聴取し，得点化する．

❓ 臨床では

近年ではスマートフォンを持ち歩くことで歩数を計測することができるため[8]，スマートフォンに記録された日々の歩数を身体活動量の目安とすることもできる．

つ・な・が・る 知識

疼痛評価バッテリー：NRSでは0は全く痛みがない，10は想像できる最大の痛みとして疼痛を11段階で口頭または用紙上で回答してもらう．一方，VASは100mmの線上で0mmは全く痛みがない，100mmが想像できる最大の痛みとして線上に印をつけてもらう．NRSは口頭で回答できるため，用紙上での回答が必要となるVASと比べ簡便に用いることができる．

に準拠して開発された質問紙は平地歩行，階段昇降，夜間就寝時，日中の座位保持または臥床時，立位時の疼痛の強さを5段階で評価することができ[14]，変形性膝関節症，変形性股関節症のどちらにも使用することができる．

- 変形性膝関節症に対しては，SF-36とWOMACを参考に開発された患者立脚型評価表であるJapanese Knee Osteoarthritis Measure（JKOM）を用いることで，普段の疼痛をVisual Analog Scale（VAS）で，また起床時の疼痛や夜間就寝時，平地歩行，階段昇降，しゃがみこみ，立ち上がり，立位時の疼痛の強さを5段階で評価することができる[15]．
- 変形性股関節症に対しては，日本整形外科学会股関節疾患評価質問票（Japanese Orthopaedic Association Hip-Disease Evaluation Questionnaire：JHEQ）を用いることで，普段の股関節の疼痛をVisual Analog Scale（VAS）で，また安静時や座位，動き出しの疼痛の強さを5段階で評価することができる[16]．

3．身体機能の評価

- 前述したように身体機能の制限は，本章で取り上げるいずれの疾患においても身体活動の障壁となるだけでなく，転倒リスクを増大させる重要な要因の一つである．
- 地域においては，身体活動量の増加や転倒予防に必要な下肢全体の筋力をCS-30や5回立ち座りテストを用いて評価することが望ましいと考える．
- CS-30や5回立ち座りテストでは，一般的に高さ40cmの肘掛けのない椅子を用いるが，実際には地域で使用できる椅子を用いて評価を行う．ただし，椅子が低く股関節や膝関節の屈曲角度が90°より大きくなるような低い椅子の場合には，立ち上がることが難しくなるため解釈に注意が必要である（→臨床では）．
- CS-30，5回立ち座りテストのどちらも手を胸の前で組み，検査者の「はじめ」の合図で手を使わずに椅子から立ち上がり，再び座位となる動作を繰り返す（図1）．
- CS-30では30秒間で直立の姿勢になった回数を，5回立ち座りテストは開始の合図から5回目に座位になるまでの時間を計測する．

> **? 臨床では**
> 人工股関節置換術後は，一般的に人工関節の脱臼リスクが存在する．特に低い椅子に座ることで股関節が深屈曲位となり脱臼リスクが増大すると考えられるため，股関節屈曲角度が90°以上となるような低い椅子は避ける．

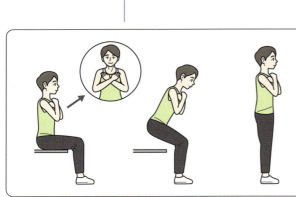

図1　CS-30，5回立ち座りテストの実施方法

1. 股関節，膝関節の屈曲角度が90°より大きくならないような椅子に座る．
2. 手は胸の前で組み，手を使わずに立ち上がることができるか確認する．
3. 検査者の「はじめ」の合図で計測を開始し，直立の姿勢となり，再び座位となる動作を繰り返す．
4. CS-30では30秒間で直立の姿勢になった回数を，5回立ち座りテストは開始の合図から5回目に座位になるまでの時間を計測する．

【人工関節置換術後の運動機能の回復】

- 人工膝関節置換術後の運動機能は術後早期に急激に低下し，術後3～6カ月程度までは非術側に比べ弱くなるが，術後1年程度で非術側との差がなく術前よりも改善すると報告されている[17]．

- 人工股関節置換術後においても，術後6カ月では非術側に比べ股関節周囲筋など下肢筋力の低下がみられ，術式によっては術後1年においても筋力低下が継続していることが報告されている[18]．地域においてはこのような運動機能の回復が順調に得られているかを定期的に評価するとよい．

4．転倒リスクの評価

- 骨粗鬆症による大腿骨近位部骨折術後は二次骨折のリスクが高いため，地域においては二次骨折を招く転倒を予防するために転倒リスクを評価することが極めて重要である（➡ココが重要）．

- 変形性膝関節症や変形性股関節症，人工膝関節置換術後や人工股関節置換術後の1年間においても，転倒リスクは増大しているため評価が必要である．

- 転倒リスクの評価には様々な評価バッテリーが報告されているが，地域においては過去1年間の転倒歴によりリスクを判断するのがよい[19]．

- さらに立位や歩行で不安定性を感じるか，転倒について心配かを聴取することで転倒リスクの感度を高めることができる[19]．

【脆弱性骨折既往の有無】

- 本章では骨粗鬆症による大腿骨近位部骨折を特に重要な疾患として扱っているが，本来は骨粗鬆症を有し，まだ大腿骨近位部骨折を生じていない人を予防することが地域においては最重要課題といえる．しかし，骨粗鬆症は自覚症状に乏しく，また骨粗鬆症検診受診率は全国で6％に満たないなど，骨粗鬆症の診断がついていない潜在的な骨粗鬆症患者が多いと考えるべきである．

- そこで地域では，脊椎圧迫骨折や大腿骨近位部骨折，橈骨遠位端骨折，上腕骨近位部骨折などの脆弱性骨折の既往を聴取し，脆弱性骨折の既往がある場合は骨粗鬆症を有する人として判断するべきである．

- さらに，これらの脆弱性骨折の既往がなくても高齢女性においては特に骨粗鬆症のリスクが高いと考え，転倒リスクを評価することが望ましい．

5．栄養状態の評価

- 骨粗鬆症に対しては身体活動量の増加や身体機能の改善と合わせて栄養状態の改善が必要である．

- 一般的な栄養状態の評価にはMini Nutritional Assessment Short-Formなどが用いられることが多いが，骨粗鬆症に対して地域では，「骨粗鬆症の予防と治療ガイドライン」[4]に含まれるカルシウム自己チェック表を用い，カルシウムを豊富に含む乳製品などの摂取頻度を聴取して評価するのがよい（➡つながる知識）．

ココが重要
転倒リスクを軽減させることは，身体活動量の増加にもつながる．

つながる知識
骨粗鬆症の治療のためには1日700～800mgのカルシウム摂取が推奨されている[7]．その他，ビタミンDの摂取や日照曝露も重要である[7]．

❸ 目標設定の考え方

1．変形性膝関節症，変形性股関節症
- 身体活動量の増加が目標となるが，歩行時痛を生じる疾患であるため，急激に身体活動量を増加させることで疼痛を増悪させることがないよう，段階的な目標設定を行い，疼痛評価を行い疼痛増悪がないことを確認しながら進める．
- 歩数の増加による身体活動量の増加が難しい場合は，歩数にこだわらずにエクササイズ，水中でのエクササイズなど地域で可能なものを検討して目標設定する．

2．人工膝関節置換術後，人工股関節置換術後
- 術前の関節の疼痛が改善されるため，基本的には歩数の増加による身体活動量の増加を目標とする．
- しかしながら，変形性膝関節症，変形性股関節症ともに反対側に同様の疾患を有していることも少なくないため，反対側の変形性関節症による疼痛が増悪しないように疼痛評価を行いながら身体活動量を増加させる必要がある．

3．骨粗鬆症による大腿骨近位部骨折術後
- 転倒により発生することがほとんどで，大腿骨近位部骨折を経験しているということは転倒リスクが高いことを意味する．
- 術後には身体活動量を増加させることが目標であるが，転倒リスクが高いことを考慮し，下肢筋力向上，環境整備などにより転倒を予防する．
- カルシウム摂取量800mgという目標設定は，日常生活では理解しやすいとはいえないため，乳製品などの量を目標に設定するとよい．

❹ 地域理学療法の実際

1．身体活動量の増加，維持
（1）身体活動量増加のための教育
【変形性関節症】
- 現在の身体活動量（外出頻度や歩数，生活空間など）を評価したあと，その活動量をわずかに増加させるように説明する．急激な増加は疼痛の増悪につながることもあり，さらに身体活動量が減少することもあるため，わずかに段階的に増加させることに注意する．
- その際，疼痛増悪がない範囲で行う程度でよいことも説明する．
- 身体活動は変形性関節症における関節の疼痛や転倒リスクを軽減し，慢性疾患のリスクを下げ，生活の質を向上させる[20]ことをわかりやすく説明する．
- 変形性膝関節症では30分以上の歩行は膝関節に好ましくない負荷を与える可

能性がある一方，同じ運動量を1回ではなく複数回に分けて行うことで疼痛を抑えることができると報告されており[21]，身体活動を分散させながら増加させることも有効な手段の一つである．

【人工関節置換術後】

- 現在の身体活動量（外出頻度や歩数，生活空間など）を評価し，わずかに増加させるように説明する．疼痛や腫脹が増悪しない範囲で段階的に増加させるように説明する．
- 人工関節置換術後においても動機づけの欠如が身体活動の障壁となるため[10]，身体活動量を増加させる意義を十分に説明する．
- 術後の疼痛や運動機能は時間をかけて少しずつ改善することを説明することで改善意欲を引き出し，この改善意欲が身体活動の促進につながる[10]（➡**ココが重要**）．

【骨粗鬆症による大腿骨近位部骨折術後】

- 現在の身体活動量（外出頻度や歩数，生活空間など）を評価し，わずかに増加させるように説明する．疼痛や腫脹が増悪しない範囲で段階的に増加させるように説明する．
- 大腿骨近位部骨折術後は転倒リスクが増大していることが非常に多いため，段差がない場所を選定する，歩行補助具を使用するなど転倒予防を図る．

(2) 身体活動量増加のためのモニタリング

- 身体活動量はモニタリングにより増大することが報告されている[22]．地域においては，いずれの疾患に対してもスマートフォンを用いて自身の身体活動量をモニタリングする方法を説明することも有用である．

2. 変形性関節症に対する疼痛軽減のための教育

- 過剰な関節負荷は疼痛や疾患の進行につながることを説明し，関節負荷を軽減させる動作を説明する．
- 起立/着座動作では疼痛に応じて上肢や健側下肢を利用して，患側下肢への関節負荷を軽減させる（**図2**）（➡**臨床では**）．
- 階段昇降では手すりを使用して関節負荷を軽減させ，不必要な階段昇降は避けるように説明する（筋力トレーニングとして階段昇降を行わない）．

> **ココが重要** ☑
> 人工関節置換術後早期は強い疼痛，著明な運動機能の低下を経験するため，本当に良くなるのかと不安をもつ患者も多い．そのため術後の疼痛，運動機能の一般的な経過を理解してもらい，改善に関する意欲を十分にもってもらうことが重要である．

> **? 臨床では**
> 変形性関節症は両側に発症することも多く，反対側下肢に頼るのが難しいこともある．そのような場合は上肢をうまく利用できるよう，福祉用具の活用なども検討する．

アクティブラーニングのヒント

①荷重関節である膝関節や股関節の変形性関節症では，荷重刺激による痛みが生じます．普段通りの生活のどのような場面で荷重刺激が生じるかを考えてみましょう．

②膝関節や股関節の変形性関節症では荷重刺激による痛みが生じるため，荷重刺激を軽減させることが重要です．対象者自身が荷重刺激を軽減させるためにできること，荷重刺激を軽減させるために必要な環境を考えてみましょう．

③運動器疾患を有する対象者では運動機能の制限や低下が大きな転倒リスクとなります．しかし，運動機能の著しい改善は難しいため，対象者の運動機能だけでなく，転倒を起こしにくい環境を整えることも考えてみましょう．

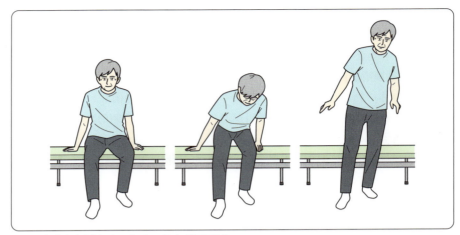

図2 疼痛を軽減させるための起立/着座動作

3. 身体機能の改善

- 運動器疾患においては疾患特異的な筋力低下が生じるものの,地域では身体活動量の減少に伴う下肢全体の筋力低下が問題になることが多いため,下肢全体の筋力増強を図る.
- 地域においては,場所を選ばず簡便に実施できる椅子からの立ち上がりトレーニングによる筋力増強運動を選択するとよい(**図3**).
- 変形性関節症では椅子からの立ち上がりトレーニングが荷重位であるため,疼痛を生じてしまう場合は,上肢を用いて荷重量を調整する.
- 筋肥大が期待できる8回から12回程度で疲労する動作スピードでの負荷設定を基本としながらも,段階的に進め,変形性関節症や術後は疼痛増悪がないよう配慮する.

4. 転倒予防のための環境整備

- 転倒の半数以上は住宅など居住場所で発生していることから[23],自宅内の環境

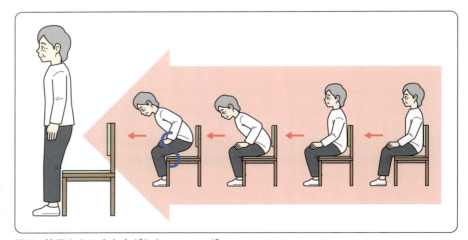

図3 椅子からの立ち上がりトレーニング

を整備し転倒予防を図る.

● 生活活動を想定し，以下の対策を説明，検討する.
　①段差はミニスロープなどを利用して解消する.
　②玄関や階段など解消が難しい段差は手すりを設置する.
　③玄関マットを使用する場合は滑り止めを敷く.
　④動線上に置いてある障害物は撤去する.
　⑤電気コードなどは動線の邪魔にならないようにする.
　⑥めくれやすい絨毯やカーペットは使用しない.
　⑦足元がしっかり見えるように明るく照らす.
　⑧廊下，トイレ，浴室に手すりを設置する.

5. 栄養指導

● カルシウム自己チェック表による評価結果に基づき，カルシウム摂取量が1日あたり800mgとなるように具体的な食品量で指導する.

● たとえば，牛乳コップ200ml，ヨーグルト100g，ワカサギ60g，豆腐150gでカルシウム量が約800mgとなることを説明する（**表2**）.

● カルシウム以外にもビタミンD，ビタミンKを含む食品についてもバランスよく摂取できるように説明する.

● ただし，低栄養の高齢者では消化機能の機能不全などもあり急激な食事量の増加は困難であるため，様子を見ながら段階的に進めることが必要である.

表2　カルシウムを多く含む食品

食品	1回使用量(g)	カルシウム量(mg)
牛乳	200	220
スキムミルク	20	220
プロセスチーズ	20	126
ヨーグルト	100	120
干しえび	5	355
ワカサギ	60	270
シシャモ	50	175
豆腐	75	90
納豆	50	45
小松菜	80	136
青梗菜	80	80

（骨粗鬆症の予防と治療ガイドライン委員会）[24]より引用，一部改変

（飛山義憲）

文献

1) Smith TO, et al：Is there an increased risk of falls and fractures in people with early diagnosed hip and knee osteoarthritis? Data from the Osteoarthritis Initiative. Int J Rheum Dis, 21 (6)：1193-1201, 2018.

2) Smith TO, et al：Are people following hip and knee arthroplasty at greater risk of experiencing a fall and fracture? Data from the Osteoarthritis Initiative. Arch Orthop Trauma Surg, 136 (6)：865-872, 2016.

3) Vala CH, et al：Risk for hip fracture before and after total knee replacement in Sweden. Osteoporosis international：a journal established as result of cooperation between the European Foundation for Osteoporosis and the National Osteoporosis Foundation of the USA, 31 (5)：887-895, 2020.

4) 骨粗鬆症の予防と治療ガイドライン作成委員会：骨粗鬆症の予防と治療ガイドライン2015年版. 2015 http://www.josteo.com/ja/guideline/doc/15_1.pdf

5) Baker PS, et al：Measuring life-space mobility in community-dwelling older adults. J Am Soc Gariatr Soc, 51 (11)：1610-1614, 2003.

6) Sašek M, et al：Objectively Measured Physical Activity, Sedentary Behavior and Functional Performance before and after Lower Limb Joint Arthroplasty：A Systematic Review with Meta-Analysis. J Clin Med, 10 (24), 2021.

7) Kraaijkamp JJM, et al：Movement Patterns in Older Adults Recovering From Hip Fracture. J Aging Phys Act, 1-9, 2024.

8) Caputo EL, et al：Reliability of a smartphone application to measure physical activity. Res Sports Med, 30 (3)：264-271, 2022.

9) Bouma S, et al：Barriers and facilitators for implementing lifestyle-related treatment modalities in osteoarthritis：A cross-sectional study among primary and secondary healthcare professionals. Health policy (Amsterdam, Netherlands). 136, 2023.

10) Pellegrini CA, et al：Understanding barriers and facilitators to healthy eating and physical activity from patients either before and after knee arthroplasty. Disabil Rehabil, 40 (17)：2004-2010, 2018.

11) Moraes SA, et al：Sedentary behavior：barriers and facilitators among older adults after hip fracture surgery. A qualitative study. Braz J Phys Ther, 24 (5)：407-414, 2020.

12) Sayah SM, et al：Clinical Course of Pain and Function Following Total Knee Arthroplasty：A Systematic Review and Meta-Regression. J Arthoplasty, 36 (12)：3993-4002, 2021.

13) Wieczorek M, et al：What Have We Learned About the Course of Clinical Outcomes After Total Knee or Hip Arthroplasty? Arthritis Care Res (Hoboken). 72 (11)：1519-1529, 2020.

14) Hashimoto H, et al：Validation of a Japanese patient-derived outcome scale for assessing total knee arthroplasty：comparison with Western Ontario and Mcmaster Universities osteoarthritis index (WOMAC). J Orthop Sci, 8：288-293, 2003.

15) Akai M, et al：An outcome measure for Japanese people with knee osteoarthritis. J Rheumatol, 32 (8)：1524-1532, 2005.

16) Matsumoto T, et al：Japanese Orthopaedic Association Hip Disease Evaluation Questionnaire (JHEQ)：a patient-based evaluation tool for hip-joint disease. The Subcommittee on Hip Disease Evaluation of the Clinical Outcome Committee of the Japanese Orthopaedic Association. J Orthop Sci, 17 (1)：25-38, 2012.

17) Singla R, et al：The course of knee extensor strength after total knee arthroplasty：a systematic review with meta-analysis and-regression. Arch Orthop Trauma Surg, 143 (8)：5303-5322, 2023.

18) Winther SB, et al：Muscular strength and function after total hip arthroplasty performed with three different surgical approaches：one-year follow-up study. Hip Int, 29 (4)：405-411, 2019.

19) Montero-Odasso M, et al：World guidelines for falls prevention and management for older adults：a global initiative. Age Ageing, 51 (9), 2022.

20) 2018 Physical Activity Guidelines Advisory Committee：2018 Physical Activity Guidelines Advisory Committee scientific report. Washington, DC：U.S. Department of Health and Human Services, 2018. https://health.gov/sites/default/files/2019-09/PAG_Advisory_Committee_Report.pdf

21) Farrokhi S, et al：The influence of continuous versus interval walking exercise on knee joint loading and pain in patients with knee osteoarthritis. Gait Posture, 56：129-33, 2017.

22) Ferguson T, et al：Effectiveness of wearable activity trackers to increase physical activity and improve health：a systematic review of systematic reviews and meta-analyses. Lancet Digit Health, 4 (8)：e615-e26, 2022.

23) 東京消防庁：救急搬送データからみる高齢者の事故 https://www.tfd.metro.tokyo.lg.jp/lfe/topics/nichijou/kkhdata/data/r4all.pdf#page=5

24) 骨粗鬆症の予防と治療ガイドライン作成委員会：骨粗鬆症の予防と治療ガイドライン，2015.

>>>> 演習課題

症例

症例：68歳，女性，BMI28

現病歴，合併症，既往歴：片側変形性膝関節症により疼痛を訴えている．両側の大腿骨頸部に骨粗鬆症も有する．

夫と二人暮らし，息子夫婦が近所に住んでいる．一軒家，二階建て，寝室は二階．

以前は地域での活動にも積極的に参加していたが，変形性膝関節症による疼痛および疼痛に対する恐怖心によって参加，身体活動が減少し，閉じこもりがちとなっている．

演習課題①：身体活動量，疼痛の評価

疼痛および疼痛に対する恐怖心によって減少している身体活動をどのように評価すべきか，また疼痛をどのように評価すべきか考えてみましょう．

演習課題②：身体活動量増加のための教育

本症例は疼痛だけでなく，疼痛に対する恐怖心によって身体活動が減少しています．つまり，疼痛に制限される身体活動の増加は難しくても，疼痛に対する恐怖心に制限される身体活動については増加が望めます．どのような教育を行うべきか考えてみましょう．

演習課題③：転倒予防，骨折予防

大腿骨頸部に骨粗鬆症を有するため，転倒による大腿骨近位部骨折を予防する必要があります．転倒リスクを評価し，身体面，環境面でどのように転倒リスクを軽減すべきか考えてみましょう．また骨折予防のための栄養評価と栄養指導を考えてみましょう．

Column

スポーツ・レクリエーション用具の活用

　スポーツ・レクリエーションとは，スポーツとして行われるレクリエーション活動のことで，子どもから大人・高齢者まで，また障害の有無にかかわらず，誰でも取り組めることが特徴である．スポーツ・レクリエーション用具は，誰でも楽しめるようにゲーム的要素（競技性ではない）を取り込んだタイプが多く，個人で楽しむものから複数人で行うもの，対戦式やスコア化するもの，対面式で行うものもあれば，Internet of Things（IoT）システムを搭載しオンライン上で行うものなど多岐にわたる．

　レクリエーションとは，楽しみ，健康，交流を求めて，主として自由時間に行う諸活動であり，社会的活力を生むものであり，その発想は自由に無限である．

　スポーツ・レクリエーション用具の一つの利用例として，重症心身障害児・者のために考案されたスポーツの「ボッチャ」がある．正式競技になればコートのサイズやボール（大きさ，重量など）の規格があるが，競技自体は，赤と青の球をターゲット（白球）にどれだけ近づけられるかを競う，とてもシンプルな競技である．①ボールを把持する，②数m〜十数m先のターゲットに向けて投げる，という動作であるが，投げるのか，転がすのか，足で蹴るのか，それも難しいならばランプ（投球できない選手が使用する専用の用具）を使用することもできる．また，ターゲットを固定して投球するターゲットボッチャ（的当てのようなもの）やストラックアウトのような使い方もできる．投球姿勢を座位（車椅子座位/椅子座位）で行うのか，立位で行うのかで姿勢調整，バランス機能へのアプローチもできる．

　ボールを把持（橈側―手指握り）するのが難しい障害者用に，パラスポーツ陸上競技ではビーンバック（大豆などを入れた重さ150g，12cm四方の袋）投げという競技もある（図1）．もとは砲丸投げやソフトボール投げを，より上肢・手指に障害がある方向けに改良され，把持はできなくてもピンチ動作が可能であれば投てきできる競技である（足に乗せて投げる方法もある）．また，やり投げを改良し，プラスチックに軽量化（長さ約70cm，重さ300gのターボジャブ）した「ジャベリックスロー」という競技もある（図2）．長い距離をより早く車椅子で走行できるように競技用車椅子（レーサー）や，より回転性を向上させるためにタイヤの角度を大きく外側に開いた車椅子でのバスケットボール用，車椅子ラグビー用，車椅子テニス用など，既存の用具・福祉用具を改良したものや，新設したものなど様々な用具がある．共通するのは，これらは障害があっても楽しめるように工夫され，改良された用具なことである．

　私たちが理学療法を提供するときには，バランス機能向上練習，巧緻性向上，協調性向上など様々な目的をもちアプローチするが，そのなかでスポーツ・レクリエーション用具を活用することによって，より視覚的，聴覚的，感覚的，機能的，学習要素などの効果とともに，何より楽しさを引き出すことができる可能性がある．そのためには，どのような用具があり，それをどのように活用できるかの知識を有することが大切である．

（松田史代）

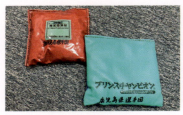

図1　ビーンバック

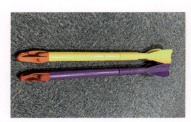

図2　ジャベリックスロー

11章

疾患別にみる地域理学療法 呼吸器・循環器疾患

学習のねらい

- ●COPDの特徴と問題点を理解する.
- ●地域における呼吸理学療法の評価と介入を理解し, セルフマネジメント教育ができるようになる.
- ●地域における循環器疾患および循環器理学療法の流れとポイントを理解する.
- ●疾患特有の評価と対処方法を立案し実施できる.

プロローグ

アクティブラーニングとして取り組んでみましょう!
①地域でできるCOPDの評価項目を列挙してみましょう.
②COPD患者が地域での生活を継続するために必要なことをあげてみましょう.
③心不全の増悪因子を列挙してみましょう.
④心不全の重症化や再入院を減らす対策について考えてみましょう.

呼吸器疾患

❶ 地域で対象となる呼吸器疾患の特徴

- 疾病による入院を必要とせず, 慢性疾患や障害と上手に付き合いながら, その人らしく生活する場を「地域」と定義し, 代表的な呼吸器疾患であるCOPDの理学療法について解説する.

1. COPDとは

- 『COPD (慢性閉塞性肺疾患) 診断と治療のためのガイドライン2022』[1] において, COPDとは「タバコ煙を主とする有害物質を長期に吸入曝露することなどにより生ずる肺疾患である」と定義されている. また, 呼吸機能検査では気流閉塞, つまり呼出制限を示すことが特徴で, 主な症状は労作時 (体動時) の呼吸困難や慢性の咳・痰であるが, これらの症状に乏しいこともある[1].
- COPDの診断基準[1] は, ①長期の喫煙歴などの曝露因子があること, ②気管支拡張薬吸入後の呼吸機能検査でFEV_1/FVCが70%未満であること, ③他の気流閉塞をきたしうる疾患を除外すること, とされる. 病期 (重症度) 分類は%FEV_1

▶ 慢性閉塞性肺疾患：chronic obstructive pulmonary disease (COPD)
▶ 1秒量 (FEV_1)：forced expiratory volume in one second
▶ 努力肺活量：forced vital capacity (FVC)

つながる知識

1秒量 (FEV_1)： 最初の1秒間で吐き出せる息の量

努力肺活量 (FVC)： 思い切り息を吸ってから強く吐き出したときの息の量

1秒率 (FEV_1%)：FEV_1値をFVC値で割った値. FEV_1/FVCとも表記される

対標準1秒量 (% FEV_1)： 性, 年齢, 身長から求めたFEV_1の標準値に対する割合

の値によりⅠ期の軽度の気流閉塞から，Ⅳ期の極めて高度の気流閉塞の4つに分類される（→前頁のつながる知識）．

2．COPDの特徴

- COPDは気流閉塞や動的肺過膨張を引き起こし，労作時の呼吸困難が主な症状となる．これらがCOPD患者の機能障害や障害構造に影響する．またガス交換障害による低酸素血症や，気道粘液の過分泌による喀痰，咳嗽なども認められることがある．

- 一方でCOPDは，全身の炎症性疾患といわれており，COPD以外の疾患が肺に存在する肺合併症と肺以外の臓器に存在する全身併存症が惹起されるといわれている（→つながる知識）．

- また，COPDの重要な特徴として増悪を引き起こすことがあげられる．増悪とは「息切れの増加，咳や痰の増加，胸部不快感・違和感の出現あるいは増強などを認め，安定期の治療の変更が必要となる状態」をいう[1]．

- COPDの増悪は多くの場合，気道感染，大気汚染，または肺への他の障害によって引き起こされる局所的および全身的な炎症の亢進と関連し，患者の生活の質（QOL）や呼吸機能，生命予後を悪化させる．

- COPDにおける最大の問題は未診断・未治療患者が多いことである．わが国における推定有病患者数は約530万人とされているが[2]，実際に治療を受けている総患者数は約24万人と報告[3]されており，それを裏付けている．

- また，高齢社会が進行するなかでmultimorbidity患者の増加が問題となっているが（→ココが重要），COPDはmultimorbidityに定義される上位5疾患の一つと報告されており[4]，地域で暮らす人々に未診断のCOPD患者が潜在している可能性は非常に高い．

- 「健康日本21（第二次）」において，がん，循環器疾患，糖尿病と並んで，COPDは対策を必要とする主要な生活習慣病と明記され，「健康日本21（第三次）」では，さらに一歩進んで「COPDの発症予防，早期発見・治療介入，重症化予防」など総合的に対策を講じていくことが必要と示された（→つながる知識）．

- わが国における一般住民のフレイル有病率（7.4〜11.2％）[5,6]，サルコペニア有病率（7.5〜8.2％）[7,8]に対して，COPD患者のフレイル有病率32.0％[9]，サルコペニア有病率30.0％[10]と高率であることが報告されている．

- これは呼吸器疾患患者特有の，呼吸困難に伴う活動性の低下にも大きく影響する．活動性の低下によって廃用性に骨格筋の機能障害をきたすことで，動作時のアシドーシスによる換気亢進，呼吸困難の増強，さらなる活動性の低下といった呼吸困難の悪循環に大きく影響することも懸念される．

- 近年は，呼吸サルコペニア[11]の概念も提唱されている．呼吸サルコペニアは，呼吸筋力低下と呼吸筋量減少が示唆される病態と定義されるが，COPDにおいては呼吸困難悪化，運動耐容能低下，身体活動低下の原因となる．本疾患における重要な機能障害として認識する必要がある．

つながる知識

肺合併症には，気管支喘息，肺線維症，肺炎，気管支拡張症，肺癌，気胸があげられる．全身併存症には，高血圧，前立腺肥大，脂質異常症，胃食道逆流，骨粗鬆症，るいそう，うつなどがあげられる．特に冠動脈疾患・狭心症・心筋梗塞や慢性心不全などの心血管系疾患の併存頻度が高いといわれている．

ココが重要

「multimorbidity」は「多疾患併存」と訳され，複数の慢性疾患が併存している状態．「併存疾患」と訳される「comorbidity」とは区別される．
例として「comorbidity」は糖尿病による網膜症，神経症，腎症など一つの疾患（糖尿病）から派生する合併症をいい，糖尿病や高血圧，骨粗鬆症など診療科が異なる疾患が併存する状態を「multimorbidity」という．

つながる知識

健康日本21は「21世紀における国民健康づくり運動」のこと．厚生労働省より国民の健康増進の総合的な推進を図るための基本的な方針が示されている．2013年（平成25年）に第二次が施行，2023年（令和5年）に第三次が告示された．

❷ 地域における COPD の理学療法評価

- COPD患者の理学療法は，呼吸リハビリテーションの一環として行われる．その実施にあたっては，問題点の抽出や目標設定，個別プログラム立案のための評価を行う（**表1**）[12]（➡**つながる知識**）．

- これらの評価項目のなかには，医療機関外では実施が困難となる評価も少なくなく，評価時間も限られるために，地域ではすべての項目を評価することは現実的ではない．そこで，まずは症状のスクリーニングとして，COPDアセスメントテスト（CAT）（➡**つながる知識**）の活用が推奨される．

- CATは，健康に関連するQOLの評価尺度として開発され，咳症状，喀痰の有無，胸部絞扼感，息切れ，生活への影響，外出，睡眠，元気さの8項目を各5点の40点満点（得点が高いほうが症状が強い）で評価する．これによってCOPDが日常生活にどれほど影響を与えているかを総合的に評価することができる．

- CATによりCOPD患者が感じている問題点をスクリーニングしたあと，抽出された問題点についてより詳細に評価を行う．

- また，地域理学療法の視点で最も重要な評価は身体活動量である（➡**つながる知識**）．労作時呼吸困難によってADLが制限されるCOPD患者にとって，運動量だけではなくADLにおける活動も反映される身体活動量は有益な指標とな

> **つながる知識**
> 呼吸リハビリテーションに関する評価は，表1のように「必須の評価」，「行うことが望ましい評価」，「可能であれば行う評価」に大別される．

> **つながる知識**
> CATは，患者のQOLを評価できるだけでなく，リハビリテーションの効果判定にも使用することができる．また症状の変化を客観的に判断することができ，毎回の呼吸状態の確認など理学療法を行っていくうえでの指針となる．

> **つながる知識**
> 身体活動（physical activity）は，エネルギー消費を伴う骨格筋の働きによるすべての動作．これは「運動」と「生活活動」を合わせたものであり，身体活動量は日常生活においてどれくらいエネルギーを消費しているかの指標である．

表1　呼吸リハビリテーションの評価

必須の評価
フィジカルアセスメント
スパイロメトリー
胸部単純X線写真
心電図
呼吸困難（安静時，日常生活動作時，歩行時等）
経皮的酸素飽和度（SpO_2）
ADL
歩数（身体活動量）
フィールド歩行試験（6分間歩行試験，シャトル・ウォーキング試験）
握力
栄養評価（BMI，％IBW，％LBW等）
行うことが望ましい評価
上肢筋力，下肢筋力
健康関連QOL（一般的，疾患特異的）
日常生活動作におけるSpO_2モニタリング
可能であれば行う評価
身体活動量（活動量計）
呼吸筋力
栄養評価（質問票，体成分分析（LBM等），エネルギー代謝，生化学的検査等）
動脈血ガス分析
心理社会的評価
心肺運動負荷試験
心臓超音波検査

（植木・他，2018）[12]より一部改変

▶CAT：COPD assessment test

表2　mMRC息切れスケール

Grade 0	激しい運動をしたときだけ息切れがある
Grade 1	平坦な道を早足で歩く，あるいはゆるやかな上り坂を歩くときに息切れがある
Grade 2	息切れがあるので，同年代の人よりも平坦な道を歩くのが遅い，あるいは平坦な道を自分のペースで歩いているとき，息切れのために立ち止まることがある
Grade 3	平坦な道を約100ｍ，あるいは数分歩くと息切れのために立ち止まる
Grade 4	息切れがひどく家から出られない，あるいは衣服の着替えをするときにも息切れがある

❓ 臨床では

間接評価法は呼吸困難により制限される活動状況で評価するmMRC息切れスケール（表2）が，直接評価法は息切れの強さの程度を定量化する修正Borgスケールが代表である．

つながる知識

実際に身体活動量の低いCOPD患者は高い患者に比べ生存率は低く，身体活動レベルが死亡の最大の危険因子であると報告されている．また身体活動量は増悪とも関連している．

❓ 臨床では

NRADLは入院版と外来版の2種類があり，地域生活においては外来版を使用する．

つながる知識

「COPD診断と治療のためのガイドライン」[1]において，COPDの管理目標は，I.現状の改善として①病状およびQOLの改善，②運動耐容能と身体活動量の向上および維持，II.将来リスクの低減として①増悪の予防，②疾患進行の抑制および健康寿命の延長とされている．

る（➡臨床では，つながる知識）．

- 身体活動量の評価と合わせて呼吸困難，ADL，健康関連QOLや身体機能の評価を行っていく．栄養評価の重要性も非常に高い．
- **呼吸困難**は，COPD患者の予後を規定する因子であり，身体活動量やADLの制限にも関与する最も重要な因子である．その評価方法は，**間接評価法**と**直接評価法**に分類される．
- 呼吸困難の評価に関しては，患者がどのような動作で，どの程度の息苦しさを自覚するのかといった，実際のADLでの呼吸困難の状況を具体的に評価することが重要である．
- ADL評価に関しては，呼吸器疾患に特異的なADL評価法である長崎大学呼吸器日常生活活動評価表（NRADL）などの活用が推奨されている（表3）（➡臨床では）．呼吸器疾患患者のADL障害は，動作自体の遂行能力（運動機能）は保たれている一方で，息切れによって活動が遂行できない，動作の中断を余儀なくされるということが特徴であるため，Barthel indexやFIMなどの一般的なADL尺度ではとらえられないためである．
- また，当該患者のADL評価では，単に制限されているADLを評価するのではなく，疾患の重症度や社会的な背景を加味して患者自身や家族がどのようなADLを必要としているかを評価しなければならない．呼吸困難の程度，SpO_2の低下を伴うか否か，SpO_2の回復時間などもあわせて評価すると理学療法プログラムの立案に有用である．

❸ 目標設定の考え方

- COPDは，加齢とともにゆっくりと進行することが特徴であり，疾患そのものの完治または治癒を得ることは困難である．しかし，身体活動を継続するとともに，増悪を生じないように疾病管理を行うことで寿命を全うすることが可能である．そのため，疾患とうまく付き合いながら，地域のなかで生活を送ることが目標であるといえる（➡つながる知識）．
- これらをふまえたうえで，リハビリテーションにおける目標は「現在の地域で

▶mMRC：modified medical research council
▶Borg CR-10：Borg category-ratio 10
▶NRADL：Nagasaki University Respiratory Activities of Daily Living Questionnaire

表3 長崎大学呼吸器日常生活活動評価表（Nagasaki University Respiratory Activities of Daily living Questionnaire：NRADL）（外来版）

項目	動作速度	呼吸困難感	酸素流量	合計
食事	0・1・2・3	0・1・2・3	0・1・2・3	
排泄	0・1・2・3	0・1・2・3	0・1・2・3	
整容	0・1・2・3	0・1・2・3	0・1・2・3	
入浴	0・1・2・3	0・1・2・3	0・1・2・3	
更衣	0・1・2・3	0・1・2・3	0・1・2・3	
屋内歩行	0・1・2・3	0・1・2・3	0・1・2・3	
階段昇降	0・1・2・3	0・1・2・3	0・1・2・3	
外出	0・1・2・3	0・1・2・3	0・1・2・3	
荷物の運搬・持ち上げ	0・1・2・3	0・1・2・3	0・1・2・3	
軽作業	0・1・2・3	0・1・2・3	0・1・2・3	
合計	/30点	/30点	/30点	
連続歩行距離	0：50m以内，2：50〜200m，4：200〜500m，8：500m〜1km，10：1km以上			
			合計	/100点

〈動作速度〉
0：できないか，かなり休みを取らないとできない（できないは，以下すべて0点とする）
1：途中で一休みしないとできない
2：ゆっくりであれば休まずにできる
3：スムーズにできる

〈息切れ〉
0：非常にきつい，これ以上は耐えられない
1：きつい
2：楽である
3：全く何も感じない

〈酸素流量〉
0：2L/min以上
1：1〜2L/min
2：1L/min以下
3：酸素を必要としない

の生活を維持・向上すること」であり，そのために「呼吸困難の軽減」を図り，「運動耐容能ならびに身体活動量を維持・向上」していくことが必要である．

④ 地域理学療法の実際

1. COPD

- COPD患者における地域理学療法の目標は，住み慣れた地域において継続して生活できることである．そのためには加齢や疾患進行に伴う身体・呼吸機能低下を最大限抑制することが重要である．

- 地域在住のCOPD患者と同義である安定期COPD患者の管理は，重症度に応じて薬物療法および非薬物療法，つまり呼吸リハビリテーションを組み合わせて実施していくこととなる（図1）．

- 呼吸リハビリテーションはCOPDの非薬物療法の標準的治療とされており，その有益性は強いエビデンスによって既に確立されている．

- 呼吸リハビリテーションプログラムの中核を成すのは運動療法である．理学療法ではCOPDの症状に応じて，全身持久力・筋力トレーニングを中心とした運動療法にコンディショニング（➡つながる知識）やADLトレーニングを組み合わせて実施する．

- 重症例では呼吸困難が高度であり，運動機能も低下している症例が多いため，コンディショニングや基礎的なADLトレーニングをメインに，低負荷の全身

つ・な・が・る 知識
コンディショニングは運動療法を効率よく行うために，呼吸や身体の状態を整え，運動へのアドヒアランスを向上する介入．呼吸練習，リラクセーション，ストレッチング，排痰法などがある．

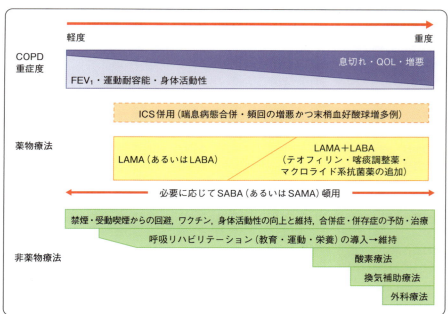

図1 安定期COPDの重症度に応じた管理
（日本呼吸器学会COPDガイドライン第6版製作委員会，2022）[1]

> **? 臨床では**
>
> 在宅における全身持久力・筋力トレーニングは，病院や施設と異なり，使用できる機器が限られる．また，非監視下でのトレーニングとなることが多いため，自宅にあるものをトレーニング器具として利用し，プログラム内容も簡素化することで，継続できるように工夫する必要がある．
> 例）ダンベルの代わりに水を入れたペットボトルを使用する，椅子を用いて立ち座りや踵上げの練習をする，自宅周辺でコースを設定しウォーキングを行う，など．

> **? 臨床では**
>
> 通所リハビリテーションや訪問リハビリテーションを行っている場合，病状の変化を見落とさず，早期の受診につなげることは医療者としてとても大切である．「いつもと同じ（違う）」かどうかを評価し，その変化に早く気付くことが求められる．
> 例）体調確認の際にSpO₂値は低下していないか，今までできていた動作で息切れが出現していないか，安静時や動作後に喘鳴が認められないか，など．

持久力・筋力トレーニングを組み合わせて開始する．一方，軽症例では運動機能も良好であることが多く，高負荷の全身持久力・筋力トレーニングを主体として開始する（**図2**）．

- 重症例であっても呼吸リハビリテーションの導入後，運動療法の継続と再評価を実施することで適宜，全身持久力・筋力トレーニングの割合や負荷を増やしてくことが必要である（➡**臨床では**）．
- ADLトレーニングは，患者の実生活のなかで呼吸困難などの問題を感じているADL動作を聴取して，優先的に練習や指導を実施することが重要である．
- 一方で，運動療法だけではなく疾患増悪予防のためのセルフマネジメント教育も重要である．理学療法士として患者の身体機能やADLにアプローチするだけではなく，以下の項目にも注視していく必要がある．

(1) 増悪の予防

- COPDの増悪が起こると，入院が必要となることもあり，在宅生活の分断が生じかねない．重症化することで予後を悪化させたり，人工呼吸管理が必要となることもあり，身体機能や呼吸困難のさらなる悪化も生じる．地域での生活を継続するためには，増悪の予防は最も重要な目標である（➡**臨床では**）．
- 増悪の主な原因は，気道感染と大気汚染である．一方，増悪の約3分の1は原因が不明ともされている．
- 増悪の40〜60％はウイルス感染で起こると推計されている[13]．感冒に罹患することが増悪を招くことにつながりかねないので，感冒の予防は極めて重要である．
- インフルエンザや肺炎によって増悪が重篤化することがあるため，インフルエ

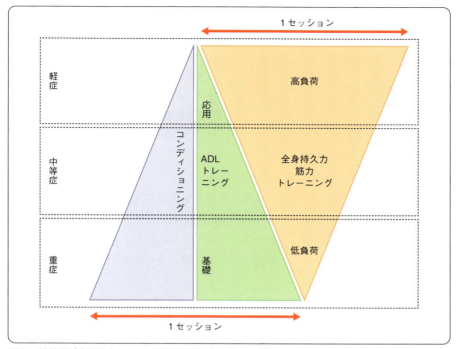

図2 維持期(生活期)における開始時のプログラム構成

(植木・他, 2018)[12]

表4 呼吸器機能障害等級表

級数	区分	解説
1級	自己の身辺の日常生活活動が極度に制限されるもの	呼吸困難が強いため歩行がほとんどできないもの。呼吸障害のため指数の測定ができないもの、また動脈血酸素分圧が50 Torr以下のもの。
3級	家庭内での日常生活活動が著しく制限されるもの	指数が20を超え30以下のもの、もしくは動脈血酸素分圧が50 Torrを超え60 Torr以下のもの、またはこれに準ずるもの
4級	社会での日常生活活動が著しく制限されるもの	指数が30を超え40以下のもの、もしくは動脈血酸素分圧が60 Torrを超え70 Torr以下のもの、またはこれに準ずるもの

(3学会合同ワーキンググループ, 2022)[16]

ンザワクチンや肺炎球菌ワクチンの接種が推奨されている[14,15].

- 増悪予防で最も重要なことは、患者自身が疾患を増悪させないようにセルフマネジメントすることであり、医療者側はセルフマネジメント教育、セルフマネジメント支援を実施していく必要がある．

(2) 社会資源の活用

- COPD患者は、労作性の呼吸困難などによりADLが障害され、家族の介護負担や種々の経済的負担の増大といった問題が出ることがある．
- 負担軽減のために地域で生活するCOPD患者は福祉制度，介護保険制度，医療保険制度といった社会資源を利用できる．
- 身体障害者手帳は身体障害者福祉法に基づき交付されるもので、呼吸機能障害は1級，3級，4級の3つの等級に定められる（表4）[16].
- 「在宅呼吸ケア白書」[17]によると，COPD患者の81％が身体障害者手帳を取得

? 臨床では

呼吸器疾患患者は呼吸困難のためにADLやIADLが制限されるが，動作そのものは自立できることが多い．そのため，ADL低下が要介護認定調査には反映されず，要介護度が過小評価される[18]という問題がある．実際にCOPD患者へのアンケート調査では，全体の38％が要介護の認定結果に不満があり，60％が「自分の希望より低い認定結果でサービスが使えない」と回答していた．

つながる知識

高額療養費制度は，医療機関での自己負担額が定められた上限額を超過した場合に，超過分の払い戻しを受けられる制度である．実際には，事前に「限度額適用認定証」の交付を受けることで，医療機関での支払いが自己負担額までにとどめることができるようになっている．

ココが重要 ☑

嚥下機能障害をきたしやすい病態，あるいは誤嚥のリスク因子をもつことが，直接誤嚥性肺炎のリスクであるとはいえないことに注意が必要である．誤嚥性肺炎発症には様々な要因が重なることを念頭に入れる必要がある．

していた．

- 介護保険制度は65歳以上の介護を必要とする人が疾病にかかわらず申請できる制度であるが，COPDは**介護保険における特定疾病**に該当するため，40歳以上65歳未満でも申請することができる（→**臨床では**）．
- COPD患者において，**在宅酸素療法**や**在宅人工呼吸器療法**を行う場合，医療費の自己負担額は高額となるため，高額療養費制度を利用できる（→**つながる知識**）．

2．肺炎

- 地域における呼吸器疾患として，肺炎の視点も非常に重要である．
- わが国の死因の第5位は肺炎，第6位は誤嚥性肺炎であり，両者を合わせると第4位の脳血管疾患の割合を超える[19]．第3位の老衰も，背景に肺炎を罹患した患者が含まれていることを考慮すると，非常に多くの肺炎による死亡者がいるという現状がある．
- 肺炎は，発症場所による分類で**市中肺炎**（CAP）と**医療・介護関連肺炎**（NHCAP），**院内肺炎**（HAP）に分類される．地域において認められるのはCAPとNHCAPであるが，特に問題となるのはNHCAPである．
- NHCAPの定義を**表5**に示す[20]．NHCAPはわが国特有の状況を示す肺炎の定義であり，高齢者施設に入所中，あるいは在宅介護の高齢者に起こり，その多くは誤嚥性肺炎の形をとる（→**ココが重要**）．
- **表6**は誤嚥のリスクと誤嚥による肺炎のリスク[20]をまとめたものである．
- 肺炎（誤嚥性肺炎含む）の発症予防のために，肺炎球菌ワクチンならびにインフルエンザワクチンを接種すること，口腔ケアを行うことがガイドラインにおいても推奨されている．これらとあわせてリスク因子に注意し，その要因に対してアプローチしていくことが重要である．

表5　NHCAPの定義

以下，4項目のいずれかを満たすHAP以外の肺炎（病院外で発症した肺炎）：

1）長期療養型病床群*もしくは介護施設に入所している
2）過去90日以内に病院を退院した
3）介護†を必要とする高齢者，身体障害者
4）通院にて継続的に血管内治療（透析，抗菌薬，化学療法，免疫抑制薬等による治療）を受けている

*：精神病床も含む
†：PS 3：限られた自分の身の回りのことしかできない．日中の50％をベッドか椅子で過ごす，以上を目安とする

↯ アクティブラーニングのヒント

①CATとともに，表1の項目から地域で可能な評価を考えてみましょう．
②必要な在宅での管理や社会資源の活用などを考えてみましょう．

▶ 市中肺炎：community-acquired pneumonia（CAP）
▶ 医療・介護関連肺炎：nursing and healthcare-associated pneumonia（NHCAP）
▶ 院内肺炎：hospital-acquired pneumonia（HAP）

表6　誤嚥のリスクと誤嚥による肺炎のリスク

誤嚥のリスク	
原因	病態
嚥下機能低下	意識障害 全身衰弱，長期臥床 脳血管障害 慢性神経疾患（認知症，パーキンソン病等） 医原性（気管切開チューブ留置，経腸栄養，頭頸部手術，鎮静薬，睡眠薬，抗コリン薬など口内乾燥を来す薬剤等）
胃食道機能不全	胃食道逆流 食道機能不全または狭窄 医原性（経腸栄養，胃切除等）

誤嚥による肺炎のリスク	
原因	病態
喀出を含む気道クリアランス能低下	全身衰弱，長期臥床 慢性気道炎症性疾患
免疫能低下	全身衰弱，長期臥床 低栄養

5　地域理学療法のエビデンス

- 呼吸リハビリテーションは，多くの有益性が強いエビデンスとともに報告されている（**表7**）[12]．『COPD診断と治療のガイドライン』[1]においては，安定期COPDに対して運動療法を含む呼吸リハビリテーションプログラムを行うことが強く推奨されている（エビデンスの確実性：強い（A））．
- 一方で呼吸リハビリテーションの効果は6カ月から1年で減衰することが報告されており，継続が必要となる．そのための維持プログラムや頻度を再検討する必要がある[21]．

表7　COPD患者における呼吸リハビリテーションの有益性

呼吸困難の軽減
運動耐容能の改善
健康関連QOLの改善
不安・抑うつの改善
入院回数および期間の減少
予約外受診の減少
増悪による入院後の回復を促進
増悪からの回復後の生存率を改善
下肢疲労感の軽減
四肢筋力と筋持久力の改善
ADLの向上
長時間作用性気管支拡張薬の効果を向上
身体活動レベル向上の可能性
協同的セルフマネジメントの向上
自己効力感の向上と知識の習得

(植木・他，2018)[12]

（柳田頼英，神津　玲）

循環器疾患

❶ 地域で対象となる循環器疾患の特徴

- あらゆる心疾患の最終像として，心不全は在宅高齢者に頻繁にみられる症候群である．虚血性心疾患，大動脈弁狭窄症，心房細動など加齢に伴い増える病気に加え，低栄養，フレイル，認知機能低下などが病態を複雑にし悪化させている．しかもその病態は刻々と進行し予後は極めて悪い（➡ココが重要）．
- 急性期診療の進歩による救命率の向上や高齢化などを背景に，低い心機能で社会生活を送る高齢者が増加している．急性増悪による再入院を繰り返し，そのたびに心機能や身体機能は低下し，集中治療を必要とするために莫大な医療費を必要とする．

【心不全の分類】

- 心不全とは「なんらかの心臓機能障害，すなわち，心臓に器質的および/あるいは機能的異常が生じて心ポンプ機能の代償機転が破綻した結果，呼吸困難・倦怠感や浮腫が出現し，それに伴い運動耐容能が低下する臨床症候群」と定義されている[21]（➡つながる知識）．
- 心不全のステージ分類を図3に示す[22]．器質的心疾患のないステージAから治療抵抗性の心不全を表すステージDに分類される．ステージごとに治療目標が設定されており，ステージAおよびBの無症候であっても予防医療の重要性が示されている．また心不全が露呈したステージCにおいては進行や再発を予防するうえで地域での理学療法が重要性を増し，ステージDにおいてはACP（advance care planning）（➡用語解説）を含めた支援が重要になる（➡ココが重要）．
- いずれの段階においても多職種による包括的介入が適切になされるべきであり，理学療法士の担うべき役割も大きい．
- 心不全では左室機能障害が関与していることが多く，左心機能によって評価や治療法が異なる（➡次頁のココが重要）．左室駆出率（EF）が低下した心不全（EF40％以下）はHFrEF（Heart Failure with reduced Ejection Fraction）と分類され，多くの大規模臨床試験の標的となっている．一方で，比較的左室駆出率が保たれた心不全（EF50％以上）の存在も明らかになっており[23]，HFpEF（Heart Failure with preserved Ejection Fraction）とされている．左室駆出率が40％以上50％未満はmid-range（HFmrEF）として分類されている．
- うっ血の有無と低心拍出の有無により4つのサブセットに分類するForrester分類（図4）は治療方針，病態の把握に有用であり標準的な治療が示されているため極めて重要な分類であるが，Swan-Ganzカテーテルを必要とするため主に集中治療領域で用いられ地域（在宅）では用いない．一方で身体所見を用い

ココが重要 ☑
心不全を考えるうえでは，基礎疾患と急性増悪の要因の2つを考慮する必要がある．

つながる知識
心不全の定義は複数存在するが，一般向けの定義として『急性・慢性心不全ガイドライン』には平易な表現で記載されている．在宅高齢者や家族への説明に有用である．
一般向け定義
心不全とは，心臓が悪いために，息切れやむくみが起こり，だんだん悪くなり，生命を縮める病気です．

Glossary 用語解説
ACP：ご本人の意識が保たれ，判断力のあるうちに末期の際の行動指針を決めておくことをACP（アドバンス・ケア・プランニング）という．人生会議ともいわれ，ご自身の人生観や価値観，希望にそって意思決定を援助する．

ココが重要 ☑
心不全の病期についてはACCF/AHAの心不全進行ステージが用いられる．それぞれの治療目標にはステージの進行予防が掲げられている．そして，①心機能低下の進行抑制，②症状や運動能力，QOLの改善，③再入院の予防と生命予後の改善が重要である．

11章　疾患別にみる地域理学療法　呼吸器・循環器疾患

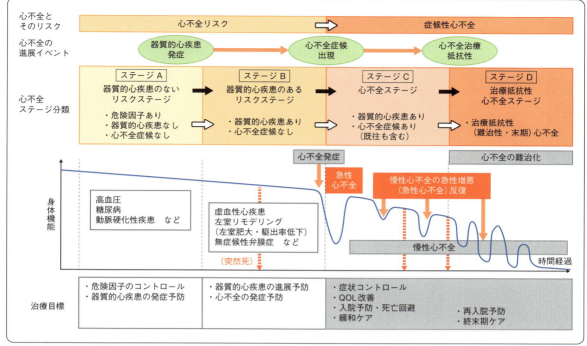

図3　心不全とそのリスクの進展ステージ
日本循環器学会，日本心不全学会．急性・慢性心不全診療ガイドライン（2017年改訂版）[22]．
https://www.j-circ.or.jp/cms/wp-content/uploads/2017/06/JCS2017_tsutsui_h.pdf（2020年10月閲覧）

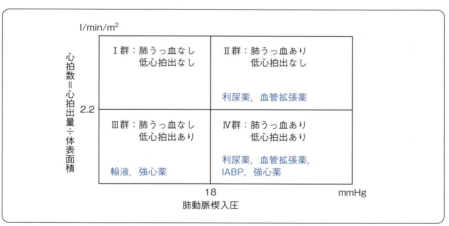

図4　Forrester分類

> ココが重要
> 心不全はうっ血と低心拍出を呈する症候群である．右心不全と左心不全では症状が異なる．右心不全では全身の静脈にうっ血が起こり四肢の浮腫や肝臓の腫大が起こり，左心不全では肺うっ血による息切れや起座呼吸，夜間発作性呼吸困難などが起こりやすい．

てうっ血の有無と低心拍出の有無を推察（profile）する Nohria/Stevensonの分類（図5，6）は，Swan-Ganzカテーテルを必要とせずに心不全の有無や重症度を視察できるため在宅では病態の評価に有用である．

- Killip重症度分類は肺うっ血を評価することで可能な重症度分類であり，聴診器があれば分類可能であり，在宅での病態把握に有用である（表8）．また予後予測の指標としても関連が報告されている[24]（→つながる知識）．

> つながる知識
> 虚血，不整脈，弁膜症の進行など疾患そのものの悪化に起因する心不全の再発も存在するが，服薬管理，塩分・水分の過剰摂取，喫煙，運動過多や極端な不活動，感染症など，教育や管理によって予防可能な原因による再発も報告されており，セルフケアを重視した疾患管理の徹底が重要である．

145

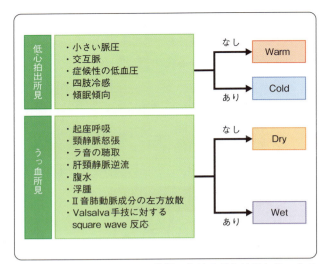

図5 Nohria/Stevensonの分類における低心拍出とうっ血の所見

図6 Nohria/Stevensonの分類
Profile A：うっ血や低灌流所見なし (dry-warm)
Profile B：うっ血所見はあるが低灌流所見なし (wet-warm)
Profile C：うっ血および低灌流所見を認める (wet-cold)
Profile L：低灌流所見を認めるがうっ血所見はない (dry-cold)

表8 Killip重症度分類

	心不全重症度	臨床所見
I度	心不全の症状なし	肺野に湿性ラ音，III音なし
II度	軽度～中等度の左心不全	全肺野の50％以下で湿性ラ音あり，III音聴取，静脈圧の上昇
III度	肺水腫を伴う重症心不全	全肺野の50％以上で湿性ラ音あり
IV度	心原性ショック	低血圧，頻拍，意識鈍磨，四肢冷感，乏尿，低酸素症

2 地域における理学療法評価

(1) 体格

- BMIを評価し，肥満や痩せの把握，平素の体重の把握を行うことで，筋肉減少症，浮腫，肥満の評価を行う．筋肉量は下肢の周径を用いて定量化することが一般的だが，心不全においては下肢の浮腫の影響を考慮する必要がある．そのため上腕周径を用いて筋肉量の評価を行うことで，活動性や再入院の推定に有用であると報告されている[4]．
- 心臓悪液質が進行している場合は，栄養サポート（→用語解説）を含めた運動指導が必要になる（→次頁のつながる知識）．体重は在宅で測定できる最も簡便な体液量の指標といえる．短期間（3日程度）で急激に増加（2～5kg以上）する場合は，他の指標と合わせて心不全の増悪を疑う必要がある（→次頁の臨床では）．

(2) 静脈圧の推定

- 中心静脈圧の上昇を占める頸静脈怒張はうっ血の重要な所見であり，在宅でも評価可能である（図7）．観察の姿勢や外頸静脈と見誤らないように注意が必要だが，慣れると本人でも確認可能な指標であり，有用である．

Glossary 用語解説

栄養サポート：2018年に「心不全患者における栄養評価・管理に関するステートメント」が日本心不全学会から示されている．心不全にフレイル・サルコペニア・悪液質（カヘキシア）など低栄養を示す指標の悪化が加わると，ADLの低下が懸念されるだけでなく，予後も悪くすることが知られている．心不全の進行ステージに合わせた栄養介入が重要で，ステージA・Bではバランスのよい食事に留意し，過度な体重増加を予防する必要がある．一方で，ステージC・Dでは栄養療法と運動療法の組み合わせで筋肉量の維持や歩行能力の維持に努めるべきと示されている．

（3）心不全の存在を確認する

- いま対象者が心不全かどうかを見極めるために有効な評価は，フラミンガム研究における診断基準（表9）に当てはめることである．X線や循環時間など在宅では評価できない項目もあるが，多くは問診と聴診や観察で基準に該当するか判断できる[25]．

（4）心不全の重症度評価

- 在宅における心不全の重症度評価には，先述したNYHA心機能分類が有用でありQOLを反映している．NYHA分類ごとに対応する厳密な身体活動能力指数（Specific Activity Scale：SAS）はないが，難病情報センターより表10のように報告されている[26]．
- 日常生活の活動度とその運動量metabolic equivalents（METs）を対比させたSASも同様に示されており（表11），症状が出現する最小運動量を定量的に推定しようとするものである．対象者の生活様式の把握や治療目標の決定に際し有用である（→つながる知識）．

つながる知識

塩1gを加水分解するためには水約250mlが必要とされている．塩は体内に水を貯めこみ圧負荷を増大させる．このことが心不全増悪の原因となるため，塩分の摂取は控える必要がある．同様に高い血糖値も水を貯めこむため，高血糖にも注意が必要である．

臨床では

心不全の急性増悪を予防する観点では，薬物療法や運動療法のみならず，感染症予防，塩分・水分摂取，過労などの疾病を管理する能力の向上が重要である．医師，看護師，理学療法士，作業療法士，薬剤師，管理栄養士等から構成される多職種による専門的で包括的な介入が有効である．

つながる知識

2021年に認定制度が開始された心不全療養指導士は，心不全の療養を支援する専門家として活躍しており，地域においてもその役割は重要である．

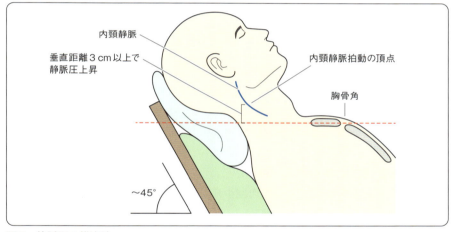

図7　静脈圧の推定法
日本循環器学会，日本心不全学会．急性・慢性心不全診療ガイドライン（2017年改訂版）[22]．
https://www.j-circ.or.jp/cms/wp-content/uploads/2017/06/JCS2017_tsutsui_h.pdf（2020年10月閲覧）

表9　フラミンガム研究における心不全の診断基準

大基準	大または小基準	小基準
発作性夜間呼吸困難	治療に反応して5日間で4.5kg以上の体重減少（これが心不全治療による効果なら大基準1つ，それ以外ならば小基準1つとみなす）	下腿浮腫
頸静脈怒張		夜間咳嗽
肺ラ音		労作性呼吸困難
胸部X線での心拡大		肝腫大
急性肺水腫		胸水貯留
拡張早期性ギャロップ（III音）		肺活量減少（最大量の1/3以下）
中心静脈圧上昇（＞15cmH$_2$O）		頻脈（≧120拍/分）
循環時間延長（25秒以上）		
肝・頸静脈逆流		
（剖検での肺水腫，内臓うっ血や心拡大）		

2つ以上の大基準，もしくは1つの大基準と2つ以上の小基準を満たす場合に心不全と診断する．

表10　心不全における運動耐容能指標の対比の目安

NYHA心機能分類	身体活動能力指標：Specific Activity Scale (SAS)
I	6 METs 以上
II	3.5〜5.9 METs
III	2〜3.4 METs
IV	1〜1.9 METs 以下

表11　身体活動能力質問表

下記の項目について問診し、「はい」「つらい」「？（わからない）」のいずれかで回答してもらう。「つらい」という答えがはじめて現れた項目の運動量（METsの値）が、症状が出現する最小運動量となり、その患者の身体活動能力指標（Specific Activity Scale：SAS）となる。

1. 夜、楽に眠れますか？（1 MET 以下）
2. 横になっていると楽ですか？（1 MET 以下）
3. 一人で食事や洗面ができますか？（1.6 METs）
4. トイレは一人で楽にできますか？（2 METs）
5. 着替えが一人でできますか？（2 METs）
6. 炊事や掃除ができますか？（2〜3 METs）
7. 自分で布団を敷けますか？（2〜3 METs）
8. ぞうきんがけはできますか？（3〜4 METs）
9. シャワーを浴びても平気ですか？（3〜4 METs）
10. ラジオ体操をしても平気ですか？（3〜4 METs）
11. 健康な人と同じ速度で平地を100〜200 m歩いても平気ですか？（3〜4 METs）
12. 庭いじり（軽い草むしりなど）をしても平気ですか？（4 METs）
13. 一人で風呂に入れますか？（4〜5 METs）
14. 健康な人と同じ速度で2階まで昇っても平気ですか？（5〜6 METs）
15. 軽い農作業（庭掘りなど）はできますか？（5〜7 METs）
16. 平地で急いで200 m歩いても平気ですか？（6〜7 METs）
17. 雪かきはできますか？（6〜7 METs）
18. テニス（または卓球）をしても平気ですか？（6〜7 METs）
19. ジョギング（時速8 km程度）を300〜400 mしても平気ですか？（7〜8 METs）
20. 水泳をしても平気ですか？（7〜8 METs）
21. なわとびをしても平気ですか？（8 METs 以上）

症状が出現する最小運動量＿＿＿＿＿＿METs

(5) 身体機能（筋力，歩行速度，SPPB）

● **握力**は全身の筋力を代表し，筋肉減少症（サルコペニア）診断基準の一つとして採用されており，男性では26 kg未満，女性では18 kg未満で該当する（→**つながる知識**）[27]．

● **歩行速度**は簡便な身体機能の指標の一つだが，4 m，6 m，10 mなど測定方法は統一されていない．Asian Working Group for Sarcopenia（AWGS）では4 m歩行速度が採用されており，比較的狭小なわが国の在宅での測定に向いている．歩行速度が0.8 m/sec以下の場合サルコペニアの基準に該当する．

● ほかにも身体機能の簡便な指標として Short Physical Performance Battery（SPPB）があり，バランステスト，4 m歩行テスト，立ち上がりテストの3つのテストから構成されており（**表12**），虚弱高齢者のみならず心不全例におい

つながる知識

低心拍出による軽度の意識障害や腸管のうっ血は食欲を低下させ，容易に低栄養の状態をつくり出す．不活動や筋力と筋量の低下を助長し，生活機能障害を起こしやすい．必要に応じて栄養補助食品も検討することが重要になる．

アクティブラーニングのヒント

③基礎疾患の増悪に加えて，疾患管理の不徹底による増悪が考えられます．どのような原因か考えてみましょう．

④基礎疾患の治療に加えて，教育やカウンセリングを含む包括的な介入が有効と考えられます．また，フレイル，サルコペニア，悪液質（カヘキシア）の予防に考慮が必要です．

11章 疾患別にみる地域理学療法　呼吸器・循環器疾患

表12　Short Physical Performance Battery（SPPB）の得点

バランステスト	4m歩行テスト	立ち上がりテスト
	通常速度で2回測定し，速いほうを採用する．	できるだけ早く起立と着座を5回繰り返し，所用時間を測定する．
実施困難：0点 閉脚立位10秒間可能：1点 セミタンデム立位10秒間可能：2点 タンデム立位3〜9.99秒間可能：3点 タンデム立位10秒間可能：4点	実施困難：0点 8.71秒以上：1点 6.21〜8.70秒：2点 4.82〜6.21秒：3点 4.82秒未満：4点	実施困難か60秒以上：0点 16.70〜59.99秒：1点 13.70〜16.69秒：2点 11.20〜13.69秒：3点 11.20秒未満：4点

ても測定可能である．

❸ 目標設定の考え方

● 慢性心不全（➡**ココが重要**）を呈する在宅高齢者の活動と参加を阻害しているのは，**身体的虚弱**と**息切れ**および**不安**ではないだろうか．なかでも息切れは不安の直接的原因となり得るばかりか，身体的不活発を助長しフレイルやサルコペニアを惹起する．心不全における労作時息切れは感度0.84と極めて高いという報告もあり[28]，病態の把握ならびに治療目標となり得る．身体機能の改善は労作のコストを下げ息切れの改善に有効であり，加えて歩行様式の変更や労作の選択は活動量やQOLを維持することに貢献する．

> **ココが重要** ☑
> 慢性心不全を考察するうえでは，基礎疾患の理解と急性増悪の要因の両者を考える必要がある．

❹ 地域理学療法の実際

（1）筋力トレーニング

● レジスタンストレーニングは心不全症例にも有効であり，安全に実施することが可能である．スクワットなど自重を利用したトレーニングや，セラバンドや重錘などで負荷を加えて行うと効果的である．

（2）有酸素運動

● 在宅では歩行練習（散歩や速歩きなど）が推奨される．特殊な器具を必要とせず，独力で可能となる．

● 運動強度は医療施設で測定された心肺運動負荷試験の結果から導き出された嫌気的代謝閾値に相当する心拍数で行うことがよいが，実施困難な場合にはBorg指数13（ややきつい）強度で行うか，安静時心拍数から30bpm以内の上昇を目安にできる．

（3）禁忌

● 運動療法の禁忌について**表13**に示す．低強度から慎重に開始し，増悪がないことを確認しながら徐々に強度や量を増やしていく必要がある（➡**臨床では**）．

> **❓ 臨床では**
> 心不全の急性増悪を予防する観点では，薬物療法や運動療法のみならず，感染症予防，塩分・水分摂取，過労など疾患管理能力の向上が重要である．医師，看護師，理学療法士，作業療法士，薬剤師，管理栄養士，健康運動指導士等から構成される多職種による専門的で包括的な介入が有効である．

表13　慢性心不全患者に対する運動療法の相対的・絶対的禁忌

相対的禁忌
1. NYHA classⅣまたは静脈強心薬投与中
2. 過去1週間以内に体重が2kg以上の増加
3. 運動により収縮期血圧低下
4. 中等度の左室流出路狭窄
5. 運動誘発性の中等度不整脈（非持続性心室頻拍，頻脈性心房細動など）
6. 高度房室ブロック
7. 運動による自覚症状の悪化（疲労，めまい，発汗多量，呼吸困難など）

絶対的禁忌
1. 過去1週間以内における心不全の自覚症状（呼吸困難，易疲労性など）の増悪
2. 不安定狭心症または閾値の低い（2METs以下）心筋虚血
3. 手術適応のある重症弁膜症，特に大動脈弁狭窄症
4. 重度の左室流出路狭窄（閉塞性肥大型心筋症）
5. 未治療の運動誘発性重症不整脈（心室細動，持続性心室頻拍）
6. 活動性の心筋炎
7. 急性全身性疾患または発熱
8. 運動療法が禁忌となるその他の疾患（中等度以上の大動脈瘤，重症高血圧，血栓性静脈炎，2週間以内の塞栓症，重篤な他臓器障害など）

⑤ 地域理学療法のエビデンス

- 1990年代にBelardinelliらが慢性心不全患者を対象に通常治療群と運動療法を追加した群を比較し，酸素摂取量やQOLの改善に留まらず死亡リスクを32%も減少させることを報告した[29]．
- また米国で行われたHF-ACTION試験では2,331人の慢性心不全患者を対象に在宅で運動療法を継続したところ，心血管死亡または心不全入院は15%減少したと2009年に報告された[30]．

（内山　覚）

文献

1) 日本呼吸器学会COPDガイドライン第6版制作委員会：COPD診断と治療のためのガイドライン，第6版，2022.

2) Fukuchi Y, et al：COPD in Japan：the Nippon COPD Epidemiology study. Respirology, 9：458-465, 2004.

3) 厚生労働省：令和2年（2020）患者調査の概況；2022. https://www.mhlw.go.jp/toukei/saikin/hw/kanja/20/dl/kanjya.pdf.

4) Prados-Torres A, et al：Multimorbidity patterns：a systematic review. J Clin Epidemiol, 67：254-266, 2014.

5) Kojima G, et al：Prevalence of frailty in Japan：A systematic review and meta-analysis. J Epidemiol, 27：347-353, 2017.

6) Satake S, et al：Prevalence of frailty among community-dwellers and outpatients in Japan as defined by the Japanese version of the Cardiovascular Health Study criteria. Geriatr Gerontol Int, 17：2629-2634, 2017.

7) Yoshida D, et al：Using two different algorithms to determine the prevalence of sarcopenia. Geriatr Gerontol Int, 14 Suppl 1：46-51, 2014.

8) Yoshimura N, et al：Is osteoporosis a predictor for future sarcopenia or vice versa? Four-year observations between the second and third ROAD study surveys. Osteoporos Int, 28：189-199, 2017.

9) Hirai K, et al：Comparison of three frailty models and a sarcopenia model in elderly patients with chronic obstructive pulmonary disease. Geriatr Gerontol Int, 19：896-901, 2019.

10) 三川浩太郎・他：慢性閉塞性肺疾患におけるサルコペニア患者の有病率および臨床的特徴について．

日本呼吸ケア・リハ学会誌，29：304-310，2020.

11) Sato S, et al：Respiratory sarcopenia：A position paper by four professional organizations. Geriatr Gerontol Int, 23：5-15, 2023.

12) 植木 純・他：呼吸リハビリテーションに関するステートメント：日本呼吸ケア・リハビリテーション学会，日本呼吸理学療法学会，日本呼吸器学会．日本呼吸ケア・リハビリテーション学会誌，27：95-114，2018.

13) Sapey E, et al：COPD exacerbations . 2：aetiology. Thorax, 61：250-258, 2006.

14) Kopsaftis Z., et al.：Influenza vaccine for chronic obstructive pulmonary disease（COPD）. Cochrane Database Syst Rev, 6：Cd002733, 2018.

15) Walters J A, et al：Pneumococcal vaccines for preventing pneumonia in chronic obstructive pulmonary disease. Cochrane Database Syst Rev, 1：Cd001390, 2017.

16) 3学会合同ワーキンググループ：呼吸器疾患患者のセルフマネジメント支援マニュアル，一般社団法人日本呼吸ケア・リハビリテーション学会，2022.

17) 日本呼吸器学会肺生理専門委員会 在宅呼吸ケア白書COPD疾患別解析ワーキンググループ：在宅呼吸ケア白書COPD（慢性閉塞性肺疾患）患者アンケート調査疾別解析，日本呼吸器学会，2013.

18) 池内智之・他：呼吸器疾患患者の特異的ADLは要介護度と比例しない．日本呼吸ケア・リハ学会誌，27：153-156，2018.

19) Imamura S, et al：Long-term efficacy of pulmonary rehabilitation with home-based or low frequent maintenance programs in patients with chronic obstructive pulmonary disease：a meta-analysis. Ann Palliat Med, 9：2606-2615, 2020.

20) 日本呼吸器学会：成人肺炎診療ガイドライン.
https://www.jrs.or.jp/publication/jrs_guidelines/20170102165846.html

21) 厚生労働省：令和4年（2022）人口動態統計月報年計（概数）の概況；2023. https://www.mhlw.go.jp/toukei/saikin/hw/jinkou/geppo/nengai22/dl/gaikyouR4.pdf

22) 日本循環器学会・他：急性・慢性心不全診療ガイドライン（2017年改訂版）.
https://www.j-circ.or.jp/cms/wp-content/uploads/2017/06/JCS2017_tsutsui_d.pdf

23) Owan TE, et al：Trends in prevalence and outcome of heart failure with preserved ejection fraction. N Engl J Med, 355：251-259, 2006.

24) Killip T, Kimball JT：Treatment of myocardial infarction in a coronary care unit. A two-year experience with 250 patients. The American Journal of Cardiology, 20：457-464, 1967.

25) Kamiya K, et al：Prognostic Usefulness of Arm and Calf Circumference in Patients≥65Years of Age With Cardiovascular Disease. Am J Cardiol, 119（2）：186-191, 2017.

26) Cohn JN, et al：Plasma norepinephrine as a guide to prognosis in patients with chronic congestive heart failure. N Engl J Med, 1984；311：819-823, 1984.

27) Chen LK, et al："Sarcopenia in Asia：consensus report of the Asian Working Group for Sarcopenia". J Am Med Dir Assoc, 15（2）：95-101, 2014.

28) Saitoh M, et al：Impact of chronic kidney disease and anemia on physical function in patients with chronic heart failure. Cardiorenal Med, 4（2）：73-81, 2014.

29) Belardinelli R, et al：Randomized, controlled trial of long-term moderate exercise training in chronic heart failure：effects on functional capacity, quality of life, and clinical outcome. Circulation, 99（9）：1173-1182, 1999.

30) Flynn KE, et al：Effects of exercise training on health status in patients with chronic heart failure：HF-ACTION randomized controlled trial. JAMA, 301（14）：1451-1459, 2009.

>>>> 演習課題

症例①

症例：76歳，男性，BMI18.2
診断名：COPD，慢性心不全
mMRC息切れスケール：Grade 3，COPDの病期分類：III期（高度の気流閉塞）

68歳時にCOPDの診断．74歳時に気道感染を契機に増悪をきたし入院，低酸素血症が改善せず在宅酸素療法を導入して自宅退院となった．現在，呼吸器症状は安定しており，かかりつけ医に月1回の受診と介護保険での通所リハビリテーションを週2回利用．在宅酸素療法は終日の使用で，投与量は安静時酸素1L/min，労作時酸素3L/min.

環境因子：妻と同居．呼吸困難や酸素療法のための延長チューブの取り扱いが煩雑であることを理由に通所リハビリテーションの入浴サービスを利用．6分間歩行試験における歩行距離は240mであるが，屋外での移動はほとんど車椅子を使用．屋内の移動は歩行にて自立.

演習課題①：病態と評価

本症例の理学療法評価としてどのような評価が必要か考えてみましょう.
アドバイス：症例の全体像，呼吸状態の特徴，身体運動機能の問題点.

演習課題②：呼吸リハビリテーション

本症例の呼吸リハビリテーションプログラムはどのような構成とするか考えてみましょう.

演習課題③：患者ならびに家族に対する指導

セルフマネジメント教育ならびに支援のため，患者本人や家族に対してどのような指導を行うか考えてみましょう.

症例②

症例の情報：84歳，女性，BMI 19
現病歴：X年2月10日，感冒症状あり37度台の発熱が2日間継続した．2月13日より下腿の浮腫と夜間呼吸困難感を感じるようになった．2月15日より日中起きていても呼吸苦を感じ，歩行困難となり救急車要請し受診．心不全の診断にて入院となった．入院時は四肢の冷感，呼吸困難感，下腿浮腫を認め，心拍数112bpm，血圧78/66mmHg，$SpO_2$88％であった.
既往歴：陳旧性心筋梗塞，高血圧，脂質異常症，糖尿病
環境因子：独居
在宅生活の状況：発症前のADLは自立しており，家事全般は自身で行っていた．外食は少ないが総菜を購入することは多かった.

演習課題①　病態と評価

本症例の慢性心不全の基礎疾患と増悪因子としてどのようなものが疑われるか．また，どのような評価が必要になるか考えてみましょう.

演習課題②　運動療法

運動療法の禁忌について確認してみましょう．また，運動強度の設定はどの程度が適切か考えましょう.

演習課題③　レジスタンストレーニング

レジスタンストレーニングを行ううえでの注意点や工夫について考えてみましょう.

12章

疾患別にみる地域理学療法 がん

学習のねらい

● 在宅療養中のがんサバイバーをイメージできる.
● がんの進行に伴い出現する身体症状や日常生活の障害を理解できる.
● 緩和期のがんサバイバーに対する理学療法では，QOL向上を第一優先とする必要性を理解できる.

プロローグ

アクティブラーニングとして取り組んでみましょう！
①緩和期のがんサバイバーに出現する身体症状や日常生活活動の障害をあげてみましょう.
②他疾患の患者と比較した緩和期のがんサバイバーに対する理学療法の特徴的な点をあげてみましょう.

❶ 地域で対象となるがんの特徴

- わが国における全がんの年齢調整死亡率は減少傾向にあり，年齢調整罹患率は増加している．最新のがん統計によると，罹患部位は大腸が最も多く，次いで胃，肺と報告されている．一方で死亡数では，肺が最も多く，次いで大腸，胃と報告されている[1].

- 昨今，地域医療に携わる理学療法士が，在宅療養中のがんサバイバー（➡用語解説）を対象に理学療法を行うことが増えてきている．これは，世界的ながん診断・治療技術の発展により日本のがんサバイバーの生存率も増加しているため，地域医療にかかわる理学療法士も対応していくべき事象と考えられる.

- 在宅医療を受けているがんサバイバーを対象に実態調査を行った結果，主たる疾患名が「がん」でなくとも，がん治療の経験がある人や，主たる疾患の治療と並行してがん治療を受けている人が存在した[2]．また，多重がん（または重複がん）（➡用語解説）を罹患している人や日常生活レベルが低下している緩和期に該当する人まで幅広く存在し，地域医療を受けているがんサバイバーは多様な臨床背景を有している[2].

- 一般的にがんの進行を認めた場合，まずは原発巣のがんに対する化学療法や再発部位への放射線治療が選択される．主治医により化学療法や放射線治療の継続が困難と判断された場合には，対症療法へ切り替わり，いわゆる緩和ケアアプローチ（症状緩和に向けたアプローチ）が実施される.

- 在宅医療に携わる理学療法士が対象とするがんサバイバーは，維持期あるいは

Glossary 用語解説

がんサバイバー：「がん」と診断され生きていく人々のことである．がんサバイバーだけでなく，周囲の健常者や様々な企業など社会全体が協力して「がん」を乗り越えていくことを，がんサバイバーシップという.

Glossary 用語解説

多重がん（または**重複がん**）：一人の患者が，複数の臓器や器官にがんを罹患していることをいう．また，同じ臓器の原発性の癌腫が2つ以上発生したものを多発がんと呼ぶ.

153

緩和期（→臨床では）に該当することが多く，がん進行に伴い出現する身体症状とリスクを理解する必要がある．

1．がん進行に伴う身体症状：がん性疼痛

- 多くの緩和期に該当するがんサバイバーには，がん性疼痛が出現し，医師，看護師によるオピオイド（→用語解説）を使用した疼痛管理が実施されている．理学療法士は，WHO除痛ラダー（表1，図1）を参考に投薬状況を把握しておくことが重要である．
- たとえば，呼吸機能障害を呈するがんサバイバーでは，除痛の段階が上がる際にオピオイド増量に伴う呼吸抑制の影響を頭に入れ，理学療法プログラムの修正や日常生活活動の確認をする．
- 緩和期のがんサバイバーは，理学療法中に一度疼痛を発生してしまうと，以降は疼痛に非常に敏感となり，運動や動作に対して拒否的となる．このため，がんサバイバーへ理学療法を提供する際には，疼痛の発生に細心の注意をはらわなければならない．

> **臨床では**
> 緩和期とは，余命半年以内で積極的ながん治療が行えない場合を指す．緩和期のがんサバイバーには，余命宣告されていることがほとんどであるが，例外もあるため，100％宣告されていると思ってはならない．

> **Glossary 用語解説**
> オピオイド：中枢神経や末梢神経に存在する特異的受容体へ結合しモルヒネに類似した作用を示す物質．麻薬性鎮痛薬ともいわれている．

表1　WHO方式がん疼痛治療法の鎮痛薬リスト

薬剤群	代表薬	代替薬
非オピオイド鎮痛薬	アスピリン アセトアミノフェン イブプロフェン インドメタシン	コリン・マグネシウム・トリサルチレート ジフルニサル ナプロキセン ジクロフェナク フルルビプロフェン
弱オピオイド （軽度から中等度の強さの痛みに用いる）	コデイン	デキストロプロポキシフェン ジヒドロコデイン アヘン末 トラマドール
強オピオイド （中等度から高度の強さの痛みに用いる）	モルヒネ	メサドン ヒドロモルフォン オキシコドン レボルファノール ペチジン ブプレノルフィン フェンタニル

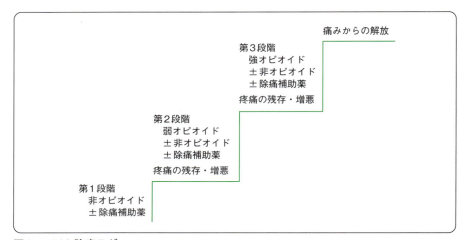

図1　WHO除痛ラダー

2. がん進行に伴う身体症状：骨転移

- 骨転移とは，原発の腫瘍からがん細胞が血行性に移動して骨に新たな転移巣を形成することである．通常であれば骨は，骨形成にかかわる骨芽細胞と骨吸収にかかわる破骨細胞によってバランスが保たれている．がん細胞が転移した骨では，がん細胞から破骨細胞に直接作用して骨吸収を促進させるサイトカインが放出されることなどにより，骨が脆弱となり，病的骨折の原因となるといわれている[3]．

- 骨転移の多い罹患部位は，乳がんや前立腺がんが75％，肺がんや甲状腺がんが50％と報告されている[4]．また，骨転移が起こる部位は，腰椎，胸椎，頸椎，仙骨の順に多く，四肢骨，特に末梢骨への転移は極めてまれといわれている[5]．

- 在宅医療では，がんサバイバーが脊柱に疼痛を訴えた場合，医療機関と異なり画像所見が確認できないため，理学療法士はまず骨転移の可能性を考慮し，病的骨折（➡用語解説）を未然に防ぐことを含め日常生活活動（ADL）を評価，指導するとともに，主治医へ状況を報告する必要がある．

3. がん進行に伴う身体症状：がん悪液質

- がん悪液質（カヘキシア：cachexia）とは，終末期のがんサバイバーが脂肪組織のみならず骨格筋も多く喪失し，体重減少や全身衰弱などを呈した状態をいう[6]．加えて，がん悪液質を呈した場合に安静時のエネルギー消費は，48％亢進しているとの報告もある[7]．

- このように改善の見込みが少ないことが推測できるがん悪液質であるが，2011年に欧州のEuropean Palliative Care Research Collaborative（EPCRC）は，がん悪液質のステージを分類し，前悪液質からの早期介入（栄養療法，運動療法，心理社会的介入）の必要性を推奨している（➡つながる知識）[8]．

- EPCRCの診断基準には検討すべき課題が存在するが，理学療法士が在宅療養

表2　EPCRCによるがん悪液質のステージ分類

	がん悪液質		
ステージ	前悪液質 (pre-cachexia)	悪液質 (cachexia)	不応性悪液質 (refractory cachexia)
介入	集学的な（薬物・運動・栄養・心理療法など） 早期介入が必要とされる		緩和的治療を主体とする
臨床的特徴	・過去6カ月間の体重減少≦5％ ・食欲不振・代謝異常	・経口摂取不良/全身性炎症を伴う	・悪液質の症状に加え，異化亢進し，抗がん治療に抵抗性を示す ・PS不良（➡用語解説）（WHOの基準でPS3または4） ・予測生存期間<3カ月
診断基準		①過去6カ月間の体重減少>5％ ②BMI<20，体重減少>2％ ③サルコペニア*，体重減少>2％ 上記①，②，③のいずれか	

*DXA (Dual energy X-ray absorptiometry)，BIA (bioelectrical impedance analysis)，CT，上腕三頭筋面積などにより診断．

（日本がんサポーティブケア学会，2019）[8]

Glossary 用語解説

病的骨折：正常な強度をもたない骨が，軽微な外力により骨折を起こしてしまう状態．がん細胞の骨転移以外では，骨粗鬆症も原因の一つである．

つながる知識

ERCRCによる悪液質の定義：通常の栄養サポートでは完全に回復することができず，進行性の機能障害に至る，骨格筋量の持続的な減少（脂肪量減少の有無にかかわらず）を特徴とする多因子性の症候群．

Glossary 用語解説

PS：performance statusの略，がんサバイバーの日常生活の制限の程度を示す．ECOG（米国の腫瘍学の団体の一つ）が作成し，日本臨床腫瘍研究グループ（JCOG）により日本語に訳された．

中のがんサバイバーにかかわるなかで，日々のフィジカルアセスメントや生活状況の評価から前悪液質に該当すると判断し早期介入できれば，がん悪液質の進行を緩徐にできる可能性も示唆される．

❷ 地域における理学療法評価

- 在宅療養中のがんサバイバーは，維持期あるいは緩和期に該当することが多いため，がん進行に伴いADLが障害されるタイミングや死亡までの身体機能変化を理解しておく必要がある．
- がんサバイバーのADLは，死亡の2週前ごろより移動障害（トイレへ自力で行けないなど）が出現し始め，次いで排便，排尿，食事摂取が困難となり，死亡の2～3日前から水分摂取や会話・応答が困難となる[9]．
- がんサバイバーに障害が出現しやすい移動動作を理学療法提供の前に評価する動作として推奨したい．また，がんサバイバーにとって排便や排尿にかかわる失敗は，QOL低下に大きな悪影響を及ぼす．
- 在宅療養中のがんサバイバーに移動障害が出現した時点で，理学療法士はトイレ動作にかかわる動作のコツや補助具の利用など，残存機能をうまく活用したADLの維持・拡大を目指す視点をもつ必要がある．
- がん治療に伴う後遺症を除く全般的な身体機能は，比較的保持されやすく，死亡の数週間前より急激に低下する（図2）[10]．臨床現場では，がん悪液質を認めるがんサバイバーが，死亡の数週間前まで日常生活を自立できていることもまれではない．日常生活レベルが比較的維持される一方，がんサバイバーはがん進行に伴う食欲不振や代謝異常を起こしながら，徐々に体重減少へつながり死期を迎える[8]．
- したがって，がんサバイバーの在宅生活の継続には，理学療法士によるフィジカルアセスメント（→ココが重要）や生活状況の確認から，細やかな変化を把握することも重要である．

> **ココが重要** ☑
> フィジカルアセスメントでは，問診，視診，触診，打診，聴診などを用いて健康上の問題を評価する．理学療法士では，これらに加えて身体機能や基本動作の評価などが対象となる．

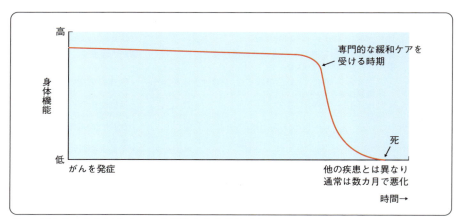

図2　がん発症から死亡までの典型的な身体機能変化

(Murray, et al, 2005)[10] より引用，一部改変

1. フィジカルアセスメント

- **フィジカルアセスメント**は，がん進行に伴う，体格変化や体重減少率（➡**ココが重要**）を把握することが重要である．
- 在宅療養中のがんサバイバーは，骨格筋量など厳密な身体組成成分を計測することが困難であるため，家庭用の体重計から得られる値で経過を追跡する．がんサバイバーの体重減少率とBody Mass Indexの関係から全生存期間をある程度予測することができる（**図3**）[8]．
- がんサバイバーの筋力を計測する際には，他の疾患同様に徒手筋力検査法を用いる．がんサバイバーが腰痛など脊柱周囲に疼痛を訴える場合は，腰椎へのがん転移を考慮して，患部に負担がかからないように細心の注意をはらう（**図4**）．

> **ココが重要**
> **体重減少率の算出方法**：「体重減少率（%）＝現在の体重/以前の体重×100」で算出する．体重は日々計測し，以前の体重には初期評価時の値を用いることを推奨する．

図3 進行がん患者の全生存期間と体重減少率，Body Mass Indexの関係
（日本がんサポーティブケア学会，2019）[8] より引用，一部改変

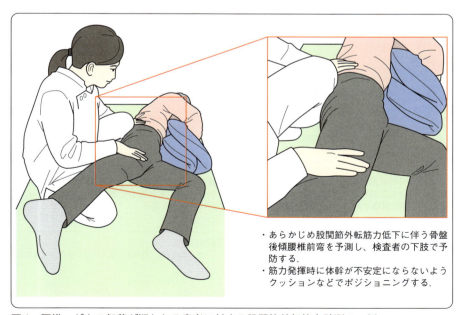

図4 腰椎へがんの転移が疑われる患者に対する股関節外転筋力計測の一例

2．生活状況の確認

- 生活状況の確認では，がん進行に伴う食事量の変化やADLの変化を把握する必要がある．
- 骨格筋量を維持するには，ESPEN（European Society for Clinical Nutrition and Metabolism）より，低栄養または低栄養リスクがある高齢者で1.2～1.5g/kg（体重）/日のたんぱく摂取を推奨している[11]．
- がんサバイバーの栄養状態評価にはMNA（Mini Nutrition Assessment）を使用した報告も散見されるが，米国ではOtteryらが主観的包括的評価（Subjective Global Assessment：SGA）を発展させ作成したPatient Generated-SGA（PG-SGA）という評価指標が推奨されている[12]．同評価指標は，消化器症状に関する項目数が多く，がん患者の主観的評価と医療従事者の評価を合わせてスコアリングでき，日本語版も使用可能である．
- ADLの評価には，他疾患患者と同様にFIMやBarthel Index（BI）でもよい．がん患者に特化した身体機能評価スケールには，特別な道具を使用せず在宅医療でも使用しやすい，Cancer Functional Assessment Setが開発されている[13]．

③ 目標設定の考え方

- がんサバイバーの理学療法介入の目標は罹患部位や治療内容により異なるが，各がん病期別に広義のがんリハビリテーションの目標が，**図5**の通り定められている．
- 維持期のがんサバイバーでは，がんの再発や転移に対して補助療法が行われているため，有害事象に伴い低下する身体機能やセルフケア能力の維持，改善を

Glossary 用語解説

Demands（デマンド）： がんサバイバーやその家族がもつ要望のこと．緩和期では，この要望を十分に把握し，そのときにできる限り可能な最高のQOLを実現することが望ましいといわれている．

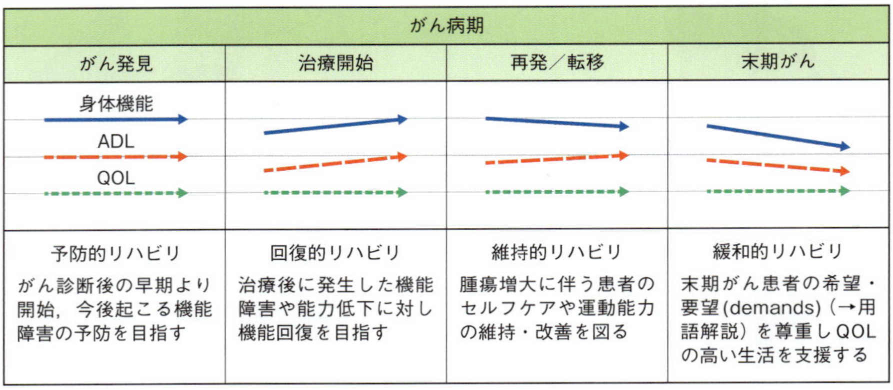

がん病期			
がん発見	治療開始	再発／転移	末期がん
身体機能 ADL QOL			
予防的リハビリ	回復的リハビリ	維持的リハビリ	緩和的リハビリ
がん診断後の早期より開始，今後起こる機能障害の予防を目指す	治療後に発生した機能障害や能力低下に対し機能回復を目指す	腫瘍増大に伴う患者のセルフケアや運動能力の維持・改善を図る	末期がん患者の希望・要望（demands）（→用語解説）を尊重しQOLの高い生活を支援する

図5　がんリハビリテーションにおける各がん病期の目標

（辻，2011[14]，Dietz，1981[15]より引用，一部改変）

▶European Society for Clinical Nutrition and Metabolism（ESPEN）
▶Mini Nutrition Assessment（MNA）　▶主観的包括的評価：subjective global assessment（SGA）
▶patient generated-SGA（PG-SGA）

図ることを目標とする.
- 緩和期では,がんの病態が急速に進行することが多いため,安易に長期的な目標を立案するのではなく,できる限り訪問時に達成できる目標を立案することを推奨する.小さな目標の積み上げががんサバイバーのQOLを維持・向上し,がんサバイバーと家族が「一日一日」を大切に過ごすことが重要である.
- 加えて,緩和期のがんサバイバーには,骨転移やがん悪液質の出現など諸症状の発生や身体機能の変化に合わせた環境設定や生活指導(家族指導)を実施することが必要であり,がんサバイバー自身の受け入れが良ければ,あらかじめ手厚い環境設定を考慮する.

④ 地域理学療法の実際

- 在宅医療において緩和期のがんサバイバーには,日常生活全体のレベルが低くても自力で行える床上動作に着目して理学療法を行うことが多い.特に,骨転移やがん悪液質が考慮されるがんサバイバーを対象に理学療法を行う際には,情報が少ないなかで全身状態や生活様式などを多角的に捉え,継続可能な介入方法を選択する必要がある(図6).
- 理学療法の内容は,がんサバイバーが望むものをできる限り第一優先とし,柔軟に変更,修正することが重要である.たとえば,温熱療法の禁忌には悪性腫瘍が含まれているが,がんサバイバーが望む場合,実施することも視野に入れて検討する.
- 緩和期のがんサバイバーは,自身にかかわる予後のすべてを気にすることに加え,スピリチュアルペイン(→用語解説)を訴えることが多く,身体介助などで

> **Glossary 用語解説**
> **スピリチュアルペイン**:人は健康なときに死のことなど忘れて生活しているが,死が迫ると人生の意味や生きている目的へ関心をもつ.これら関心事を追求し,苦悩をもつことをスピリチュアルペインという.

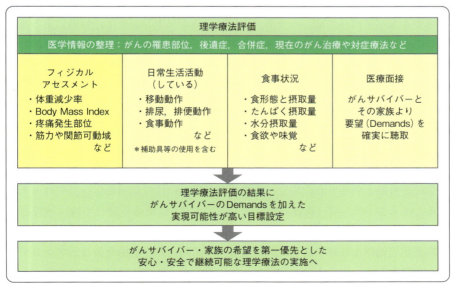

図6　がんサバイバーに対する地域理学療法のフレームワーク

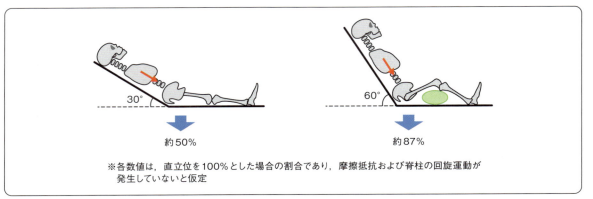

図7　ベッドアップ角度変化を使用した脊柱（腰椎）のストレスチェック
ベッドアップ角度変化から脊柱への力学的ストレスを推測し，疼痛発生をチェックする．60°の座位では，膝下にクッションを入れるなどにより脊柱へのストレスが軽減する．

他者に依存することに悲観的となる．理学療法士は，身体機能やADLの状況を十分に把握し，がんサバイバーが表出する言葉を丁寧に傾聴する必要がある．

- 本項では，理学療法士が在宅医療の現場で対応することが多い，骨転移を合併した緩和期がんサバイバーの床上動作に対する理学療法介入の一部を解説する．

1．離床時のポジショニング

- 大腿骨など長管骨に骨転移を認めた場合は，転移部への叩打痛や圧痛，SLR（自動運動）時の疼痛を確認するストレステストが推奨されている[16]．一方で骨転移が多い脊椎では，明確なストレスチェックが提唱されていない．したがって，脊椎への骨転移が疑われる在宅療養中のがんサバイバーにかかわる理学療法士は，同時期の画像所見を得ることが困難であるため，まずベッドアップ時の動作のなかからリスクを確認して離床を目指す．
- 椎体は，構築学的に後縁よりも前縁にストレスがかかりやすい．臥床傾向にあるがんサバイバーでは，ベッドアップ時にハムストリングスの短縮による腰椎後弯が起こり，腰椎椎体前縁への力学的ストレスが発生し疼痛や病的骨折のリスクを誘発する．このため，ベッドアップ時には，あらかじめ腰椎椎体前縁への力学的ストレスを最小限に抑える目的で，膝下にクッションを入れるなどハムストリングスの緊張を緩めるポジショニングを実施する（**図7**）．

2．起居動作

- 脊椎への骨転移が疑われる在宅療養中のがんサバイバーが，疼痛なく座位姿勢保持が可能と判断された場合，本格的な離床に向けて起居動作へアプローチする．もしコルセット（軟性，硬性どちらでもよい）がある場合では，体幹回旋を予防する目的でつけたほうがよい（**図8**）．なお，がんサバイバーや主介護者に各起居動作を日常生活上で行ってもらうにあたり，病的骨折などアクシデントが発生しないよう十分に配慮し，動作指導や介助方法の伝達をする．
- がんサバイバーの認知機能が問題ない場合は，必ず電動ベッドを本人に操作し

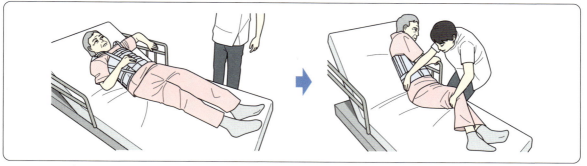

図8 起き上がり動作の一例
体幹回旋を予防するため,コルセットを使用するとよい.

てもらう.これは,骨転移部に疼痛が発生した場合,本人が早急にベッドを下げるなど骨転移部のストレスへ迅速に対応できるためである.また,オピオイドによる疼痛コントロールが行われた場合では,がん性疼痛が軽減するため,がんサバイバーの動作が大胆になる傾向にある.起き上がり動作時に体幹回旋が伴わないよう,徹底的に動作指導を行う.

- 移乗動作時には,必要であれば動作を円滑に行う目的で,外傷性脊髄損傷などと同様にスライディングボードや肘跳ね上げ式の車椅子(図9)を利用する.本人が自力で行えない場合には,主介護者へ安全に行える介助方法を伝達する.
- 座位での活動に伴う体幹前屈動作(たとえば靴を履く,足元の物を拾うなど)は,脊椎への負担となるため,長い靴ベラやリーチャーを使用するなど自助具を積極的に導入する.

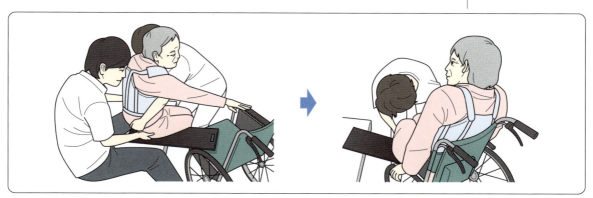

図9 移乗動作の一例
肘跳ね上げ式の車椅子の使用

アクティブラーニングのヒント

①緩和期は身体症状,ADL能力が下がるとされています.どんなことが予測されるでしょうか.
②身体への負担が少なく,効率がよいADLを考えてみましょう.

❺ 地域理学療法のエビデンス

● 手術治療が困難と判断された肺がん患者を対象とした在宅リハビリテーションの費用対効果が多施設ランダム化比較試験で検証されている．この結果から，通常のケアと比較して在宅リハビリテーションは，費用対効果が高い可能性が示唆されたが，情報の価値（value of information；VOI）分析より不確実性が懸念されたため，今後さらなる検討が期待される[17]．

（原　　毅）

文献

1) Ottery FD：Definition of standardized nutritional assessment and interventional pathways in oncology. Nutrition, 12 (1 Suppl)：S15-S19, 1996.

2) 原　　毅・他：在宅医療を受けている地域在住がんサバイバーの日常生活自立度に着目した実態調査．総合リハ，46 (6)：555-558，2018.

3) Gordon JA, et al：Disruption of crosstalk between mesenchymal stromal and tumor cells in bone marrow as a therapeutic target to prevent metastatic bone disease. J Cell Physiol, 229 (12)：1884-1886, 2014.

4) 森脇昭介・他：癌の骨（髄）転移の病理形態と問題点．病理と臨，17：28-34，1999.

5) 森脇昭介：病理解剖からみた脊椎癌転移の病態と統計学的考察．整形・災害外科，36：233-241，1993.

6) 赤水尚史：がん悪液質の病態．静脈経腸栄養，23 (4)：607-611，2008.

7) Oudart H, et al：Stimulation of brown adipose tissue activity in tumor-bearing rats. Can J Physiol Pharmacol, 73 (11)：1625-1631, 1995.

8) 一般社団法人　日本がんサポーティブケア学会：がん悪液質ハンドブック―「がん悪液質：機序と治療の進歩」を臨床で役立てるために．2019，pp4-6.

9) 恒藤暁：末期がん患者の現状に関する研究．ターミナルケア，6 (6)：482-490，1996.

10) Murray SA, et al：Illness trajectories and palliative care. BMJ, 330 (7498)：1007-1011, 2005.

11) Braga M, et al：ESPEN：ESPEN Guidelines on Parenteral Nutrition：surgery. Clin Nutr, 28 (4)：378-386, 2009.

12) Hori M, et al：Cancer incidence and incidence rates in Japan in 2009：a study of 32 population-based cancer registries for the Monitoring of Cancer Incidence in Japan (MCIJ) project. Jpn J Clin Oncol, 45 (9)：884-891, 2015.

13) Miyata C, et al：Cancer Functional Assessment Set：a new tool for functional evaluation in cancer. Am J Phys Med Rehabil, 93 (8)：656-664, 2014.

14) 辻　哲也：がんのリハビリテーションマニュアル．医学書院，2011，pp23-37.

15) Dietz JH：Rehabilitation Oncology. John Wiley & Sons, New York, 1981.

16) World Cancer Research Fund/American Institute for Cancer Research：Food, Nutrition, Physical Activity, and the Prevention of Cancer：a Global Perspective. AICR, 2007, pp370.

17) Edbrooke L, et al：Cost-effectiveness analysis of home-based rehabilitation compared to usual care for people with inoperable lung cancer. Eur J Cancer Care (Engl), 30 (6)：e13501, 2021.

| 12章 | 疾患別にみる地域理学療法　がん |

>>>> 演習課題

症例

　利用者の情報：80歳代，男性，BMI 17.5，主訴：動作時の腰痛が気になる.
　現病歴：前立腺がん腰椎転移・腰椎に放射線治療中.
　環境因子：妻と二人暮らし，主介護者は妻，2階建ての一軒家，寝室は1階.
　在宅生活の状況：前立腺がんが腰椎へ転移してから活動量が低下している，現在屋内は伝い歩き，屋外は車椅子を使用，セルフケアは入浴以外自立.
　理学療法評価の要点：動作時に発生するリスクを考慮する必要がある.

演習課題①
本症例の理学療法にかかわる全体像を考えましょう.

演習課題②
本症例の身体機能や日常生活など，評価ポイントを考えましょう.

演習課題③
本症例が在宅生活を継続するために必要な理学療法や生活指導を考えましょう.

Column

行動変容的アプローチ

運動開始や継続を促す行動変容技法として，社会認知理論，行動変容ステージモデル，学習理論，生態学モデル，ナッジ理論，ゲーミフィケーションなどが知られている．地域理学療法の場面においては，対象者と直接対話できる機会が多いため，対象者の状況に応じた行動変容アプローチが可能である．

行動変容ステージモデルはトランスセオレティカルモデルとも呼ばれ，喫煙者の禁煙行動を促すためにつくられた理論であるが，現在は運動行動だけでなく，薬物依存，食行動，ストレス行動の改善にも活用されている．実際の行動とその行動に対する動機づけの準備性の両者の性質を統合した理論であり，全く行動を変えるつもりがないレベルから実際に行動を変えているレベルまで，5つのステージに分類する．各ステージの特徴と介入のポイントを示す[1]．

前熟考期：運動しようと全く考えていない状態であり，病態や運動に関する情報から避けていることも多い．運動を行うことによって得られる恩恵を理解し，運動に関する気づきや理解を深めさせることが重要である．

熟考期：運動を行う必要性を認知している状態である．前熟考期のポイントに加え，運動のメリットについての知識や実感を増やし，デメリットの認識を減少させることが重要である．また，「これならできそうだ」と思えるセルフ・エフィカシーが高い方法を提案することも重要である．

準備期：定期的な運動実施者になるための行動や考え方が進んでいる状態である．ランニングシューズを買う，エレベーターではなく階段を利用する，運動の話題を友人と話すなど，達成できそうな目標を立て，それを達成することで自信を築き，セルフ・エフィカシーをさらに高めることが重要である．

実行期：習慣が逆戻りしやすい時期である．定期的な運動が1カ月継続したら，買い物や旅行に行くなど，自身に対する報酬を設けたり，天気が悪いなど否定的な考えが生じた際に，屋内でできる活動を考えておくなど，逆戻り防止対策も重要である．

維持期：行動が習慣化している時期であるが，怪我や病気，転居，運動施設の閉鎖，家族・友人とのトラブルで精神的に不安定になるなど逆戻りの可能性がある．

行動変容ステージモデルの構成概念のうち，セルフ・エフィカシーは，ある状況下で，ある行動を遂行できるという自信[1]を指し，行動変容において重要な要素である．セルフ・エフィカシーを高めるためには，うまくできた際には褒め，「できた」という感覚を強めること（遂行行動の達成），他人の成功を観察させ，自分にもできることを伝えること（代理的体験），自分ができるということを指導者から言語で伝えること（言語的説得），「以前と比べて疲労感はどうですか」など身体の気づきを促すこと（生理的・情動的喚起）が重要である．

その他，よく用いられる技法にセルフモニタリングや目標設定があり，セルフコントロールを高めることができる．達成しやすいスモールステップで目標を設定し（シェイピング），達成時に報酬を設けたり，達成したことを指導者がしっかりと褒めることで，前述したセルフ・エフィカシーを高めることにもつながる．

人の行動は複雑であり，一つの理論を適用するだけでは，対象者の行動を変えることは難しいため，いろいろな行動変容技法を組み合わせながら，対象者に合わせた介入方法を選択していくことが大切である．

■文献
1) ベスH. マーカス，リーアンH. フォーサイス：行動科学を活かした身体活動–運動支援–活動的なライフスタイルへの動機付け（下光輝一，中村好男・他監訳）．大修館書店，2006.

（水本　淳）

13章

小児領域の地域理学療法

学習のねらい

● 家族を中心としたかかわり（Family-Centered Services）がなぜ必要なのか説明できる．

● 子どもの加齢に伴う二次障害の出現について具体例を説明できる．

● 在宅や児童発達支援事業，放課後等デイサービス分野での理学療法評価のポイントを説明できる．

● 就学や進学，就労などライフステージに合わせて，利用可能な制度を選択できるように家族に説明できる．

プロローグ

アクティブラーニングとして取り組んでみましょう！

①脳性麻痺児が成人するまでの期間に直面する二次障害や生活上の課題をICFにそって列挙しましょう．

②①のうち，歩行不能な脳性麻痺児・者で問題になりやすいものを選びましょう．

③自閉症スペクトラム障害（ASD）の児が成人するまでの期間に直面する二次障害や生活上の課題をICFにそって列挙しましょう．

❶ 在宅，障害児通所支援分野で対象となる小児疾患の特徴

● 地域や訪問事業所の方針によって多少異なるが，小児疾患は乳児から成人まで，すべての年代が対象となる．

● そのため，利用者はNICUからのフォロー，脳性麻痺，精神発達遅滞，脳炎後の後遺症，筋ジストロフィー，脊髄髄膜瘤などの神経筋疾患，染色体異常，二分脊椎の子どもと成人など様々である（➡臨床では，つながる知識）．

1. 脳性麻痺

● 脳性麻痺のように痙性のある疾患では，痙性の影響による成長に伴う筋と骨の成長の不一致や不動が主な原因となり，様々な変形が出現し，増悪する．

● 痙性や変形，痛みによって姿勢アライメントが崩れ，動作が定型化しやすくなる．定型的な動作が続くことで，全身に筋出力の左右差や筋の伸張性低下がおこり，姿勢アライメントが崩れる．

● 痙性の治療には服薬やボツリヌス療法，SDR，ITB療法などが推奨されてい

❓ 臨床では

訪問リハビリテーションの依頼は，在宅生活にスムーズに移行できるように病院側から依頼が出る場合や，NICUから自宅に帰る際の不安から家族の希望によって依頼がくることがある．

つながる知識

神経筋疾患の種類は多岐にわたる．小児慢性特定疾患として認定されている神経筋疾患は，大分類で38種，細分類（疾患名）では81種ある．小児慢性特定疾病対策の対象疾病は800疾患を超えるため，在宅では様々な状況の人とかかわる可能性がある[1]．

▶ 新生児集中治療室：neonatal intensive care unit（NICU）
▶ 選択的脊髄後根切除術：selective dorsal rhizotomy（SDR）
▶ バクロフェン髄注療法：intrathecal baclofen therapy（ITB療法）

165

る[5]. 拘縮の予防・改善には整形外科的手術が推奨されている[2]. 各治療の効果と限界を把握しておき，発達状況に応じて保護者や本人に情報を伝えることが必要である[4].

2. 低出生体重児

- 低出生体重児のフォローを行う場合，修正月齢で考慮しても運動発達以外にも様々な発達が遅れることがある. 明らかな痙性の存在がない場合も多い. 精神発達遅滞の可能性も視野に入れ，経過を追う必要がある.
- 発達障害とは，脳機能の非定型発達によって日常生活や社会生活に困難を生じた状態と定義され，知的障害，ASD，LD，ADHDなどに分類され，症状が重複していることも多い[3].
- 発達性協調運動障害（DCD）のある児は，運動機能の低下した状態として協調運動の獲得不足が運動機能の緩慢さや不正確さ，不器用さとして現れ，その結果，学習活動や学校生活に支障が生じることがある. 発達性協調運動障害はASDやLD，ADHDとの合併が多い[4].

3. 超重症児，高度医療依存児

- 医療技術の進歩により，①重症心身障害児（脳機能に障害を残し，寝たきりで発語ができない），②人工呼吸器，気管切開，経管栄養などの医療機器と気管内吸引，注入などの医療ケアが常に必要な重症心身障害児，③歩けて話せるため重症心身障害児とはいえないが，人工呼吸器，気管切開，経管栄養が必要な児が出現し，子どもの障害のあり方が変化してきた[5].
- 医療技術は数年の単位で進歩し，社会制度や法律は10年の単位で変化するため，医療機器や医療的ケアに依存して生活する児のなかには，現在の福祉制度，社会制度の対象外となる児もいる（➡つながる知識）.
- 従来の重症児の枠に入らない気管切開，人工呼吸器，胃瘻，中心静脈栄養などの高度な医療を必要としながら，歩行可能で話せる児（高度医療依存児）とは，非常に複雑な先天性心疾患，気管や食道の重度の先天異常，重度の消化管の先天異常のある児のように，近年の小児医療の技術の進歩によって救命可能になった児であり，運動能力や知能に問題がないことが多く，重症児の枠には入らない（➡臨床では）.

---

② 地域における理学療法評価

- 多職種との情報交換には，様々な機能分類が児の大まかな病態を伝えるのに有

▶ 知的障害：mental retardation（MR）
▶ 自閉症スペクトラム障害，自閉スペクトラム症：autism spectrum disorder（ASD）
▶ 学習障害：learning disorder（LD）
▶ 注意欠如・多動性障害：attention deficit hyperactivity disorder（ADHD）
▶ 発達性協調運動障害：developmental coordination disorder（DCD）

つながる知識

2009年から2018年にかけて産科医療補償制度を利用した2,113例の内訳では，急速遂娩の実施がなく，出生時の児に酸欠症や仮死がない場合であっても脳性麻痺を発症していることが一定数あることがわかっている[6].

❓臨床では

多くの療育センターでのリハビリテーションは，待機児の数が多いこともあり，十分な頻度が提供されておらず，「歩行できたら理学療法は終了」となる児が多い. しかし，歩行可能でも屋外移動の際に困難を伴ったり，家や学校の環境下では生活に困ることが多々ある. そのため，リハビリテーションの回数確保のためや医学的な情報を入手するために，訪問リハビリテーションの依頼や児童発達支援事業所，放課後等デイサービスの利用が多くなっている.

項　目	スコア
① レスピレーター（人工呼吸器）管理（※1）	10
② 気管内挿管・気管切開	8
③ 鼻咽頭エアウェイ	5
④ O₂（酸素吸入）またはSaO₂（動脈血酸素飽和度）90％以下の状態が10％以上	5
⑤ たんの吸引　　1時間に1回以上の吸引	8
1日に6回以上の吸引	3
⑥ ネブライザー　1日6回以上または継続使用	3
⑦ 中心静脈栄養（IVH）	10
⑧ 経口摂取（全介助）（※2）	3
⑨ 経管栄養（経鼻・胃瘻を含む）（※2）	5
⑩ 腸瘻・腸管栄養（※2）	8
持続注入ポンプ使用（腸瘻・腸管栄養時）	3
⑪ 手術・服薬にても改善しない過緊張で，発汗による更衣と姿勢修正1日3回以上	3
⑫ 継続する人工透析（腹膜灌流を含む）	10
⑬ 定期導尿（人工膀胱を含む）　1日3回以上	5
⑭ 人工肛門	5
⑮ 体位交換　1日6回以上	3

（※1）毎日行う機械的気道加圧を要するカフマシン・NIPPV（非侵襲的陽圧人工呼吸）・CPAP（経鼻的持続陽圧呼吸療法）などは，レスピレーター管理に含む．
（※2）⑧〜⑩は経口摂取，経管，腸ろう・腸管栄養のいずれかを選択．

図1　超重症児スコア
（鈴木・他，2018）[7]

効である．限られた訪問の診療時間で効率的に評価を行うには，保護者によるアンケート調査も組み込み，総合的な評価を行う（➡臨床では，つながる知識）．

- 小児在宅医療の対象となる児では，呼吸管理の現状（気管切開による気道管理，人工呼吸器管理），成長に伴う様々な二次障害の出現を予測し，事前に評価を行うことが大切である．

(1) 大島の分類

- 医学的診断名ではなく，児童福祉の行政上の措置を行うための定義である．1〜4を重症心身障害児・者，5〜9を周辺児という．

(2) 超重症児スコア

- 医学的管理下におかなければ，呼吸をすることや栄養を摂ることが困難な障害状態にある児で，超重症児スコアを用いて必要な医療処置によって点数を付ける（図1）[7]．
- 合計スコアが25点以上を超重症心身障害児（超重症児），10点以上を準超重症心身障害児（準超重症児）とする．
- 運動機能は座位までとし，NICU退室後の児では当該状態が1カ月以上続く場合を，通常は当該状態が6カ月以上継続していることが判断基準となる．

❓ 臨床では

医療的ケア児は地域の保育園に預けられないことが多く，両親以外に地域でケアの可能なスタッフがいないことが多い．移動支援は，原則は通園・通学に利用できないことや重度な児はバス送迎自体を利用できないことから，保護者が学校への送迎を行わなければならない．医療的ケア児は，様々な機器を車椅子に搭載する必要があるため，車椅子の確保や車両の確保，乗り降りや移動手段に様々な配慮が必要となる．保護者の就労や家族の生活のためにも，移動支援を通所や学校への通学に利用できる必要がある．

つながる知識

これまではASDの合併症の一つとして睡眠障害があるという考え方のほうが強かったが，最近では睡眠障害がASD発症と密接に関係しているのではないかという仮説も報告されてきている．

表1 CFCS

レベルI	馴染みのある相手，馴染みのない相手どちらとも有効な送り手であり受け手である．
レベルII	馴染みのある相手と馴染みのない相手，どちらともゆっくりであるが有効な送り手や受け手（両方もしくは一方）である．
レベルIII	馴染みのある相手とでは，有効な送り手であり受け手である．
レベルIV	馴染みのある相手とでも一貫性のない送り手や受け手（両方もしくは一方）である．
レベルV	馴染みのある相手とも有効な送り手や受け手になることは滅多にない．

(Communication Function Classification System)[8]

（3）コミュニケーション能力

- 本人とのコミュニケーションが困難な場合も多く，疼痛の出現や本人の意図のくみ取りが難しいことがある．コミュニケーションが困難な場合は，どのような反応が快適な発信なのか，何が不快なサインなのかを把握しておく．
- CFCSは，脳性麻痺児者（年齢制限なし）のコミュニケーション能力を重症度別に5段階に分類する（**表1**）．最大機能ではなく，日常生活でどの程度コミュニケーションを使用しているか，CFCSで2つ以上のレベルに該当するときは最も当てはまるレベルを選択する[8]．

（4）粗大運動の評価

- 一般的な運動発達過程に基づいた月齢に合わせた粗大運動（寝返り，立ち上がり，伝い歩き，歩行など）の可否，質的な動作分析による評価は重要である．
- GMFCS-E＆R（もしくはGMFCSと記載）は18歳までの脳性麻痺児の日常生活での主な移動手段から粗大運動を5段階で分類する．該当する年齢帯の説明をみて，各レベルの説明で最も合っているレベルを選ぶ[9]．
- GMFCSレベルの高い児のGMFMを在宅環境で測定することは困難だが，レベルIV，Vの児の測定は工夫をすれば可能である．
- 家（5m），学校（50m），地域（500m）での移動能力を簡便に示す指標であるFMSは，4〜18歳の脳性麻痺児を対象に日常生活上の機能的な移動能力を補助具の使用を考慮して6段階で分類する[10]．

（5）上肢機能の評価

- 上肢の巧緻性，粗大な器用さ，握りやつまみ動作，両手の協調性や目と手の協調性の程度など，食事や更衣などの日常生活活動や遊びのなかで質的に把握しておく．
- MACSは，4〜18歳の脳性麻痺児が物や道具を操作する際の手指操作能力を重症度別に5段階に分類する．最大機能を明らかにすることや，左右の手の能力を区別するためのものではない[11]．
- ABILHAND-Kidsは，日常生活における上肢機能の評価で，2024年から日本でも使用可能になっている．

▶ コミュニケーション機能分類：Communication Function Classification System（CFCS）
▶ 粗大運動能力分類システム：Gross Motor Function Classification System（GMFCS）
▶ 粗大運動能力尺度：Gross Motor Function Measure（GMFM）
▶ Functional Mobility Scale（FMS）
▶ 手指操作能力分類システム：Manual Ability Classification System（MACS）

表2　MPOCの領域と項目数

	MPOC-56の項目数	MPOC-20の項目数
励ましと協力	16	3
全般的な情報提供	9	5
子どもに関する情報提供	5	3
対等で包括的な関わり	17	4
尊重と支え	9	5

（6）家族中心的な医療の提供の具合

- 障害児は介助者を24時間必要とし，一人では生存不可能で数分間も目を離せ
ないこともある（➡**考えてみよう**）．家族全員の身体的，精神的，金銭的負担を
軽減するために，問診で保護者やきょうだいに関する情報を得て，リハビリ
テーションにいかしたり，制度の提案を行う（➡**ココが重要**）．

- 障害のある子どものご家族の医療や療育に対する思いを定量的に評価可能な
MPOCにて，医療・療育の専門家に対してどのように感じているかを7段階
（非常によくあてはまる～全くあてはまらない）で評価する．MPOCは保護者
が記入する質問紙で，56項目の質問からなり，「励ましと協力」「全般的な情報
提供」「子どもに関する情報提供」「対等で包括的な関わり」「尊重と支え」の5領
域からなる（**表2**）．20項目の短縮版も開発されている．

- MPOCの各領域は質問項目数で割った平均点を算出するため，点数が1～4点
だった場合，家族中心的なかかわりをより行うために，その質問項目のサービ
ス内容は改善の余地がある（➡**ココが重要**）．

（7）使用器具の評価と家屋評価

- 屋内外の移動方法，バギーや車椅子の仕様，姿勢保持装置の使用時間と身体機
能との適合評価，呼吸器管理の場合は使用機器の管理や設定，自動車の有無と
使い勝手，トイレや入浴場面の家屋評価など，生活全般を把握することは重要
である（➡**臨床では**）．

（8）社会参加の程度

- 子どもは身体だけでなく心も成長する．そのために，様々な体験を通じて，家
庭内の役割や日中過ごす場での役割を増やす支援が必要である．

- 家庭や学校，地域社会での重要な日常活動へのかかわり（参加）とかかわりに
影響を与える環境（物理的環境，情報や制度面の環境）を評価するPEM-CYは，
疾患を問わず6～18歳の学齢期の児を対象とした保護者への質問紙である．参
加の程度だけでなく自主的なかかわりの程度，保護者の希望もあわせて評価す
る（**表3**）．

（9）呼吸

- 視診や触診にて皮膚，胸郭，脊柱変形，脈拍，呼吸数，呼吸パターンなどの確
認，聴診での肺音確認などを総合的に行い，SpO_2にて動脈血酸素分圧（PaO_2）

▶ The Measure of Processes of Care（MPOC）
▶ Participation and Environment Measure for Children and Youth（PEM-CY）

❓ 考えてみよう

車椅子を利用している
児の場合，学校の通学
や校外学習，遠足，修
学旅行などの学校行事
に親の同伴が求められ
ることが多く，地域に
よって家族の負担は，
大きく異なる．育ちに
配慮した対応ができる
ように，医療や福祉，
教育，保育，行政など
の連携を強め，家族を
中心としたかかわりを
実践できるようにする．

☑ ココが重要

医師，訪問看護師，薬
剤師，ヘルパー，保育
園や学校関係者，障害
者相談支援専門員，保
健師，行政担当者だけ
でなく，医療機関や薬
剤機関，歯科医師など
と連携をとり，福祉
サービスの提案を行う
など，広い視点での多
職種連携が必要となる．

☑ ココが重要

家庭には様々な事情が
あり，日々の営みがあ
る．児の退院や再入
院，きょうだいの出
生，入学や卒業，親の
病気，親が亡くなった
り，子ども本人が亡く
なることもある．様々
なライフイベントに際
し，各種制度に関する
情報を提供し，子ども
と家族に寄り添い，か
かわる必要がある．

❓ 臨床では

家の中に入る，その家
庭環境のなかに入らせ
ていただくということ
を自覚する必要があ
る．親の気持ちも揺れ
動くことがあり，すべ
てを言わない親もい
る．家族を支える視点
でかかわる意識をもつ
ことが重要である．

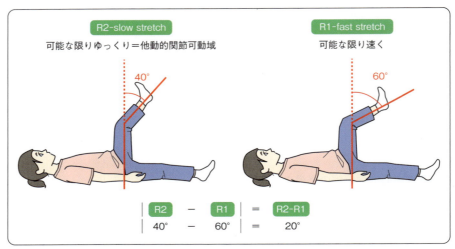

図2　MTSの例

(阿部, 2019)[13]より引用

表3　MTS

伸長速度	V1：可能な限りゆっくり（伸長反射を最小限にする） V2：体節が重力で落ちる速度 V3：可能な限り速く（重力により体節が自然に落ちる速度よりも速く） ※V1は他動的関節可動域を測定するのに用いられる．V2もしくはV3は痙縮を評価するのに使用される．
筋反応の質	0：他動運動をとおして抵抗がない 1：明確な引っかかりはないが，他動運動をとおしてわずかに抵抗がある 2：他動運動を阻害する明確な引っかかりがある 3：特定の角度で持続しないクローヌスがある（押し続けたときに10秒未満） 4：特定の角度で持続するクローヌスがある（押し続けたときに10秒以上） 5：関節は不動の状態

(Choi, et al, 2018)[14]より引用

を予測する．呼吸器管理の場合は一回換気量などが自宅で計測可能である．
- 重要なことは，全身状態のよいときの値を知っておき，状態が悪くなったときにどの値が変化するかなど，児ごとに基準をもつことが大切である．
- 胸部レントゲン画像にて肺野や気管支の走行を確認しておく．

(10) 関節可動域とレントゲン画像
- 筋緊張が亢進しているか低下している場合は，関節可動域に問題がないか，確認し記録しておく必要がある．
- 痙性麻痺が強い児は，体幹変形と股関節脱臼が出現しやすいため，胸部レントゲン画像はCobb角にて側弯の程度を，股関節レントゲン画像はMPやSharp角にて股関節脱臼の程度を評価する[12]（→つながる知識，臨床では）．

(11) 痙性の評価
- 痙性の検査は，MASやMTSが使用される．MTSは痙性の治療効果判定によく使用され，静的な関節可動域も同時に把握することから，臨床推論に役立つ（図2，表3）[13,14]．

▶ Migration Percentage (MP)
▶ modified Ashworth Scale (MAS)
▶ modified Tardieu Scale (MTS)

つながる知識
通院した際の胸部や股関節のレントゲン画像を，保護者に携帯電話のカメラで写真を撮ってもらっておくと，様々な関係者と情報を共有できてよい．

臨床では
現状のレントゲン画像での関節変形と関節可動域，痙性の程度が縦断的にどのように変化するかを推論し，可動域練習や筋出力トレーニング，保護者指導にいかしていく．

表4　食事と更衣の関連機能のチェックリスト

食事

機能的側面（対象者の能力）	
☑口腔機能	取り込み，口唇閉鎖，舌の運動，咀嚼，食塊形成，嚥下，むせ，流涎，食べこぼし，感覚過敏
☑上肢機能	筋力，筋緊張の異常，関節可動域，巧緻運動，感覚機能，両手動作，利き手，非利き手の補助，代償動作
☑姿勢保持	座位保持能力，頭頸部-体幹のアライメント，筋緊張の異常
☑認知機能	食べ物の認識，注意の持続性・転導性，視空間認知
習慣的側面	
☑食事方法	経口摂取，経管，胃瘻
☑道具	スプーン，フォーク，箸，手づかみ，コップや皿の形状，自助具
☑学習	未学習，誤学習，意欲，興味，偏食，異食，過食，拒食，離席，落ち着き
環境的側面	
☑物理的環境	机，椅子，座位保持装置，自宅，教室，食堂，配置，環境音
☑人的環境	介助者の特徴，介助方法，声かけ，雰囲気

更衣

機能的側面（対象者の能力）	
☑粗大運動機能	筋力，筋緊張の異常，関節可動域，感覚機能，バランス，両手動作，利き手，非利き手の補助，代償動作
☑巧緻運動機能（対象の操作）	ボタン，ファスナー，ネクタイ，リボン，靴ひも，裾をたぐる，整える
☑認知機能	衣服の認識，前後左右など衣服の向き，手順，注意の持続性・転導性，視空間認知
習慣的側面	
☑方法	自分で行う，準備・整え・向きなど一部介助，全介助
☑衣服の種類	上衣（かぶり・前開き・上着），下衣（ズボン・スカート・パンツ・オムツ），その他（靴・靴下・タイツ・ストッキング・帽子・装具）
☑学習	未学習，誤学習，意欲，興味，感覚過敏，こだわり（特定の衣服や素材・ファッション）
環境的側面	
☑物理的環境	自宅，教室，施設，椅子，手すり，自助具
☑人的環境	介助者の特徴，介助方法，声かけ，雰囲気

（草野，2019）[16]より転載

（12）摂食・嚥下機能の評価

- 頭頸部の保持や，口唇や舌の動きと協調性，食塊や水塊の程度による嚥下状況を把握する．
- EDACSは，3歳以上の脳性麻痺児者の摂食・嚥下機能を重症度別に5段階に分類する．はい，いいえでのチャートでの評価が可能である．また，EDACSレベルを補足する形で，介助の程度を自立・介助が必要・すべて依存の3つから選択する[22]（→ココが重要）．

（13）日常生活活動（ADL）

- 生育歴や生活習慣，動作や介助方法，食事や睡眠の状況を聴取する．実際の場面は，いつ（時間帯，所要時間），どこで（病院，園，学校，自宅），誰と（家族，職員），何を（食事内容，衣服の種類），どのように（道具，動作，介助方法）などを参考に観察する（**表4**）[16]．
- リスク管理には，食事では誤嚥や嘔吐，アレルギーなどがあり，更衣では骨折

> **ココが重要** ☑
> GMFCSやMACS，CFCS，EDACSは単独で使用するのではなく，複数を組み合わせて使用することで，脳性麻痺児者の日常的な機能をより包括的に表現することができる．多職種との共通言語として，研究としても有用な指標となる[15]．

▶摂食・嚥下能力分類システム：Eating and Drinking Ability Classification System（EDACS）

表5 PEDIの3つの領域

セルフケア	移動	社会的機能
食物形態の種類 食器の使用 飲料容器の使用 歯磨き 整容 鼻のケア 手を洗うこと 身体と顔を洗うこと かぶり/前開きの服 留め具 ズボン 靴/靴下 トイレ操作 排尿管理 排便管理	トイレ移乗 椅子/車椅子移乗 車への移乗 ベッド移動/移乗 浴槽移乗 屋内の移動方法 屋内の移動：距離とスピード 屋内の移動：物品を引っ張る/運ぶ 屋外の移動方法 屋外の移動：距離とスピード 屋外の移動：路面 階段を上る 階段を下りる	言葉の意味の理解 文章の複雑さの理解 コミュニケーションの機能的使用 表出的コミュニケーションの複雑性 問題解決 社会的交流遊び（大人との） 仲間との交流（同年齢の子どもとの） 物で遊ぶ 自己に関する情報 時間のオリエンテーション 家庭の仕事 自己防衛 地域における機能

(里宇，2003)[17]より引用

や褥瘡，不快感などがあるため，注意する．

- 評価バッテリーには，PEDIやWeeFIMなどがある．
- PEDIはセルフケア，移動，社会的機能の3領域からなり，各領域に「機能的スキル」と「介助者による援助」，「調整」の尺度がある．「機能的スキル」は3領域で合計197項目からなり，可・不可で判定する．「介助者による援助」は20項目を6段階で判定する．「調整」はスコアではなく，杖や手すりの使用など4種の調整件数で表す（**表5**）[17]．
- PEDIの対象年齢は6カ月〜7.5歳だが，臨床的にはそれ以上の年齢の人にも使用されている．実施方法は保護者の記入と臨床家の確認作業や対象者に詳しい臨床家や教育関係者による判断，保護者からの聴取により行われる．
- PEDIは基準値標準スコアと尺度化スコアの2種類が算出できる．基準値標準スコアは歴年齢で期待される機能的技能および遂行に対する相対的位置づけを示し，平均が50点となる．尺度化スコアは各領域の項目を難易度順に並べ替え，その児の機能状態を示すもので0〜100点の間に入る．

(14) 総合的な発達検査

- 言語は認知機能と運動機能を基礎とするため，運動—認知—言語の領域を横断して理解する必要がある．特に自己の理解や他者の理解については，自宅での行動や遊びのなかから評価する（→ココが重要）．
- 発達全般の検査や認知と言語機能の検査には，様々な評価バッテリーがある．理学療法士が認知と言語の検査を実施することは少ないが，生活の困り感や支援計画の修正，治療や援助にいかすために，それぞれの指標の意味を理解して解釈する必要がある（**表6**）．
- 子どもの得意，不得意などの行動特徴を把握する評価に「子どもの強さと困難さアンケート（SDQ）」がある．情緒や行為，多動・不注意，仲間関係，向社会性などの支援の必要性についてLow Need（ほとんどない），Some Need（やや

ココが重要 ☑

在宅では，障害児のきょうだいに関心をもつべきである．障害の軽い，重いに関係なく，障害児のきょうだいは寂しい思いをしていたり，無理をしていることが多い．きょうだいにも声をかけ，必要があれば保護者との話題にもあげて，家族全体を把握できるようにする．

▶ Pediatric Evaluation of Disability Inventory (PEDI)
▶ Functional Independence Measure for Children (WeeFIM)
▶ 子どもの強さと困難さアンケート：Strengths and Dfficulties Questionnaire (SDQ)

表6　総合的な発達検査

	検査名	対象年齢	評価領域
発達全般	遠城寺式乳幼児分析的発達検査法	0歳0カ月～4歳7カ月	3分野6領域：運動（①移動運動，②手の運動）/社会性（③基本的習慣，④対人関係）/言語（⑤発語，⑥言語理解）
	新版K式発達検査2001	0歳0カ月～成人	3領域：①姿勢・運動/②認知・適応/③言語・社会
	DENVERII，デンバー発達判定法	0歳0カ月～6歳0カ月	4領域：①粗大運動/②言語/③微細運動—適応/④個人—社会
	KIDS乳幼児発達スケール	0歳1カ月～6歳11カ月	9領域：①運動/②操作/③理解言語/④表出言語/⑤概念/⑥対子ども社会性/⑦対成人社会性/⑧しつけ/⑨食事
	JMAP日本版ミラー幼児発達スクリーニング検査[6)]	2歳9カ月～6歳2カ月	5領域：①基礎能力/②協応性/③言語/④非言語/⑤複合能力
認知と言語	日本版WPPSI-III知能検	2歳6カ月～7歳3カ月	3指標+1得点：①言語理解/②知覚推理/③処理速度/④語い総合得点
	日本版WISC-IV知能検査	5歳0カ月～16歳11カ月	4指標：①言語理解/②知覚推理/③ワーキングメモリ/④処理速度
	日本版DN-CAS認知評価システム	5歳0カ月～17歳11カ月	4尺度：①プランニング/②注意/③同時処理/④継次処理
	日本版KABC-II	2歳6カ月～18歳11カ月	8尺度：認知尺度（①継次，②同時，③計画，④学習）/習得尺度（⑤語彙，⑥読み，⑦書き，⑧算数）
	田中ビネー知能検査V	2歳～成人	4領域：①結晶性/②流動性/③記憶/④論理推理

ある），High Need（大いにある）と判定可能なため，発達障害児や発達障害が疑われる児の支援の必要性を判断する際の参考とする．

❸ 目標設定の考え方

- HopeやNeedに関連した目標，問診や評価に準じた具体的な目標，就学や進学，就労など，ライフイベントに合わせた目標設定も考慮し，複数の目標をあげる．目標設定はSMARTや5W1Hでの視点で具体化しておくことが求められる．障害児用の目標設定アプリケーションであるADOC-Sや成人用のADOCを用いて目標設定をしてもよい．
- SMART（**→用語解説**）としては，たとえば，「屋外で歩きやすくし，歩行距離を延ばす」という漠然とした目標ではなく，「1カ月で200m先のスーパーまで15分以内に往復できるようにする」といった，より生活に則した目標設定を行う．
- GASは，現在のレベルを−2とし，介入後に現実的に到達可能なレベルを0とする．0を基準に予想より少し高いレベルを+1，かなり高いレベルを+2，予想より少し低いレベルを−1とする．この段階付けは，介入に関与しない専門家や熟達者と行い，最後に本人と家族に確認することが推奨されている．介入後に再評価を行い，前後比較をする．

> **Glossary 用語解説**
> **SMART**：Specific（特異的，具体的），Measurable（測定可能），Achievable（到達可能），Relevant（関連性のある），Time bound（期限のある）の頭文字をとったもので，目標設定にあたり使用される．

4 地域理学療法の実際

1. 全体として考慮する点

- 成長による不良な姿勢アライメントの変化を防止するために，二次障害を長期的に予防する視点でのプログラム立案が求められている．必要に応じて装具や座位保持装置，車椅子などの調整，使用頻度や使用環境の提案を行う（→つながる知識）．
- 関節拘縮には大きく長い筋の短縮が影響しやすい．関節拘縮の出現が予想される場合は，関節拘縮を助長している痙性の高い筋のストレッチや拮抗作用のある単関節筋の活動を促し，座位や立位でのバランス練習，ADL練習を組み合わせることで，成長や不動による二次的な変形を予防する[27]．
- 股関節屈曲拘縮は腰椎の過前弯につながり，脊柱アライメントを崩すため，早期からの腸腰筋のストレッチを行う（→つながる知識）．股関節周囲筋の筋緊張を整え，股関節脱臼による非対称性を改善することは，骨盤傾斜の予防や将来的な側弯の予防につながる．
- 筋緊張が亢進している児は様々な動作が定型化しやすく，定型化した動作が繰り返し行われると関節拘縮を誘発するため，日常生活活動のなかで，動作が定型化しないように，様々な動きを促す．
- 筋緊張が低下している児は，筋出力が弱く様々な動作が不安定となり，動きやすい体の動かし方が中心となるため，動作が定型化することがある．しかし，関節拘縮が起こる頻度は少ない．
- 筋緊張が低下している児や痙性麻痺があるが基本的に全身の筋緊張のベースが低い児は，活動性を上げないと筋力も筋持久力もつかないため，様々な工夫をして持続的な活動が行えるように取り組む．

2. 重症児で考慮する点

- 安定した座位は，変形予防や長時間の臥位姿勢による無気肺の予防のために重要である．呼吸状態や筋緊張，障害の程度（筋緊張の状態，変形・拘縮の程度，年齢など），使用目的，使用場所などに応じて使用する座位保持装置や車椅子の座角やティルト角を柔軟に調整する．
- 在宅では，呼吸補助や体位ドレナージなどの呼吸リハビリテーションや胸郭の可動性維持のためのIPPV装置，気管・気管支の狭窄に対してカフアシスト装置を用いることもある．

3. 制度を活用した具体例

- 障害者総合支援法による総合的な支援は，自立支援給付（介護給付，訓練等給付，相談支援，自立支援医療，補装具など）と地域生活支援事業で構成されて

つながる知識
姿勢の評価にPosture and Postual Ability Scale（PPAS）がある．PPASは背臥位，腹臥位，座位，立位の各姿勢を量的，質的に採点する評価法で，特に重度の方々のアライメント変化の経過観察に有用で，2024年から日本でも使用可能になっている．

つながる知識
歩行可能な児でも座位や臥床生活が主な児でも，股関節屈曲拘縮は出現しうる．歩行可能な児では，かがみ姿位での活動が長いことや股関節伸筋の活動が弱いことが原因で，座位での生活が主な児では日中のほとんどの時間が股関節屈曲位であることや，股関節伸筋の活動時間が短くなり，十分な股関節伸展運動を行わなくなるため，股関節屈曲拘縮が出現する．

▶間欠的陽圧換気：intermittent positive pressure ventilation（IPPV）

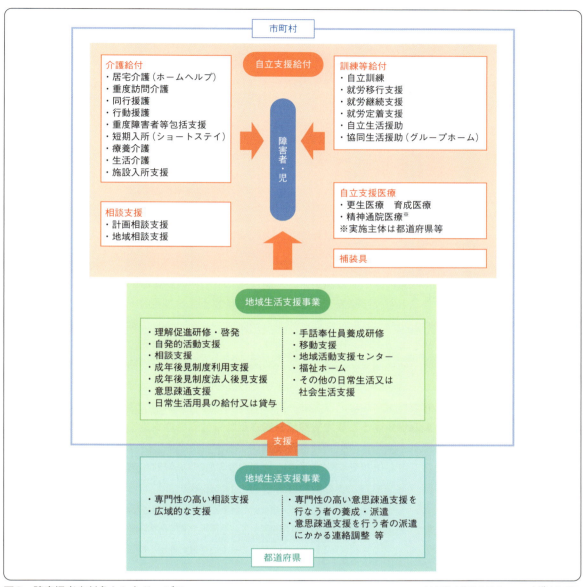

図3 障害児者を対象としたサービス　　　　　　　　　　　　　　　　　　　　　（全国社会福祉協議会，2018）[18]より引用

いる（**図3**，**表7**，1章の7頁参照）[18]．障害児を対象とするサービスは，都道府県による障害児入所支援と市町村による障害児通所支援がある（**表8**）[18]．児の状態や家族の生活をふまえて，社会参加を促すために，介護給付や訓練等給付，児童発達支援事業，放課後等デイサービスなど各制度の活用を提案していく（**→次々頁の臨床では**）．

- 身体障害者手帳や療育手帳などは，制度を活用するうえで必要だが，地域で小児にかかわる専門職は，家族の障害受容や家庭生活の状況に応じて，各手帳の提案や申請は慎重に進めるべきである．児童発達支援事業，放課後等デイサービスなどの障害児通所支援は，明確な診断名がついてなくても利用可能なた

表7　訓練等給付

①自立訓練（者）	自立訓練（機能訓練）	理学療法士または作業療法士等が障害者施設または対象となる障害者の居宅を訪問して，理学療法や作業療法などの必要なリハビリテーションを提供し，生活などに関する相談や助言，その他の必要な支援を提供するサービス．
	自立訓練（生活訓練）	生活支援員などが障害者施設または対象となる障害者の居宅を訪問して，入浴，排せつおよび食事などに関する自立した日常生活を送れるよう必要な訓練を行ったり，生活に関する相談や助言などの支援を行う．
②就労移行支援（者）		一般企業への就労を希望する人に，一定期間，就労に必要な知識及び能力の向上のために必要な訓練を行う．
③就労継続支援（A型＝雇用型，B型＝非雇用型）（者）		一般企業等での就労が困難な人に，働く場を提供するとともに，知識及び能力の向上のために必要な訓練を行う．雇用契約を結ぶA型と，雇用契約を結ばないB型がある．
④就労定着支援（者）		一般就労に移行した人に，就労に伴う生活面の課題に対応するための支援を行う．
⑤自立生活援助（者）		一人暮らしに必要な理解力・生活力等を補うため，定期的な居宅訪問や随時の対応により日常生活における課題を把握し，必要な支援を行う．
⑥共同生活援助（グループホーム）（者）		共同生活を行う住居で，相談や日常生活上の援助を行う．また，入浴，排せつ，食事の介護等の必要性が認定されている人には介護サービスも提供する．さらに，グループホームを退去し，一般住宅等への移行を目指す人のためにサテライト型住居がある．

表8　障害児を対象としたサービス

都道府県

| 障害児入所支援 | 福祉型障害児入所施設 | 施設に入所している障害児に対して，保護，日常生活の指導及び知識技能の付与を行う． |
| | 医療型障害児入所施設 | 施設に入所又は指定医療機関に入院している障害児に対して，保護，日常生活の指導及び知識技能の付与並びに治療を行う． |

市町村

障害児通所支援	児童発達支援 医療型児童発達支援	児童福祉施設として位置付けられる児童発達支援センターと児童発達支援事業の2種類に大別される．さまざまな障害があっても身近な地域で適切な支援が受けられる．①児童発達支援センター/医療型児童発達支援センター 通所支援のほか，身近な地域の障害児支援の拠点として，「地域で生活する障害児や家族への支援」，「地域の障害児を預かる施設に対する支援」を実施するなどの地域支援を実施する．医療の提供の有無によって，「児童発達支援センター」と「医療型児童発達支援センター」に分かれる．②児童発達支援事業 通所利用の未就学の障害児に対する支援を行う身近な療育の場である．
	放課後等デイサービス	学校就学中の障害児に対して，放課後や夏休み等長期休暇中において，生活能力向上のための訓練等を継続的に提供する．学校教育と相まって障害児の自立を促進するとともに，放課後等の居場所づくりを推進する．
	居宅訪問型児童発達支援	重度の障害等により外出が著しく困難な障害児の居宅を訪問して発達支援を行う．
	保育所等訪問支援	保育所等（※）を現在利用中の障害児，今後利用する予定の障害児に対して，訪問により，保育所等における集団生活の適応のための専門的な支援を提供し，保育所等の安定した利用を促進する．2018（平成30）年4月の改正により，乳児院・児童養護施設に入院している障害児も対象として追加された．（※）保育所，幼稚園，小学校，放課後児童クラブ，乳児院，児童養護施設等

🔄 アクティブラーニングのヒント

①脳性麻痺は走行の可能な方から寝返りの行えない方まで，運動機能の幅が広いものです．そのため，1．屋外歩行可能，2．移乗可能，3．座位不能など，運動機能別に考えると二次障害や生活上の課題がみえてきます．

②評価をあげる際には，一般的な評価項目と脳性麻痺（小児疾患）特有の評価項目の両方をあげましょう．

③発達障害の二次障害や生活上の課題については，特に活動や参加，環境因子について考えてみましょう．

13章 —— 小児領域の地域理学療法

め，児や家族の目標に応じて，利用を検討する．

❺ 地域理学療法のエビデンス

● 小児分野の地域理学療法に明確なエビデンスはない．しかし，運動機能やセルフケアの改善には，本人やご家族が設定した目標や課題を繰り返し練習する目標直結型の介入やホームプログラムの実施が推奨されている[29]．施設ごとの取り組みに目標直結型の介入やホームプログラムを取り入れることで，より良い効果が期待できる．

（楠本泰士）

❓ 臨床では

母子保健とは，母親と乳児，幼児の健康保持と増進のために，保健指導や1歳6カ月児や3歳児に対する健康診査，母子健康手帳の交付などの保健事業と，低出生体重児の届出や療育医療などの医療施策が実施されている．インターネットの普及による情報過多の状況で，不安の強い家庭や産後うつの改善も課題となっている．健診や医療機関等での説明に，戸惑いやショックを受けることもあるため，家族の心理状態に気を配り，状態に応じた適切な支援が求められる．

文献

1) 小児慢性特定疾病情報センター：https://www.shouman.jp/disease/search/group/

2) Novak I, et al：State of the Evidence Traffic Lights 2019 Systematic Review of Interventions for Preventing and Treating Children with Cerebral Palsy. Curr Neurol Neurosci Rep, 20(2)：3, 2020.

3) 渡辺 憲，竹内亜理子：発達障害と認知症．老年精神医学誌，29(1)：11-19，2018.

4) 眞鍋克博・他：発達性協調運動障害と理学療法．理学療法ジャーナル，52(8)：756-762，2018.

5) 前田浩利：在宅療養支援診療医の立場からみた現状と課題．小児科臨床，69(1)：7-12，2016.

6) 公益財団法人日本医療機能評価機構：第9回産科医療補償制度再発防止に関する報告書．http://www.sanka-hp.jcqhc.or.jp/documents/prevention/index.html

7) 鈴木康之・他：超重症児の判定について　スコア改訂の試み．日本重症心身障害学誌，33(3)：303-309，2008.

8) Communication Function Classification System：http://cfcs.us

9) CanChild：GMFCS-E & R. https://canchild.ca/en/resources/42-gross-motor-function-classification-system-expandedrevised-gmfcs-e-r

10) resarchmap：https://researchmap.jp/multidatabases/multidatabase_contents/detail/248396/d3dc542962a28eb1d33ea868154ecc 8c?frame_id=480805

11) MACS-Manual Ability Classification System：http://www.macs.nu

12) 楠本泰士・他：脳性麻痺児における粗大運動機能別の股関節筋解離術前後5年間の股関節脱臼の変化．理学療法学，43(4)：293-299，2016.

13) 阿部和広：MTS，MAS．統合と解釈のための小児リハ評価ガイド（楠本泰士編）．メジカルビュー社，2019，pp108-111.

14) Choi JY, et al：Dynamic spasticity determines hamstring length and knee flexion angle during gait in children with spastic cerebral palsy. Gait Posture, 64：255-259, 2018.

15) Nishibu HMJ, et al：Reliability and validity of the Japanese version of the Visual Function Classification System for children with cerebral palsyInter-relationships of functional status in cerebral palsy. Child Care Health Dev, 50(1)：e13175, 2024.

16) 草野佑介：食事・更衣．小児リハ評価ガイド―統合と解釈を理解するための道しるべ（楠本泰士編）．メジカルビュー社，2019，pp160-163.

17) 里宇明元・他：PEDI―リハビリテーションのための子どもの能力低下評価法．第1版，医歯薬出版，2003，pp10-43.

18) 全国社会福祉協議会：障害者総合支援法のサービス利用説明パンフレット　2018年4月版．https://www.shakyo.or.jp/news/pamphlet_201804.html

>>>> 演習課題

症例

診断名：脳性麻痺，てんかん，嚥下機能障害
既往歴

13歳女児，痙直型四肢麻痺GMFCSレベルV．重症児スコア34点．てんかんによる入退院を繰り返し，側弯進行，呼吸・消化器・整形外科的合併症が進行．声門閉鎖術・気管切開術・胃瘻造設・気切人工呼吸器管理・胃瘻からの経管栄養実施．

自宅一軒家で父，母，1歳年上の兄と生活しており，2年前から訪問リハビリテーションを開始．年1回ほど肺炎を発症している．現在は熱発や炎症所見などはなく，状態は安定している．現在と比べ小学生の時のほうがよく動けていた．現在，日中は自宅でも学校でも座位保持装置付き車椅子で過ごしている．自力での除圧動作やベッド上での寝返りなどは不可．介入当初から両股関節の脱臼（MP：右が100，左が40），側弯（胸椎右凸53度，腰椎左凸42度），各関節の変形・拘縮があった．特にリハビリテーション介入中の禁忌事項はない．

平日は特別支援学校と放課後等デイサービスで過ごしており，学校への登校は母の送り，学校への迎えはデイサービスの施設担当者，デイサービスへの迎えは母が行っている．また，定期的に2〜3泊の短期入所を行っている．

演習問題①

本症例の心身機能の評価ポイント，自宅，学校，デイサービスなどの環境ごとの評価ポイントを考えましょう．

演習問題②

Family-Centered Servicesを考える際に，本症例ではどのような生活上の課題が考えられるでしょうか．

演習問題③

高校卒業後の生活に向けて，ご家族と検討する事項を考えましょう．

14章

介護予防と健康増進

学習のねらい

● 高齢者の健康増進に介護予防が必要な理由を説明できる.

● フレイルとサルコペニア,廃用症候群について説明できる.

● 地域で実施されている健康増進プログラムにおける理学療法士の役割について説明できる.

プロローグ アクティブラーニングとして取り組んでみましょう!

①自身の住んでいる地域で,要介護1の高齢者に対してどのような介護予防事業が行われているか調べてみましょう.

②より良い介護予防事業を実施するために,理学療法士としてできることは何か,考えてみましょう.

① 予防の理解と介護予防の位置づけ

1. 予防(一次〜三次)の理解

● 予防とは,想定される悪化に対して事前に備えておくことを指し,様々な場面で広義に使われる用語である.医療・保健分野においても同様で,予防は様々な健康状態の悪化を事前に防ぐことを指す.しかし,これだけではあまりに広範であるため,医療・保健分野では,一次予防,二次予防,三次予防の3段階に整理することで,それぞれの予防の概念をわかりやすくし,取り組みの対象や課題を明確にすることを目指している.

● 一次予防は,健康な人を対象に,疾病の原因の排除やリスクの低減を図ることで,発病そのものを予防する取り組みである.最も簡単な例をあげると,生活習慣病(がん,心疾患,脳卒中など)を考えた場合に,その疾病の主な原因となるものは,喫煙・飲酒・運動不足であるため,一次予防は,禁煙・適正飲酒・運動推奨などが考えられる

● 二次予防は,すでに疾病を有する人を対象に,症状が出現する前の段階で早期に発見し,治療する取り組みである.生活習慣病の二次予防としては,健康診断(スクリーニング)や人間ドックによる疾病の早期発見などがこれに該当する.

● 三次予防は,疾病の症状が出現した人を対象に,重症化の予防,後遺症を予防する取り組みである.なお,疾患から社会復帰するためのリハビリテーションも三次予防と捉えられる場合が多い.

表1　介護予防と生活習慣病の一次予防，二次予防，三次予防

	一次予防	二次予防	三次予防
基本的概念	未然予防	生活習慣の予防	重症化予防
生活習慣病	生活習慣の予防	健康診断	リハビリテーション
介護予防	生活機能の維持・向上に向けた取り組み	ハイリスク高齢者の早期発見・要支援状態の遅延	要介護状態の改善や重度化予防

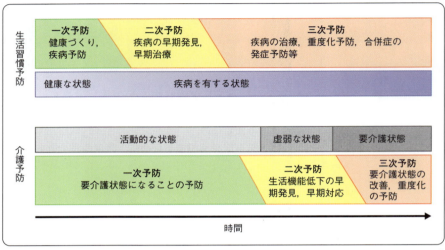

図1　生活習慣病および介護予防の「予防」の段階

(厚生労働省)[2]

2. 介護予防における一次～三次予防

- 介護予防(→用語解説)における一次予防，二次予防，三次予防(表1)はどのように考えればよいか．
- 介護予防の一次予防は，主として活動的な状態にある高齢者を対象に，生活機能の維持・向上に向けた取り組みを行うものである．
- 二次予防は，要支援・要介護状態に陥るリスクが高い高齢者を早期発見し，早期に対応することにより，要支援状態となることを遅らせる取り組みである．
- そして三次予防は，要支援・要介護状態にある高齢者を対象に，要介護状態の改善や重度化を予防するものである(図1)[2]．
- 段階的に予防を分類することで，取り組みの対象や課題を明確にすることを目指している(→ココが重要)．
- これは，介護の必要度を段階的に規定し，介護度に応じた適切で効率的なサービスを提供することができるようにするためである．この概念は非常に重要であり，いま自分がどの階層で，どの行為・サービスを提供しているのかを考えることは，医療制度の枠組みに適した行為・サービスを行うために必要なことである．

3. 重症化予防

- 高齢者のかかえる健康問題は，一般的に加齢に伴って進行する．たとえばフレ

Glossary 用語解説
介護予防：介護予防とは，「要介護状態の発生をできる限り防ぐ(遅らせる)こと，そして要介護状態にあってもその悪化をできる限り防ぐこと，さらには軽減を目指すこと」と定義される[1]．

ココが重要
特に介護予防については，対象とする疾患や症候の重症度が幅広く，それに応じて対応策も広範である．たとえば要介護度の認定は，要支援2段階と要介護5段階の計7つの階層を設けており，介護度に応じた給付サービスも変わってくる．

14章 介護予防と健康増進

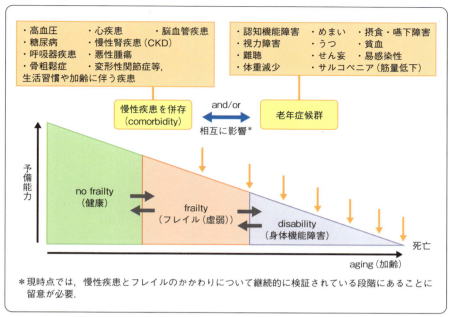

図2 高齢者の健康状態の特性等について　(厚生労働省)[4]

イル(→**用語解説**)の予防は，高齢者の機能低下に対する重症化予防ともいえる．

- フレイルの定義にも記載されているように，適切な介入・支援により，高齢者の生活機能の維持向上は可能である．フレイルのほかにも，認知症に至る前の修正可能な段階は軽度認知障害と呼ばれ，対策は可能である．高齢者の健康状態[4]を理解し(**図2**)，不可避な加齢に伴う心身機能の低下をもちつつも，その問題に適切に取り組むことが介護予防である．
- 特に，高齢期の筋力低下に関しては，平均年齢が90歳を超える集団においても，適切な負荷による筋力トレーニングによって改善が可能であることが報告されており(**図3**)，エビデンスに基づいた対策が必要である[5]．さらに重要なことは，筋力トレーニングはやめると筋力は低下してしまうことである．したがって，高齢者への筋力トレーニングは，適切な負荷と継続性を考慮して提供する必要がある．

Glossary 用語解説
フレイル：フレイルは，「加齢とともに心身の活力(運動機能や認知機能など)が低下し，複数の慢性疾患の併存などの影響もあり，生活機能が障害され，心身の脆弱性が出現した状態であるが，一方で適切な介入・支援により，生活機能の維持向上が可能な状態像」[3]でもある．

アクティブラーニングのヒント

①要介護1では，排泄や入浴は見守りが必要なものの基本的な日常生活は一人で送ることができます．身体の状態を維持・改善するため，身近な地域での介護予防教室やサービスを調べてみましょう．
②効果的な介護予防事業を展開するためには，対象者の身体機能を詳細に評価し，適切な負荷量をもって筋力トレーニングすること，継続的に実施できる工夫をすることの両側面からかかわる必要があります．

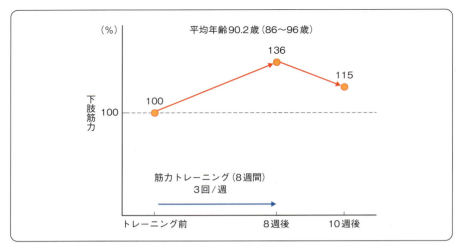

図3 高齢者（n＝10）に対する筋力トレーニングの効果　(Fiatarone, et al, 1990)[5]より引用，改変

4. ハイリスクアプローチとポピュレーションアプローチ

- 介護予防や健康増進を進めるうえで，その対策（アプローチ）がどのように対象者のためになるか，よく考える必要がある．公衆衛生の領域では，その手法を，**ハイリスクアプローチ**と**ポピュレーションアプローチ**の大きく2つに分けて考えることが多い．
- 介護予防のハイリスクアプローチは，たとえば65歳以上の地域高齢者に対して，年に1度の基本チェックリストに基づく要介護リスクの判定が行われ，ハイリスク者（個人）に対して介護予防教室への参加を推奨するような働きかけ[6]である．
- 一方，介護予防のポピュレーションアプローチとは，高齢者（集団）に対する健康づくり活動を指すことが多く，健康教育や教室，介護予防サポーター（健康づくりボランティア）の育成などが含まれる．

❷ フレイル，サルコペニア，廃用症候群の予防

1. フレイル

- フレイルは加齢に伴って罹患や何かしらのストレスがかかることで生じる問題であり，健康と身体機能障害の中間的な状態であるとされる．健康な状態から要介護の状態まで到達してしまうと元に戻ることがより困難となるが，その前段階であるフレイルの状態（➡**つながる知識**）を早期に発見し，適切に対応することで健康な状態に戻りやすいという可逆性を含んでいる．定義からもわかるように，多面的である点も一つの特徴である（**図4**）．
- それぞれの側面が低下している状態を**身体的フレイル**，**心理・認知的フレイル**（この言葉のうちいくつか抜粋される場合もある），**社会的フレイル**という．一般高齢者の約10％がフレイルに該当し[6]，フレイルの3つの側面のうちいくつかを併発している場合もあることがわかっている．

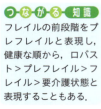

フレイルの前段階をプレフレイルと表現し，健康な順から，ロバスト＞プレフレイル＞フレイル＞要介護状態と表現することもある．

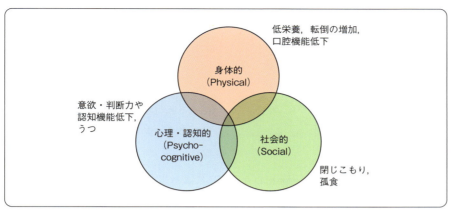

図4 フレイルの多面的側面

- フレイルの判定には，2001年にFriedらが報告したCHS基準が最も一般的に用いられている[7]．ここでは①体重減少，②筋力低下，③疲労感，④歩行速度の低下，⑤身体活動の低下を基準としており，身体的フレイルの判定をしていることになる．わが国では，基本チェックリストの質問を取り入れた日本版CHS（J-CHS）基準が提唱されている（表2）．そのほか，基本チェックリスト（20頁，2章の表4参照）[8]や，介護予防チェックリスト[9]を用いる．また11項目でフレイルを判定する方法[10]なども報告されており，これらでは多面性を含んでフレイルを判定していることとなる（→つながる知識）．

2．サルコペニア

- サルコペニア（sarcopenia）は，「加齢に伴って骨格筋量が減少する状態」と解釈されていたが，加齢以外の様々な原因によって高齢者でなくても早期より引き起こされることが明らかとなってきている[12]．そのため現在では，「骨格筋量の加齢に伴う低下に加えて，筋力および/または身体機能の低下」と定義されており[12]，狭義のサルコペニアの原因は加齢によるもの，広義のサルコペニア（ミオペニア；myopenia）の原因は加齢以外に活動，栄養，疾患によるものと分けられる（表3）[13]．
- 2010年 The European Working Group on Sarcopenia in Older People（EWGSOP）によりサルコペニアの診断基準が提唱され[14]，2014年にAsian

つながる知識
Makizakoらは社会関係や参加につながる，①外出機会の減少（KCL内の項目），②時々友人を訪問するか（KCL内の項目），③友人や家族の助けになっていると感じるか，④独居であるか，⑤毎日誰かと会話しているかの5項目から社会的フレイルの有無を判定する方法を報告している[11]．このように判定方法は種々報告されているが，いまだ統一された方法はない．

表2 日本版CHS基準

項目	評価基準
体重減少	6カ月で，2〜3kg以上の体重減少（基本チェックリスト＃11）
筋力低下	握力：男性＜26kg，女性＜18kg
疲労感	（ここ2週間）わけもなく疲れたような感じがする（基本チェックリスト＃25）
歩行速度	通常歩行速度＜1.0m/秒
身体活動	①軽い運動・体操をしていますか？ ②定期的な運動・スポーツをしていますか？ 上記の2つのいずれにも「1週間に1度もしていない」と回答

0項目：健常，1〜2項目：プレフレイル，3項目以上：フレイル

表3 サルコペニアの原因

原発性サルコペニア 　加齢の影響のみで，活動・栄養・疾患の影響はない 二次性サルコペニア 　活動によるサルコペニア：廃用性筋萎縮，無重力 　栄養によるサルコペニア：飢餓，エネルギー摂取量不足 　疾患によるサルコペニア 　　侵　襲：急性疾患・炎症（手術，外傷，熱傷，急性感染症など） 　　悪液質：慢性疾患・炎症（がん，慢性心不全，慢性腎不全，慢性呼吸不全，慢性肝不全，膠原病，慢性感染症など） 　　原疾患：筋萎縮性側索硬化症，多発性筋炎，甲状腺機能亢進症など

(若林, 2013)[13]

> **臨床では**
> 対象者各々の手で指輪っかを作り，下腿周径と比較してもらうが，長軸に水平になっていないなど不正確なことも多い．そのため，一人ひとり確認して正確な方法を伝えるのがよい．

Working Group for Sarcopenia（AWGS）によってアジア人のための診断基準が提唱された[15]．その後2019年に基準改定が行われ，その診断基準が報告されている[16]（図5）．このなかでSARC-Fは質問を聴取し点数化することで判定する（表4）[17]．

● ほかにサルコペニアの簡易的な判定方法としては，「指輪っかテスト」がある[18]（図6）．自身の両手の親指と示指で輪っかを作り，利き足ではないほうの下腿最大膨隆部にあて，下腿と輪っかのどちらが大きいかを比較する方法である（→臨床では）．

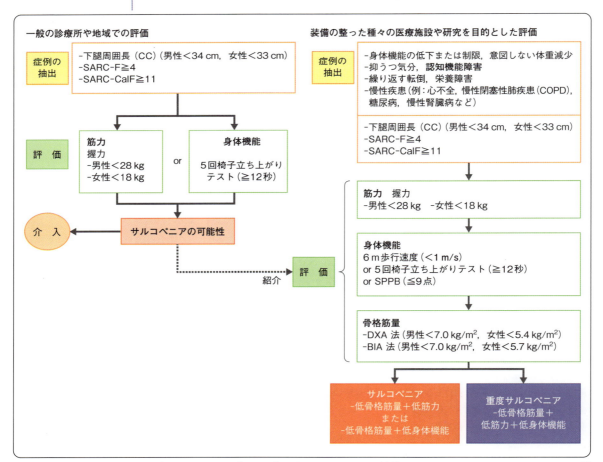

図5　Asian Working Group for Sarcopenia（AWGS）によるサルコペニア基準
(Chen, 2020)[16]

表4　SARC-Fの質問項目とスコア

内容	質問	スコア
握力 (Strength)	4〜5 kgのものを持ち上げて運ぶのがどのくらいたいへんですか	全くたいへんではない＝0 少したいへん＝1 とてもたいへん，またはまったくできない＝2
歩行 (Assistance in walking)	部屋の中を歩くのがどのくらいたいへんですか	全くたいへんではない＝0 少したいへん＝1 とてもたいへん，補助具を使えば歩ける，または全く歩けない＝2
椅子から立ち上がる (Rise from a chair)	椅子やベッドから移動するのがどのくらいたいへんですか	全くたいへんではない＝0 少したいへん＝1 とてもたいへん，または助けてもらわないと移動できない＝2
階段を昇る (Climb stairs)	階段を10段昇るのがどのくらいたいへんですか	全くたいへんではない＝0 少したいへん＝1 とてもたいへん，または昇れない＝2
転倒 (Falls)	この1年で何回転倒しましたか	なし＝0 1〜3回＝1 4回以上＝2

(サルコペニア診療ガイドライン作成委員会，2017)[17]

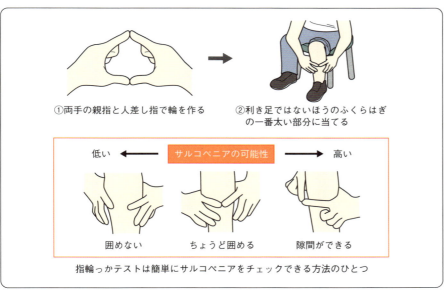

図6　指輪っかテスト

3. 廃用症候群

- 心身の不使用・不活発によって機能低下をきたした病態が廃用症候群 (disuse syndrome) である．疾患などのために活動性や運動量の低下した安静状態が続くことで全身の臓器に生じる二次的障害の総称であり[13]，局所的廃用症候群と全身的廃用症候群に分けられる．予備力の少ない高齢者では，軽度の侵襲や短期間の安静臥床でも廃用症候群を認めやすいため，不要な安静臥床を避けて早期離床を勧めることが重要である[13]．
- 実際には，廃用症候群が生じる要因として安静臥床のみではなく，低栄養やサルコペニアを併発していることも多く，機能的側面のみならず栄養面の把握も

重要となる．また高齢者では，廃用症候群としての廃用性筋萎縮を発症する以前からすでに加齢によるサルコペニアを発症していた可能性もあり，適切な評価とプログラム立案が重要である（➡調べてみよう）．

調べてみよう
近年，リハビリテーション栄養という言葉も多く聞かれるようになり，理学療法士も栄養面にアプローチしている．
どのような方法でアプローチしているかを調べてみよう．

4．フレイル，サルコペニア，廃用症候群の予防

- フレイル，サルコペニア，廃用症候群の予防は，人を多面的に捉え，各方面からアプローチすることが重要である．
- 理学療法士としては身体機能が重要となるが，それのみにならないように留意する必要がある．身体的側面，精神・心理・認知的側面，社会的側面のどの部分から低下し始めるのか，まだ議論は続いているものの，社会的側面や認知的側面から機能低下が始まり，身体機能の低下を招くという報告[19]もあることから，多方面からの適切な評価を定期的に継続して実施することが大切である（➡考えてみよう）．
- 地域の保健活動においてポピュレーションアプローチに取り組む際，より多くの人の評価を実施することは，人的資源や実施場所の面から見ても容易なことではない．簡便なスクリーニング検査を実施することでハイリスク者を抽出し，より詳細な検査に移行するなど段階的なアプローチの工夫が必要である．
- フレイルにも循環（サイクル）があり[7]，悪循環を引き起こさないよう，どこかで関連を断ち切るために，適時適切に評価をして問題を発見し，対応を開始することが必要である．実際には理学療法士が接している場面以外で違和感や問題点が見つかることもある．地域においても多職種ならびに多機関が連携をして情報交換を行うことが有用である．

考えてみよう
地域在住高齢者の機能低下は悪循環を招くことも多い．たとえば尿失禁のある高齢者がいるとする．直接的には排尿についての問題であるが，いつ失禁が起きてしまうかが心配で，他者と会うことを渋るようになり，外出機会が減る．外出機会が減ったことで身体活動が減り，筋力や筋量の減少，さらには食事量も減り，栄養摂取量にまで影響が及ぶ可能性もある．

---

③ 生活状況と社会参加支援

- フレイルの一つの側面である社会的フレイルは，概ね「社会活動への参加や社会的交流に対する脆弱性が増加している状態」といわれている．社会的といわれれば，経済的収入や教育年数なども関連するが，これについては高齢期に入ってから変えようとしてもなかなか難しいところがある．社会的フレイルは「不健康を予知できるものである」，「介入を行えば改変可能である」，「加齢に伴う変化である」などの要件を満たす必要があると言われており，具体的には「外出」と「交流」が維持されているかどうかを評価する必要がある（➡つながる知識）．
- 社会的フレイルは身体的フレイルや精神・心理・認知的フレイルと関連し，身体・認知・心理的フレイルよりも先行して生じ，これらを引き起こす原因となることが報告されている[19]ため，早期に発見して社会とのつながりを維持していくように動機づけを行うことが介護予防につながる．
- 地域在住高齢者の生活状況は，介護が必要な人から健康度の極めて高い高齢者まで多岐にわたる．社会的フレイル状態を予防・改善するためには，社会参加

つながる知識
地域在住高齢者に対して，外出が少ない「閉じこもり」と，交流が少ない「孤立」について調査した研究[20]では，閉じこもりも孤立もない人と比較して，男性では閉じこもりはなく孤立している人で約3.7倍，女性では閉じこもりでもあり孤立もしている人で約5.3倍も転倒の危険性が高まることが報告されている．

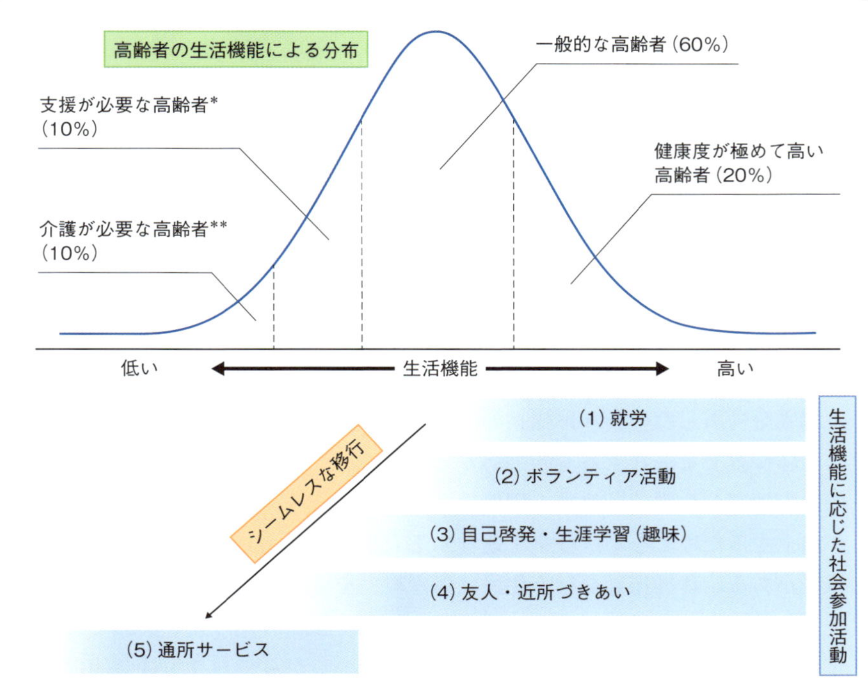

（注釈）*, **生活機能による一般的な分布であり介護保険における要介護認定基準の「要支援」「要介護」とは異なる.

図7　高齢者の生活機能による分布と社会参加活動の枠組み　（藤原，2014）[22]

を維持していくことが効果的であると考えられている．社会参加には段階的に，①就労，②ボランティア活動，③趣味や学習などの自己啓発，④友人・隣人等との非公式な交流，⑤要介護期の通所サービス利用があり（**図7**），これらのすべての段階で社会参加していることが健康維持につながる（➡**ココが重要**）．

- そのため，介護が必要な高齢者には通所サービスなどで人とのかかわりの維持やADL指導などを実施し，生活機能が維持されている，より健康度の高い高齢者には就労やボランティア，趣味活動などを通して社会参加を促していくような，段階に応じた対応が有効である[22]．
- しかしながら，個々人の社会参加は多種多様であり，誰もが働き，ボランティアをするべきであるとは一概には言えない．したがって，健康維持のために自分に合った社会参加を考え，実践していくことが重要である．理学療法士としてもその人に合った支援を促せるように，関係する社会参加支援についての情報を整理しておきたい．

ココが重要
社会参加することにより，社会的な役割機能（social role function）や知的能動性（intellectual activity）が維持・向上することにより，手段的日常生活活動能力（IADL）が維持されると考えられている[21]．

4 健康維持，健康増進

1．地域における取り組み

- 健康増進や健康寿命延伸のために様々な取り組みが行われている．その一つに

行政や地域包括支援センター，介護予防センターや病院，老人保健施設などが企画する介護予防教室がある．

- 高齢者が住み慣れた地域で介護を必要とせずにいきいきと暮らしていけるようにすることを目的としており，身体機能維持のほか，栄養や口腔ケア，認知症予防についてテーマとなることが多い．このなかで理学療法士は身体機能維持の点で講師となることが多いが，場合によっては他のテーマもかかわることから，広く知識をもっているとよい．
- 例として茨城県の「シルバーリハビリ体操指導士養成事業」を参考にした住民参加型介護予防は，全国的に行われている（**図8**）．これは理学療法士等の専門職が講師を務める講座において，住民が解剖やトレーニングの方法などに関する講義を受講したのち，体操指導士となり，自分の住む地域などで参加者を集めて体操教室を運営するものである．
- 住民参加型の介護予防教室の開催は，実際に体操教室に参加する人の運動機能が向上するだけでなく，教室を運営する人自身の身体機能も維持できるという報告がある．体操指導を行う住民は体操教室を継続するにあたり，悩みながら行っているものの，新しい参加者が増えたり，参加者から良い反応を得られたりすることで自身の喜びややりがいの向上につながっており，社会的にも良い効果が期待できる（**→臨床では**）．この方法は四助（**→ココが重要**）のなかでは互助の活動となり，公的なものでカバーされない部分を補うことにつながる．

2．理学療法士の役割

- 地域で行われている住民参加型介護予防において，理学療法士はどのような役割を担っているのであろうか．理学療法士の役割としては，①事業の企画，②参加者の募集，③講座の開催，④体操教室運営開始から軌道にのるまでのサポート，⑤継続開催している体操教室のフォロー（1～2回/年程度），⑥講座修了者の内容確認とアップデート，⑦講座修了者の交流会の開催などと多岐にわたる．対象者一人ひとりへの直接支援とは異なり，事業運営と継続に向けた集団に対する間接支援が求められる．

> **？臨床では**
> 町の介護予防に取り組む理学療法士も，方法について悩むことも多い．同じように地域で取り組む団体や理学療法士個人が情報交換をして，悩みを共有したり，良いことは取り入れていくということも大切である．研修会や関連する学会に積極的に参加して，似た環境の人と情報交換をすることもお薦めである．

> **ココが重要**
> 四助について整理しておこう．

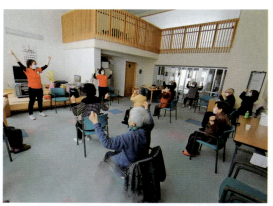

図8　住民参加型介護予防事業の体操指導士講座
体操指導士が教室運営をしている

- これらのかかわりを行うなかで重要となってくるのが，多職種，多機関連携である．介護予防事業を行っていくうえでは，行政や地域包括支援センター，社会福祉協議会などとの連携が欠かせない．理学療法士が所属する施設と行政，社会福祉協議会が協力して町の介護予防を進めていくにあたり，担っている役割の相互理解のためグランドデザイン（全体構想）を作成し，可視化している地域もある．
- 理学療法士としても，地域で介護予防に携わる他団体がどのような役割を担い，事業を展開しているのか，また住民の自主グループにはどのようなものがあるのかを把握することが求められる．さらに多機関連携のために理学療法士がつなぎ役となって連絡・調整していく場面もあり，円滑に進めていくためのコミュニケーション能力も求められることとなる．

3. 介護予防事業継続へのキーポイント

- より有効なアプローチ法を選択することが介護予防事業継続へのキーポイントとなる．リハビリテーションアプローチには，施設中心型アプローチ（Institution-Based Approach；IBA），巡回型アプローチ（Outreach Approach），地域社会中心型アプローチ（Community-Based Approach；CBA）がある[23]．CBRアプローチは，「治療・訓練といった狭義のリハビリテーションは重要であるが，それ以上に生活に根ざしたかかわりがより重要であり，地域社会の人々によってなされうることが多々あるという考えに基づいたアプローチ」[24]である（**図9**）．3つのリハビリテーションアプローチのうちどのアプローチを用いることが有用なのかを整理して，選択することが問題解決の近道となる．
- 具体的な方法やメリットとデメリットについて，**表5**に示す．介護予防の現場においては超高齢社会の現状から，理学療法士が一人ひとりに個別対応をすることは困難であることが多い．CBAでは，専門職がファシリテーターとなり，地域住民と協力して評価やサービスの決定・実施をする（**図10**）．

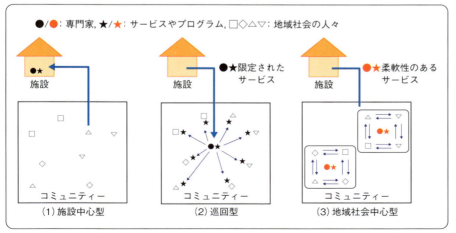

図9　3つのリハビリテーションアプローチ　　　　　（久野・他，2004）[24]より筆者改変

表5 3つのリハビリテーションアプローチにおける方法とメリット，デメリット

	施設中心型アプローチ (Institution-Based Approach；IBR)	巡回型アプローチ (Outreach Approach)	地域社会中心型アプローチ (Community-Based Approach；CBR)
例	病院や施設におけるリハビリテーション	訪問リハビリテーション	住民参加型 介護予防プログラム
方法	理学療法士等の専門家が専門的な機器を使用できる環境で直接的に支援を行う．	理学療法士などの専門家が対象者の生活する場に出向き，直接的に支援を行う．	理学療法士等の専門家がリーダーとなる住民にわかりやすい技術を伝え，そのリーダーとなる住民が他の住民へ伝達する．
メリット	・専門性の高いサービスを実施可能．	・専門性の高いサービスを実施可能．	・一度に多くの対象者に支援することが可能． ・対象者は自宅など自身の生活している場に支援者が訪問するため，移動に関する問題が軽減する．
デメリット	・理学療法士等専門家の人口は地域によって限られているため，一度に支援できる対象者数にも限りがある． ・対象者は専門家のいる実施施設まで足を運ぶ必要があり，移動困難な場合や遠方の場合には頻回に通うことが難しくなる場合がある．	・理学療法士等専門家の人口は地域によって限られているため，一度に支援できる対象者数にも限りがある． ・訪問先へ持ち運べる機器やサービスの提供に限られるため，専門性が若干低下する．	・専門家からは間接的な支援となり，専門性は低くなる．

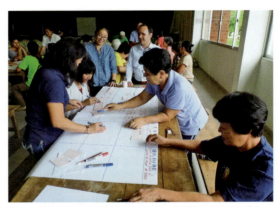

図10 地域住民と協力し，地域の課題を考えるグループワークを実施している様子

> つながる知識
> エンパワメントとは，個人が自分自身の力で問題や課題を解決していくことができる社会的技術や能力を獲得することをいう．理学療法士国家試験にも取り上げられた．

- 住民参加型介護予防の例では，専門職が体操指導士を養成し，終了した指導士が参加者へと伝えていくことで，内容の専門性は下がるものの，アプローチできる人口を格段に広げることができる．持続可能な活動へとつなげるためには地域をエンパワメント（→つながる知識）していくことが重要であり，理学療法士も専門的な視点と広い視野をもって高齢者を多面的に捉え，地域社会の組織化に対する活動を行う必要がある．

（井平　光，松崎由里子）

文献

1) 厚生労働省：介護予防マニュアル第4版．令和3年度老人保健事業推進費等補助金（老人保健健康増進等事業分）エビデンスを踏まえた介護予防マニュアル改訂に関する研究事業．2022年3月．

2) 厚生労働省：介護予防マニュアル（改訂版：平成24年3月）について．
   第1章　介護予防事業について．https://www.mhlw.go.jp/topics/2009/05/tp0501-1.html

3) 健康長寿ネット：フレイルとは．https://www.tyojyu.or.jp/net/byouki/frailty/about.html

4) 厚生労働省：高齢者の特性を踏まえた保健事業ガイドライン第2版．令和元年10月 厚生労働省保険局高齢者医療課．p6.

5) Fiatarone MA, et al：High-intensity strength training in nonagenarians. Effect on skeletal muscle. JAMA, 263 (22)：3029-3034, 1990.

6) Shimada H, et al：Combined prevalence of frailty and mild cognitive impairment in a population of elderly Japanese people. J Am Med Dir Assoc, 14 (7)：518-524, 2013.

7) Fried LP, et al：Frailty in older adults：evidence for a phenotype. J Gerontol A Biol Sci Med Sci, 56 (3)：M146-M156, 2001.

8) 遠又靖丈・他：1年間の要介護認定発生に対する基本チェックリストの予測妥当性の検証．大崎コホート2006研究．日公衛誌，58 (1)：3-13，2011.

9) 新開省二・他：「介護予防チェックリスト」の虚弱指標としての妥当性の検証．日公衛誌，60 (5)：262-274，2013.

10) Lyu W, et al：Validity of a simple self-reported questionnaire "Eleven-Check" for screening of frailty in Japanese community-dwelling older adults：Kashiwa cohort study. Arch Gerontol Geriatr, 117：105257, 2024.

11) Makizako H, et al：Social Frailty in Community-Dwelling Older Adults as a Risk Factor for Disability. J Am Med Dir Assoc, 16 (11)：1003 e1007-1011, 2015.

12) 荒井秀典：サルコペニアの定義と診断．Jpn J Rehabil Med，58 (6)：600-604，2021.

13) 若林秀隆：高齢者の廃用症候群の機能予後とリハビリテーション栄養管理．静脈経腸栄養，28 (5)：1045-1050，2013.

14) Cruz-Jentoft AJ, et al：Sarcopenia：European consensus on definition and diagnosis：Report of the European Working Group on Sarcopenia in Older People. Age Ageing, 39 (4)：412-423, 2010.

15) Chen LK, et al：Sarcopenia in Asia：consensus report of the Asian Working Group for Sarcopenia. J Am Med Dir Assoc, 15 (2)：95-101, 2014.

16) Chen LK, et al：Asian Working Group for Sarcopenia：2019 Consensus Update on Sarcopenia Diagnosis and Treatment. J Am Med Dir Assoc, 21 (3)：300-307.e302, 2020.

17) サルコペニア診療ガイドライン作成委員会（編）：サルコペニア診療ガイドライン2017年版．ライフサイエンス出版，2017.

18) Tanaka T, et al："Yubi-wakka"(finger-ring) test：A practical self-screening method for sarcopenia, and a predictor of disability and mortality among Japanese community-dwelling older adults. Geriatr Gerontol Int, 18 (2)：224-232, 2018.

19) Makizako H, et al：Social Frailty Leads to the Development of Physical Frailty among Physically Non-Frail Adults：A Four-Year Follow-Up Longitudinal Cohort Study. Int J Environ Res Public Health, 15 (3)：490, 2018.

20) Fujiwara Y, et al：Synergistic or independent impacts of low frequency of going outside the home and social isolation on functional decline：A 4-year prospective study of urban Japanese older adults. Geriatr Gerontol Int, 17 (3)：500-508, 2017.

21) Fujiwara Y, et al：Longitudinal changes in higher-level functional capacity of an older population living in a Japanese urban community. Arch Gerontol Geriatr, 36 (2)：141-153, 2003.

22) 藤原佳典：高齢者のシームレスな社会参加と世代間交流　ライフコースに応じた重層的な支援とは．日世代間交流学誌，4 (1)：17-23，2014.

23) 木原由里子：開発途上国における高齢者理学療法は？高齢者理学療法学（島田裕之・他編）．医歯薬出版，2017，pp509-510.

24) 久野研二，中西由起子：リハビリテーション国際協力入門．三輪書店，2004，pp181-185.

>>>> 演習課題

症例

症例：80歳代
性別：女性
身体機能：握力17kg，歩行速度1.2m/秒，BIA測定による骨格筋量5.5kg/m^2
問診情報：半年間で4kgの体重減少あり．常時疲労感がある．昨年は1回転倒したとのこと．日常生活においては，5kgのお米を運ぶことは全くできず，部屋のなかを歩くことや，椅子から立ち上がることについては全く問題はない．また，階段を10段以上，登ることは少し難しさを感じる．
活動状況：外出機会が減少している．独居で誰とも話さずに過ごす日が多い．

演習課題①

症例にあてはまる老年症候群とその評価方法をあげましょう．

演習課題②

症例に対して，理学療法士としてできる介護予防のプログラム（直接的支援）を立案しましょう．

演習課題③

症例の健康増進を図るために地域でできる取り組み（間接的支援）を考えましょう．

15^章

生活環境整備

学習のねらい

● 生活環境整備に必要な福祉用具に関する制度と導入について理解できる.
● 生活環境整備に必要な住宅改修に関する制度と方法について理解できる.
● 生活環境整備に必要な制度を利用する場合, その手順を説明できる.

プロローグ アクティブラーニングとして取り組んでみましょう！
①T字杖使用の歩行で移動している高齢者が, 屋内移動をするうえで問題となる場所を列挙してみましょう.
②車椅子移動をしている対麻痺患者が, 屋内移動をするうえで問題となる場所を列挙してみましょう.
③①・②であげた問題となる場所の改善方法を考え, 使用できる制度の有無を考えてみましょう.

● 在宅生活をしている対象者の生活環境整備は理学療法士の重要な仕事の一つである.
● 生活環境整備を構成する要因は様々なものがあるが, 主に①人的要因, ②物的要因, ③制度的要因があげられる. この章では物的要因を中心に示す.

❶ 代表的な福祉用具と導入の手順

● 福祉用具は範囲が広い (➡考えてみよう) が, 主な福祉用具 (➡つながる知識) の給付制度には, 介護保険制度と障害者総合支援法によるものがある.

1. 介護保険法による福祉用具

● 介護保険における福祉用具は, 貸与 (13種目) と販売 (6種目) がある[1] (36頁, 3章の表7〜9).
● 福祉用具は貸与が原則[2]である. 種目によっては, 対象とする介護度が決められているが, 厚生労働大臣が定める告示に該当する対象者, 要介護認定における基本調査結果などに基づく判断があった場合, 市町村の医師の所見・ケアマネジメントの判断などを書面で確認のうえ, 要否を判断した場合には, 例外的に給付が可能となる.
● 福祉用具貸与の手順は, 利用者が介護支援専門員 (ケアマネジャー) に相談しサービス計画書 (ケアプラン) を作成する. サービス計画に基づき, 福祉用具専門相談員が福祉用具サービス計画をたて, 同意のうえ利用者と指定福祉用具

❓考えてみよう

車椅子のように移動用の道具, 座位保持用の道具など一つで何役もこなす道具もあるが, ダイニング用の椅子, ソファーなど用途別に利用する道具もある. 生活の道具として, 使い分けする道具と使い回しする道具を考える.

つ・な・が・る・知識
福祉用具の定義

「福祉用具の研究開発及び普及の促進に関する法律 (福祉用具法)」 (1993年制定) 第2条において,「『福祉用具』とは, 心身の機能が低下し日常生活を営むのに支障のある老人または心身障害者の日常生活上の便宜を図るための用具及びこれらの者の機能訓練のための用具並びに補装具をいう」と定義されている.

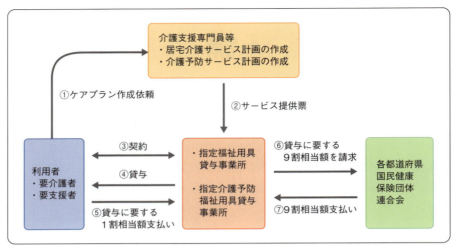

図1　福祉用具貸与の手順（例）　　　　　　　　　　　　　　（国際福祉機器展）[2]

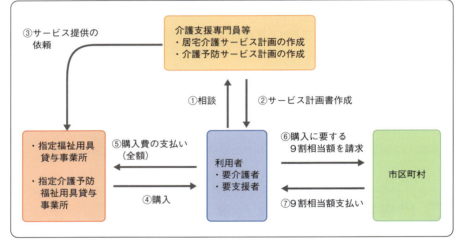

図2　福祉用具購入の手順（例）

> **国試に出る**
> 介護保険における福祉用具の貸与・購入は，3章とあわせてよく復習しておこう．

> **つながる知識**
> 2024年4月より，利用者負担を軽減し，制度の持続可能性の確保を図るとともに，福祉用具の適時・適切な利用，安全を確保する観点から，一部の用具について貸与と販売の選択制が導入された．対象福祉用具：固定用スロープ，歩行器（歩行車を除く），歩行補助つえ（松葉づえを除く単点杖，多点杖）．

貸与事業所との間で福祉用具の貸与契約を結ぶ．その後，福祉用具が利用者に貸与される．利用者は，毎月福祉用具貸与に要する額の金額（原則1割）を貸与事業所に支払う（**図1**）（➡**国試に出る**）．

- 福祉用具購入の手順は，利用者が介護支援専門員（ケアマネジャー）に相談しサービス計画書（ケアプラン）を作成する．サービス計画に基づき，福祉用具専門相談員が福祉用具サービス計画をたて，必要な福祉用具を選択する．利用者は指定事業所から直接購入する．商品と引き換えに代金を支払い，その後，購入に要した費用の9割相当額（原則）を市町村に請求し，支給を受ける（**図2**）．
- 福祉用具の購入は原則年間10万円が支給限度額である．
- 一部の福祉用具では，貸与と販売の選択制が導入された（➡**つながる知識**）[3]．

15章 — **生活環境整備**

表1　補装具の種目

種目	区分	
義肢	殻構造義肢	肩義手，上腕義手，肘義手，前腕義手，手義手，手部義手，手指義手，股義足，大腿義足，膝義足，下腿義足，サイム義足，足根中足義足，足趾義足
	骨格構造義肢	肩義手，上腕義手，肘義手，前腕義手，股義足，大腿義足，膝義足，下腿義足，サイム義足
装具	下肢装具	股装具，長下肢装具，膝装具，短下肢装具，足装具，股関節外転装具[*1]
	靴型装具	長靴，半長靴，チャッカ靴，短靴
	体幹装具	頸椎装具，胸腰仙椎装具，腰仙椎装具，仙腸装具，側弯症装具
	上肢装具	肩装具，肘装具，手関節装具，手装具，指装具，BFO（食事動作補助器）
姿勢保持装置		
車椅子	自走用，介助用	
電動車椅子	標準型（低速用，中速用），簡易型（切替式，アシスト式）	
視覚障害者安全つえ	普通用，携帯用，身体支持併用	
義眼	レディメイド，オーダーメイド	
眼鏡	矯正用，遮光用，コンタクトレンズ，弱視用	
補聴器	高度難聴用ポケット型，高度難聴用耳かけ型，重度難聴用ポケット型，重度難聴用耳かけ型，耳あな型（レディメイド），耳あな型（オーダーメイド），骨導式ポケット型，骨導式眼鏡型	
座位保持椅子[*1]		
起立保持具[*1]		
歩行器	六輪型，四輪型（腰掛つき），四輪型（腰掛なし），三輪型，二輪型，固定型，交互型	
頭部保持具[*1]		
排便補助具[*1]		
歩行補助つえ	松葉づえ，カナディアン・クラッチ，ロフストランド・クラッチ，多脚つえ，プラットホーム杖	
重度障害者用意思伝達装置	文字等走査入力方式，生体現象方式	
人工内耳用音声信号処理装置	修理費のみ支給	

*1　障害児のみ支給対象

（厚生労働省）[5]を基に作成

2. 障害者総合支援法による福祉用具

- 障害者総合支援法（7章，1章参照）における福祉用具には，自立支援給付の補装具費支給，地域生活支援事業の日常生活用具給付・貸与がある[4].

- 補装具費支給制度の目的は，障害者が日常生活を送るうえで必要な移動などの確保や，就労場面における能率の向上を図ること，障害児が将来，社会人として独立自活するための素地を育成助長することである.

- 対象種目は，身体障害者では13種目，身体障害児はさらに4種目が加わり17種目である（表1）[5].

- 補装具費支給制度は購入が原則であるが，借受け，修理が含まれる.

- 借受けは，利用者の利便に照らして「借受け」が適切と考えられる場合にのみ認められる（表2）[6].

- 補装具費支給制度の利用者負担は，原則1割負担であるが，負担上限月額があり，低所得者への配慮[7]もある.

- 補装具費支給の手順は，利用者が市区町村に申請し，申請を受けた市区町村は，更生相談所の意見を基に補装具費の支給を行うことが適切であると認めるときは，補装具費の支給の決定を行う．利用者は補装具制作業者（事業者）と

表2 補装具借受けの種目・品目

条件	種目・品目	想定される対象者の要件
身体の成長に伴い，短期間で交換が必要であると認められる場合	・座位保持装置構造フレーム ・歩行器 ・座位保持椅子	成長に伴い体格の変化が著しく，種目の耐用年数の期間に継続して利用できないことが想定される児童
障害の進行により，短期間の利用が想定される場合	・重度障害者用意思伝達装置	障害の進行に伴い，名称・基本構造の変更，短期間の使用が想定される者 言語発達の成長に合わせて名称・基本構造の変更が想定される児童
購入に先立ち，比較検討が必要であると認められる場合など	義肢，装具，座位保持装置の完成用部品	複数の部品と比較検討し，使用可能なのか，使用効果があるのかなどの検討が必要な者

(厚生労働省)[6]

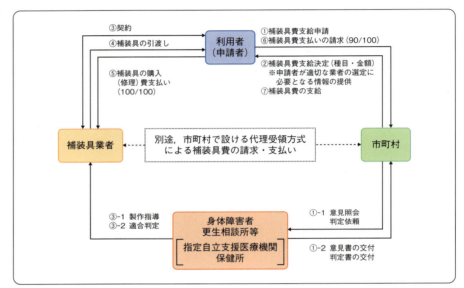

図3 補装具費の支給の仕組み

(厚生労働省)[8]

> **ココが重要**
> 福祉用具等の支給や住宅改修などサービスを利用する場合，償還払方式と代理受領方式がある．償還払方式は，利用者が全額を一度事業者に支払い，後に利用者負担額を引いた金額を市町村等に支払い請求を行う方法である．代理受領方式とは，利用者が事業者に利用者負担額を支払い，事業者が市町村等に利用者負担額を引いた金額を請求する方法である（介護保険では現物支給ともいう）．

> **臨床では**
> 定められた名称，型式，基本構造等に当てはまらない補装具が必要な場合であっても，利用者の現症・生活環境，その他やむを得ない事情により，補装具の種目に該当し，更生相談所または指定自立支援医療機関もしくは保健所の判定または意見に基づき市町村が決定すれば，特例補装具費として支給対象となる．

の契約により補装具購入等のサービスを受ける（図3）[8]．支払い方法は，代理受領方式の場合と償還払方式の場合がある[9]（➡ココが重要，臨床では）．

- 補装具の支給数は原則として1種目につき1個である．しかし，利用者の障害状況，環境に応じて，職業上または教育上など，特に必要と認められた場合には，2個目の支給を検討することができる．
- 日常生活用具給付・貸与は，市町村が実施主体となり，地域の特性や利用者の状況に応じ，柔軟な形態により計画的に実施する事業[10]である．そのため，事業内容や申請手続き，運用が市区町村により異なる点に注意が必要となる．
- 日常生活用具は，3つの「用具の要件」（表3）をすべて満たし，6つの「用具の用途及び形状」（表4）のいずれかに該当する[11]と，市区町村が定めたものである．
- 日常生活用具給付・貸与の手順は，利用者が市町村長に申請し，市区町村による給付等の決定後，給付等を受ける．

表3　日常生活用具の要件

①障害者等が安全かつ容易に使用できるもので，実用性が認められるもの
②障害者等の日常生活上の困難を改善し，自立を支援し，かつ，社会参加を促進すると認められるもの
③用具の製作，改良または開発にあたって障害に関する専門的な知識や技術を要するもので，日常生活品として一般に普及していないもの

表4　日常生活用具の用途及び形状

種目	用途及び形状
介護・訓練支援用具	特殊寝台・特殊マットその他の障害者等の身体介護を支援する用具並びに障害児が訓練に用いるいす等のうち，障害者等及び介助者が容易に使用できるものであって，実用性のあるもの
自立生活支援用具	入浴補助用具，聴覚障害者用屋内信号装置その他の障害者等の入浴，食事，移動等の自立生活を支援する用具のうち，障害者等が容易に使用することができるものであって，実用性のあるもの
在宅療養等支援用具	電気式たん吸引器，盲人用体温計その他の障害者等の在宅療養等を支援する用具のうち，障害者が容易に使用することができるものであって，実用性のあるもの
情報・意思疎通支援用具	点字器，人口喉頭その他の障害者等の情報収集，情報伝達，意思疎通等を支援する用具のうち，障害者等が容易に使用することができるものであって，実用性のあるもの
排泄管理支援用具	ストーマ装具その他の障害者の排泄管理を支援する用具および衛生用品のうち，障害者等が容易に使用することができるものであって，実用性のあるもの
居宅生活動作補助用具（住宅改修費）	障害者等の居宅生活動作等を円滑にする用具であって，設置に小規模な住宅改修を伴うもの

3．福祉用具支給制度の選択

- 福祉用具支給には介護保険法，障害者総合支援法以外に，労働者災害補償保険法，健康保険法，生活保護法など多くの制度がある．
- 福祉用具支給に関する社会保障制度には優先順位があり[9]，障害者総合支援法の利用に対し，介護保険法が優先となる．

② 自立生活支援機器

1．障害者自立支援機器等開発促進事業

- 支援機器（図4）[12]とは，障害者の生活を支援する幅広い範囲を包含する機器の総称であり，支援機器を活用して障害のある人々の新たな可能性を拓くという意味を込めて提案された用語[13]である．障害者総合支援法や介護保険法などの法制度の範疇にとらわれない機器である．
- 厚生労働省は，「障害者自立支援機器等開発促進事業」[14]を行っている．この事業は，障害者の自立や社会参加の促進に資する支援機器の開発および普及促進の取り組みに対して補助を行うことを目的としている（図5）（➡つながる知識）．

つ・な・が・る・知識
障害者自立支援機器情報システムは，支援機器を必要とする人が，対象分野や使用場面などの条件から，利用者に合った補助機器やサービスを検索することができるシステムである．

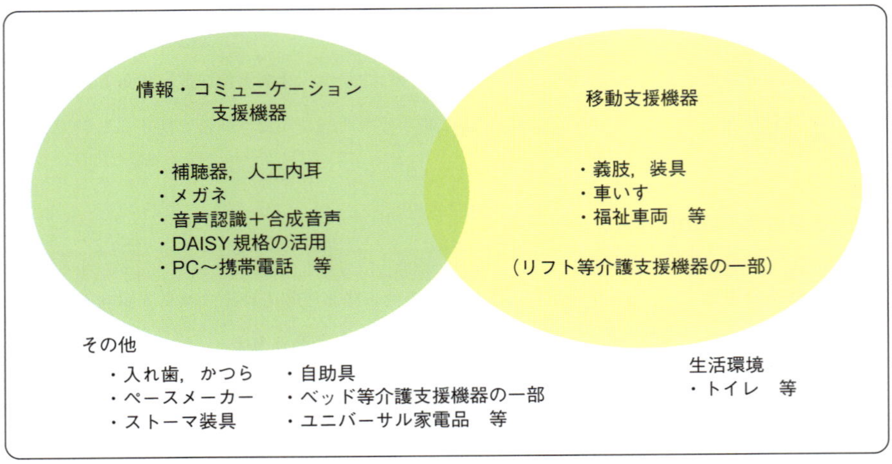

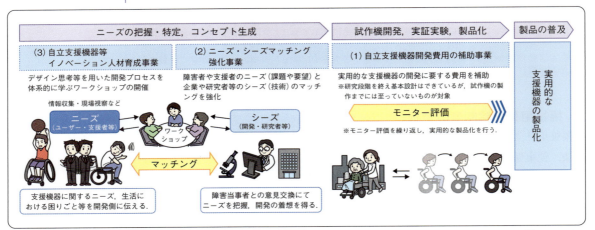

図4 福祉用具の分類（機能別）　　　　　　　　　　　　　　　　　　（厚生労働省）[12]より一部改変

図5 障害者自立支援機器等開発促進事業　　　　　　　　　　　　　　（厚生労働省）[14]より一部改変

2. 環境制御装置（ECS）

- **環境制御装置**とは，重度の障害があり介護レベルが全介助状態にある人（高位頸髄損傷者，ALSなど）が，僅かな随意機能でセンサーやスイッチを作動させ，複数の装置（電気製品など）を制御できるようになっている機器である．単機能のものから，複数の機器を制御できるものまで様々であり，大きく分けて環境制御専用機と専用アプリをコンピュータに組み込んで利用するタイプがある（図6）[15, 16]．
- 市区町村によっては，日常生活用具の助成対象品になっている場合がある．
- 利用者の機能に合わせた操作スイッチ（センサー）としては，呼気・吸気スイッチ，まばたきを感知する光ファイバースイッチ，軽く押すだけの押しボタンス

▶ 環境制御装置（environment control system：ECS）
▶ 筋萎縮性側索硬化症（amyotrophic lateral sclerosis：ALS）

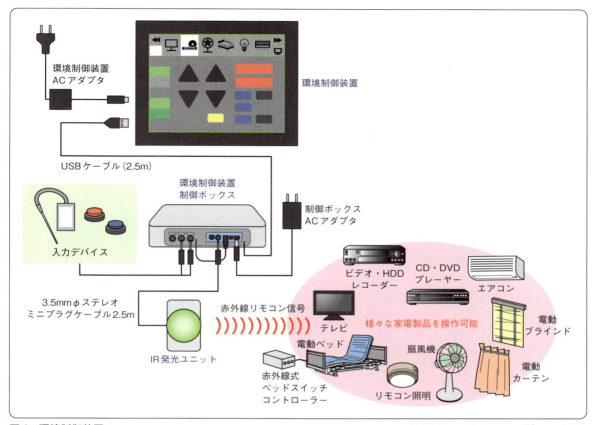

図6　環境制御装置　　　　　　　　　　　　　　　　　　　　（株式会社コスモ情報システム）[16]より一部改変

イッチなどがある．また，音声認識を用いたもの，スマートスピーカーと連携させるものなどもある．
- テレビ，室内照明，エアコン，パソコン，電動ベッドなどを操作する方法として，赤外線接続，Bluetooth接続，Wi-Fi接続などを用いている．

3. コミュニケーション支援機器

- コミュニケーション支援機器には，重度障害者用意思伝達装置，携帯用会話補助装置，人工喉頭などがある．
- 重度障害者用意思伝達装置は，重度の両上下肢および音声・言語機能の障害により意思の表出を行うことができない人が，意思伝達装置の機能を有するソフトウェアの対応で言語機能が代替される専用機器である．
- 重度障害者用意思伝達装置は，文字等走査入力方式（**図7-a**）と生体現象（脳波，脳の血液量，筋電など）を利用して，「はい・いいえ」を判定していく生体現象方式（**図7-b**）のものがある．
- 重度障害者用意思伝達装置は，補装具費支給の対象であり，身体障害者更生相談所における判定が必要となる．
- 携帯用会話補助装置は，入力した言葉を音声または文章に交換する携帯式の装

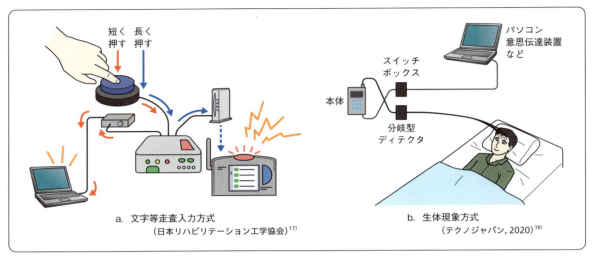

図7　重度障害者用意思伝達装置

置である．電話での応答や，外出時の会話など，自立を助けるコミュニケーションツールである．
- 携帯用会話補助装置は，日常生活用具費給付の対象である．

❸ 社会環境整備

- 社会環境においても整備が行われている．
- バリアフリー法[19, 20]により，高齢者や障害者等の移動上および施設利用上の利便性および安全性の向上の促進を図り，公共の福祉の増進に資することを目的としている（→ココが重要）．
- 銀行やホテル，デパートなど誰もが利用する建物，老人ホームや福祉ホームなど，高齢者や障害者が主に利用する建物などにおいて，誰もが利用しやすくするための基準が設けられている．
- 建物では，①出入口，②廊下等，③傾斜路，④エレベーター，⑤トイレ，⑥ホテルや旅館の客室，⑦アプローチ，⑧駐車場，⑨浴室等，⑩「案内表示」について，⑪案内設備に至る経路，⑫増築等の場合，⑬修繕等の場合において，基準が設けられ，適合義務，適合努力義務として定められている．
- バリアフリー法は，公共交通機関においても基準を定めている．ガイドラインにより，鉄道施設・車両の整備（ホームドアの設置，エレベーターの設置など），バスのバリアフリー整備，福祉タクシーのバリアフリー整備，道路の整備（歩道と車道の境目構造など）の基準を示している．公園環境の整備なども含まれている．

> **ココが重要**
> バリアフリー法とは，「高齢者，障害者等の移動等の円滑化の促進に関する法律」であり，ハードやソフト施策の充実や，高齢者・障害者等を含むすべての人が暮らしやすいユニバーサル社会の実現を目指している．建物の規模により，適合義務，適合努力義務が定められている．

15章 — 生活環境整備

❹ 住環境整備，家屋改造

1. 住まいの基本要件

● 住まいの基本要件[21]は，①日常動作を行う場，②家族との交わりの場，③休息の場，④余暇活動の基盤の場である（**表5**）[22]．

2. 環境整備の手順

● 生活環境整備を考えるには，手順がある（➡**臨床では**）．大規模な住宅改修は費用がかかり，経済的負担が大きくなる（➡**ココが重要**）．大がかりな住宅改修を検討する前に，動作変更や家具の配置換えなど経済的負担が小さく，効果のある方法から検討する（**表6**）（➡**つながる知識**）．

3. 住宅改修に対する支援制度

(1) 介護保険制度

● 介護保険による住宅改修では，種類が決まっている[21]（**表7**）（➡**国試に出る**）．他の改修は生活上必要であっても，開き戸の開閉方向の変更や洋式便器から和式便器への変更などは対象外である．

● 介護保険による住宅改修費の申請は，手順がある（**図8**）．申請は，改修前の事前申請と改修後の事後申請が必要となる．

● 在宅生活をしながらの環境整備は，メリットが多い．実際の生活のなかで，動作を確認しながら具体的な案の提示が可能で，受け入れもしてもらいやすい．

表5 住まいの基本要件

要件	内容
a. 安全性	事故や危険の心配がなく，生活できることが必要となる．また，緊急時の対応にも配慮する必要がある．
b. 保健性	健康を守るために必要となる．衛生的であり，アレルギー反応を起こす原因がなく，悪臭や騒音，大気汚染など身体的・精神的影響を与える問題から居住者を守る配慮が必要となる．
c. 利便性	移動が容易であり，住宅設備の操作が容易であることが必要となる．また，保守管理が容易である配慮が必要となる．
d. 快適性	温度・湿度・明るさなど心身ともに快適であることが必要となる．生活様式や年齢，性別，趣味，身体機能特性など個人に合わせた配慮が必要となる．

(西條，2021)[22] より引用，一部改変

表6 環境整備を考える手順

(1) 動作方法の変更
(2) 家具の配置変更
(3) 簡単な機器の使用（福祉用具を含む）
(4) 住宅改修
　①住宅構造の変更を伴わない小規模な改修
　②用具使用のための住宅構造の変更
　③改造による住宅構造の変更
　④増築または新築

❓臨床では

現状の生活が成り立っていると環境の問題には気付きにくい．手すり一つでも「私はまだ必要ない」，「もう少し年をとって，本当になくてはならなくなったら考える」など必要性を認めない場合がある．設置後は，「動きやすい」，「とても安心」などの感想を多く聞く．今後に起こりうるリスクも説明し，ニーズの顕在化，理解を促すことも必要である．

ココが重要 ☑

環境整備はイニシャルコスト（初期費用）だけではなく，ランニングコスト（維持費）がかかる．段差解消機を設置すると，設置費用だけではなく，保守点検費用，電気で稼働するのであれば稼働時の電気代などの費用が発生する．ランニングコストを含めて検討が必要である．

つながる知識

日本の木造建築の場合，湿気による床の腐敗防止を目的に，最下階の床の高さは，原則直下の地面からその床の上面まで45cm以上にしなければならない（建築基準法施行令第22条）．そのため，アプローチや玄関に段差が存在する．

☆国試に出る

住宅改修で給付対象となる種類はおさえておこう．

201

表7　介護保険制度における住宅改修の種類

種類	内容
(1) 手すりの取付け	廊下，便所，浴室，玄関，玄関からの道路までの通路等に転倒予防もしくは移動又は移乗動作に資することを目的として設置するものである．手すりの形状は，二段式，縦付け，横付け等適切なものとする． なお，福祉用具貸与の「手すり」に該当するものは除かれる．
(2) 段差の解消	居室，廊下，便所，浴室，玄関，玄関等の各室間の床の段差及び玄関から道路までの通路等の段差又は傾斜を解消するための住宅改修をいい，具体的には敷居を低くする工事，スロープを設置する工事，浴室の床のかさ上げ等が想定される．福祉用具貸与の「スロープ」または福祉用具購入の「浴室内すのこ」を置くことによる段差解消は除かれる． また，昇降機，リフト，段差解消機等の動力により段差を解消する機器を設置する行為は除かれる．
(3) 滑りの防止及び移動の円滑化等のための床又は通路面の材料の変更	居室においては畳敷から板製床材，ビニル系床材等への変更，浴室においては床材の滑りにくいものへの変更，通路面においては滑りにくい舗装材への変更等が想定されるものである．
(4) 引き戸等への扉の取替え	開き戸を引き戸，折戸，アコーディオンカーテン等に取り替えるといった扉全体の取替えのほか，扉の撤去，ドアノブの変更，戸車の設置等も含まれる． ただし，引き戸等への扉の取替えにあわせて自動ドアとした場合は，自動ドアの動力部分の設置はこれに含まれず，動力部分の費用相当額は，法に基づく保険給付の対象とならないものである．
(5) 洋式便器等への便器の取替え	和式便器を洋式便器に取り替えや，既存の便器の位置や向きを変更する場合が一般的に想定される．ただし，福祉用具購入における「腰掛便座」の設置は除かれる． また，和式便器から，暖房便座，洗浄機能等が付加されている洋式便器への取替えは含まれるが，既に洋式便器である場合のこれらの機能等の付加は含まれない．さらに，非水洗和式便器から水洗洋式便器又は簡易水洗洋式便器に取り替える場合は，当該工事のうち水洗化又は簡易水洗化の部分は含まれず，その費用相当額は法に基づく保険給付の対象とならないものである．
(6) その他 (1) から (5) の住宅改修に付帯して必要となる住宅改修	それぞれ以下のものが考えられる． ①手すりの取り付け：手すりの取付けのための壁の下地補強 ②段差の解消：浴室の床の段差解消（浴室の床のかさ上げ）に伴う給排水設備工事，スロープの設置に伴う転落や脱輪防止を目的とする柵や立ち上がりの設置 ③床または通路面の材料の変更：床材の変更のための下地の補修や根太の補強又は通路面の材料の変更のための路盤の整備 ④扉の取替え：扉の取替えに伴う壁または柱の改修工事 ⑤便器の取替え：便器の取替えに伴う給排水設備工事（水洗化または簡易水洗化を除く），便器の取替えに伴う床材の変更

(厚生労働省)[23]を基に作成

また，優先順位が決めやすくなる．

(2) その他の制度

- 住宅改修に対する支援制度は，介護保険以外に長期優良住宅化リフォーム推進事業（国交省），子育て支援型共同住宅推進事業（国交省），住宅・建築物安全ストック形成事業（国交省），次世代省エネ建材の実証支援事業（経産省），既存住宅における断熱リフォーム支援事業（環境省）などがある．また，税制優遇などの制度もある[24]（→つながる知識）．

4. 住宅改修の具体的方法

- 住宅改修の具体的な方法（表8）を考える場合，移動方法により大きく異なるため，具体的な移動方法に合わせ，動線を検討する必要性がある（→ココが重要）．

(1) 移動方法：歩行の場合

- 段差に関しては，独歩および杖などの歩行補助具利用の場合と車輪付きの歩行器（以下，歩行車）などの用具利用の場合では，対処方法が異なる．
- 動線上で問題となる箇所に対して，動作方法に合わせた細かな対応が必要となる．

つながる知識

住宅リフォーム推進協議会のホームページで，地方公共団体が実施する住宅リフォーム支援制度を検索できる．住宅の所在地からバリアフリー化など支援分類から検索ができる．

ココが重要

手すりを設置壁面と似た色にすると，手すりの位置がわかりづらい．しかし，毎日目にする部分でもあるため，家族を含め納得のいくものを選ぶ必要がある．

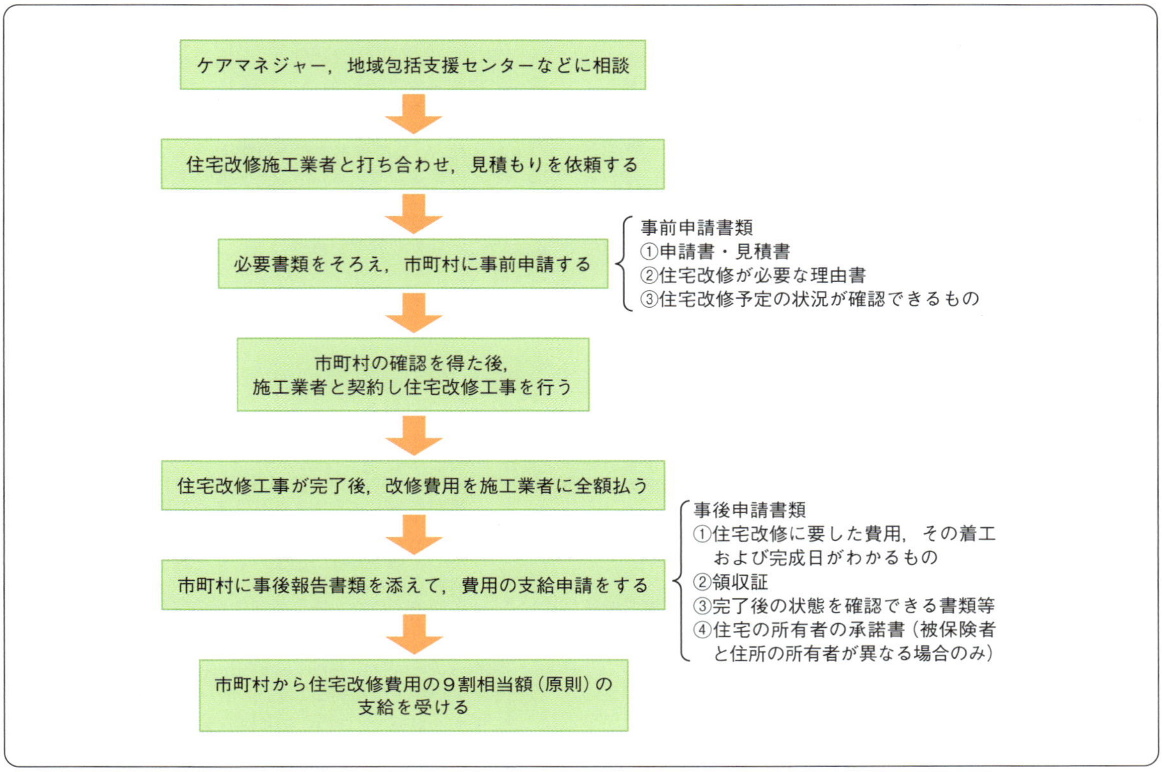

| 15章 | 生活環境整備 |

図8 介護保険による住宅改修の手順

フローチャート内容:
- ケアマネジャー，地域包括支援センターなどに相談
- 住宅改修施工業者と打ち合わせ，見積もりを依頼する
- 必要書類をそろえ，市町村に事前申請する
  - 事前申請書類
    ①申請書・見積書
    ②住宅改修が必要な理由書
    ③住宅改修予定の状況が確認できるもの
- 市町村の確認を得た後，施工業者と契約し住宅改修工事を行う
- 住宅改修工事が完了後，改修費用を施工業者に全額払う
- 市町村に事後報告書類を添えて，費用の支給申請をする
  - 事後申請書類
    ①住宅改修に要した費用，その着工および完成日がわかるもの
    ②領収証
    ③完了後の状態を確認できる書類等
    ④住宅の所有者の承諾書（被保険者と住所の所有者が異なる場合のみ）
- 市町村から住宅改修費用の9割相当額（原則）の支給を受ける

（2）移動方法：車椅子移動の場合

- 車椅子の種類や操作方法（両上肢駆動，両下肢駆動，片手片足駆動など）により，必要な有効幅員や移動可能な段差の高さなどが異なる．
- 段差に関しては，解消が必須となり，スロープの斜度や距離を利用者の能力に合わせる必要性がある．
- 入浴には用具利用を含め，多くの環境整備が必要となる．しかし，家族も使用する浴室では，手すりやバスボードなど家族が浴室を利用するときに妨げとなる場合があるため，設置や収納に注意が必要である．

5. 疾患と住宅改修の特徴

- 住環境を考える場合，疾患の症状や障害の特徴に留意する．関節の保護を考える関節リウマチの場合の手すりは，手による把持ではなく，前腕支持できる形状にする，運動失調症の場合の手すりは，体重支持ではなくバランス保持のため少し高めに設置するなどである．
- パーキンソン病など，薬のon/offや，日内変動がある場合は，どのような身体機能に合わせた環境整備を行うか，また，進行性疾患などの場合は，現状に合わせるのか，一定期間後の身体機能を予測して合わせるのかなど，対象者本人や家族との検討が必要である．

表8　住宅改修の具体的方法

改修箇所	歩行移動	車椅子移動
段差	○独歩や杖などの歩行補助具を用いた場合 ・段差を残す方法：段差がある目印（蛍光テープなど）をつける，足元を明るくする，手すりをつけるなどの工夫を行う ・大きな段差：スロープー歩行能力に合わせ，勾配を決める ○歩行車など車輪のついた用具を用いた場合：段差解消が必須 　車椅子も同様	車椅子など車輪のついた用具を用いた移動手段の場合：段差解消が必須 ・床材などの違いによる段差：への字プレート ・数cmの段差：すりつけ板 ・大きな段差：スロープー勾配の目安1/12（4.8度）〜1/15（3.8度）（駆動能力により差があるため，自操の場合は能力に合わせる） ・段差解消機等の設置
階段	・手すりの設置 ・段差がある目印（蛍光テープなど）や滑り止めなどの設置 ・足元を明るくする ・階段昇降機等の設置	・階段昇降機等の設置
建具（ドアなど）	・ドアの開閉時に安定した立位をとるための手すり設置 ・開き戸に比べ引き戸の方が安全性が高い場合がある ・歩行補助具を使用する場合，開口部の有効幅員が必要となる	・開き戸に比べ引き戸が操作性が良い ・歩行補助具を使用する場合，開口部の有効幅員が必要となる ・使用車椅子の幅と操作方法により，開口部の有効幅員が必要となる（標準型車椅子で両上肢駆動の場合は75〜80cm程度）
浴槽・浴室	○立位浴槽の縁をまたぐ場合 ・手すりの設置 ・浴槽内高さ調節のための，台や浴槽内椅子など ○座位姿勢で浴槽の出入りをする場合 ・浴槽縁高と同じ高さのシャワーチェアー ・浴槽内での立ち座り用手すりの設置	○座位姿勢で浴槽の出入りをする場合 ・浴槽縁高と同じ高さのシャワーチェアー ・浴槽内での立ち座り用手すりの設置 ○浴槽への出入りの介助量が多い場合 ・入浴リフト設置 ○プッシュアップにて移動する場合 ・洗い場と浴槽縁高（浅い浴槽）を合わせる
その他	・移動路の足元灯などで明るくする ・コンセントやスイッチなどをかがまなくて操作できる高さが安全である ・洗面台，キッチン作業台など椅子座位にて動作を行う場合は，足元が入る程度の高さと空間が必要となる	・方向転換時，回転半径分のスペースが必要となる（標準型車椅子で両上肢駆動の場合は150cm程度） ・コンセントやスイッチなどを車椅子上で操作できる高さが必要である ・洗面台，キッチン作業台など椅子座位にて動作を行う場合は，アームレストが入る程度の高さと空間が必要となる

❺ IT，ICTの導入

- 医療・福祉においてもIT・ICTの導入や利用が推進されている（➡**つながる知識**）．

- 医療の分野では，家から診療所まで通うことが大きな負担になっている患者に対し，遠隔診療という形でITが導入されている．

- 介護分野では，見守りサービス，GPS，介護ロボット，コミュニケーションロボットなどで，IT・ICTの導入がされている．

- メリット[25]は，①介護者の負担軽減，②人の目では行き届かない部分の安心感を得ることができる，③付属する業務を効率化し，その分，介護そのものに人材を充てることができることである．また，デメリット[23]は，①導入・メンテナンスに費用がかかる，②心の変化などを見逃す可能性がある，③すべてを機器に置き換えることができないなどがある．

▶ IT（Information Technology）
▶ ICT（Information and Communication Technology）

> **つながる知識**
> 総務省はIoT新時代の未来づくり検討委員会において「未来をつかむTECH戦略」を打ち出している．これは，ICT（情報通信技術）を活用して高齢者「健康100年ボディ」，障害者「あらゆる翻訳」，健康医療「いつでもドクター」などを目指した改革を打ち出している．

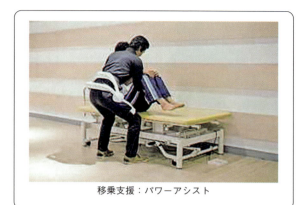

移乗支援：パワーアシスト

図9　介護ロボットの例　　　　　　　　　　（厚生労働省）[26]

- 介護ロボットとは[26]，ロボット技術が応用され，利用者の自立支援や介護者の負担の軽減に役立つ介護機器である．ロボットとは，①情報を感知（センサー系），②判断し（知能・制御系），③動作する（駆動系）の3要素技術を有する，知能化した機械システムのことである（**図9**）．

（西條富美代）

引用・参考文献

1) 厚生労働省：福祉用具・住宅改修．https://www.mhlw.go.jp/stf/seisakunitsuite/bunya/0000212398.html
2) 国際福祉機器展：福祉用具・補装具等の利用について．https://hcr.or.jp/useful/howto/useassistive
3) 厚生労働省：福祉用具貸与・特定福祉用具販売の見直し．https://www.mhlw.go.jp/content/12300000/001223188.pdf
4) 全国社会福祉協議会：障害者福祉サービスの利用について，2021年4月版．社会福祉法人全国社会福祉協議会，2021，p3.
5) 厚生労働省：補装具の種目，購入等に要する費用の額の算定等に関する基準．
6) 厚生労働省：補装具費支給制度における借受けの導入について．
https://www.mhlw.go.jp/file/05-Shingikai-12601000-Seisakutoukatsukan-Sanjikanshitsu_Shakaihoshoutantou/0000177872.pdf
7) 厚生労働省：補装具費支給制度の概要．
https://www.mhlw.go.jp/stf/seisakunitsuite/bunya/hukushi_kaigo/shougaishahukushi/yogu/aiyo.html
8) 厚生労働省：サービスの利用方法．https://www.mhlw.go.jp/bunya/shougaihoken/yogu/riyou.html
9) 公益財団法人テクノエイド協会企画部：補装具費支給事務ガイドブック（平成30年度告示改正対応版），2018，pp32-34.
10) 厚生労働省：地域生活支援事業．
https://www.mhlw.go.jp/stf/seisakunitsuite/bunya/hukushi_kaigo/shougaishahukushi/chiiki/index.html
11) 厚生労働省：厚生労働省告示第五百二十九号．
https://www.mhlw.go.jp/web/t_doc?dataId=83aa8483&dataType=0&pageNo=1
12) 厚生労働省：支援機器が拓く新たな可能性．https://www.mhlw.go.jp/bunya/shougaihoken/yogu/dl/kanousei.pdf
13) 公益財団法人テクノエイド協会：障害者自立支援機器等開発促進事業の概要．
https://www.techno-aids.or.jp/needsmatch/file05/2023-osaka02-1.pdf

14) 厚生労働省：障害者自立支援機器等開発促進事業 https://www.mhlw.go.jp/content/001216156.pdf

15) 東京都障害者 IT 地域支援センター：環境制御装置. https://www.tokyo-itcenter.com/700link/kankyou-s-10.html

16) 株式会社コスモ情報システム：環境制御装置 Palette カタログ.

17) 日本リハビリテーション工学協会：重度障害者用意思伝達装置」導入ガイドライン，2020.

18) テクノスジャパン：コミュニケーション機器 総合カタログ.

19) 国土交通省：バリアフリー法の概要について（建築物関連）. https://www.mlit.go.jp/jutakukentiku/build/content/001426984.pdf

20) 国土交通省：バリアフリー法における道路関係の主な内容. https://www.mlit.go.jp/road/road/traffic/bf/sinpou/feature.html

21) 西條富美代：臨床場面で役立つ住まいの見方．生活環境論入門（徳田良英監修），第 3 版，DTP 出版，2021，p134.

22) 西條富美代：臨床場面で役立つ住まいの見方．生活環境論入門，第 3 版，2021，pp134.

23) 厚生労働省：介護保険制度における福祉用具，居宅介護支援について. https://www.mhlw.go.jp/content/12300000/000921892.pdf

24) 国土交通省：住宅リフォームの支援制度．※令和 6 年 5 月 2 日時点 https://www.mlit.go.jp/jutakukentiku/house/jutakukentiku_house_fr4_000087.html

25) アルソック：アルソックの介護．老人ホーム/介護施設で進む IT 化〜実例で見る介護現場における ICT 利用〜https://kaigo.alsok.co.jp/care_story/archives/63

26) 厚生労働省：介護ロボットについて. https://www.mhlw.go.jp/file/06-Seisakujouhou-12300000-Roukenkyoku/0000210895.pdf

15章 生活環境整備

>>>> 演習課題

▍症例

年齢：80歳代

性別：男性

要介護度：要介護2

既往歴：肺がん（10年前に手術し，完治），高血圧症（服薬中），変形性膝関節症（痛み止め使用），変形性腰椎症（痛み止め使用）

ADL：自立（日常生活は自立して行っているが，以下の問題を有している）

・膝の痛みが強く，動作開始時，立ち座り時など時間がかかり，壁や机などにつかまって動作を行う．

・浴槽への出入りは，何とかまたいで行っているが，時々足先が浴槽にぶつかる．

・股関節が硬く，胡坐がかけない．

移動：独歩

家屋：持ち家（2階建て），寝室は1階（以前家族が使用していた2段ベッドを分解し使用）

座椅子に座り，食事をしたり，テレビを見たりしている．

介護保険：現時点での使用なし

より安全でより容易な生活の提案のため，福祉用具も含めた環境整備を考える．

▍演習問題①

ADL上問題となる動作は何ですか．その解消方法として利用できる福祉用具はどのようなものがあるか，利用できる制度は何かを考えましょう．

▍演習問題②

住宅内において問題となる場所はどこですか．その改善方法を考え，利用できる制度の有無を考えましょう．

Column

地域理学療法学の事例研究

地域理学療法学研究の背景と課題

　地域理学療法学の定義（1章，13頁参照）にあるように，地域理学療法とは対象者が暮らす地域の特徴や本人の主体性という価値観を包含したものになる．つまり，国際生活機能分類（ICF）における背景因子（個人因子と環境因子）の影響を大きく受けることになる．

　研究により一般化が可能な情報（エビデンス）を見い出すためには，研究の対象者や実施する環境の統制が求められる．しかし，地域理学療法で扱う内容は多岐にわたり，さらに個々の対象者が有する問題も多様性に富む．たとえば，地域理学療法の代表的なものに訪問や通所，施設入所での理学療法があるが，いずれもわが国独自の医療・介護保険制度を前提としている．また，諸外国のエビデンスを日本の理学療法に用いる場合にも，文化や国民性，地理的環境，法律的制度による差が存在するため，考慮しなければならない．

　さらに，同じ日本であっても地域差（例：人口構成，都市部や山間部などの地理的条件，交通網の発達，気候，県民性，独自の文化や地方自治体独自の条例など）によって，必然的に生じる問題も異なる．たとえば，同じ日本に暮らす高齢者であったとしても，居住する地域特性（都市部，農村部，山間部，降雪地帯など）が異なれば，屋外歩行に求められる条件や能力は異なるはずである．

　これらより「地域理学療法は個別性が高く研究が難しい」と言われることもあるが，エビデンスの重要性が低くなるわけではない．むしろ地域理学療法にこそ，日本ならではの各地域の実情に沿ったエビデンスが求められる．これが乏しい場合には，研究により目的に応じたエビデンスを見い出していく必要がある．一般的に，エビデンスは世界で広く応用可能なものに価値があるが，個別性の高い地域理学療法では，少なくとも日本の状況を反映した具体的なエビデンスが求められる．現状において，このようなエビデンスの整備はまだ十分とはいえない．

地域理学療法学研究における事例研究の意義

　具体性という観点から地域理学療法学研究を発展させ，活用可能なエビデンスを創出していくためには，1例の情報を扱う事例（症例）研究が有用である．なぜなら，考えられる仮説すべてに研究を展開することは，非効率かつ非倫理的となるため，臨床経験に裏付けられた確度の高い仮説を見い出し，効率よく研究へ展開する必要がある．

　さらに，新規性のある内容は個別性が高い場合も多く，類似した対象者を数多く集めて研究することには難渋する．そのため，新規性のある内容を柔軟に報告するためには，あえて1例の情報として扱うことが適切な場合もある．また，個別性の高い対象者が抱える問題への対応を考察するためには，類似した1例の詳細な経過が有益な情報となる．

事例研究の概要と地域理学療法学を発展させる研究のあり方

　事例研究は目的に応じて大きく2つに分けられる．1つは新たな仮説生成や臨床的に有益かつ新

表1　事例報告と事例研究の違い

	事例報告 （case report）	事例研究 （case study）
方法	臨床経過をまとめ考察を行う	計画に基づいて検証を行う 例：単一事例デザイン（single case design），単一事例実験デザイン（single subject experimental design）など
目的	仮説の生成 新規性ある事象の報告	仮説の検証
効果検証	不可 （可能性は言及できるが実証することはできない）	可能
特徴	・対象者の特徴や介入などの経過を詳細にまとめたもの ・介入効果は考察できるものの，その判断は主観に留まってしまう	・介入する時期としない時期や，標準的な介入を行う時期と研究として着目している介入を行う時期を設定し，各介入の変化を比較することで効果を検証するもの ・客観的に介入効果とその因果関係を実証できる

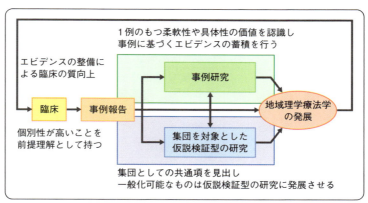

図1　地域理学療法学を発展させる研究のあり方

規性ある内容を柔軟に報告するための事例報告（case report）であり，もう1つが仮説検証を目的とした事例研究（case study）である（**表1**)[1]．どちらも広くは事例研究となるが，目的に応じて使い分けするほうが理解しやすい．

事例報告（case report）は，主に1例の特徴や症状，評価や経過，その後の結果やフォローアップなどの詳細を記述したものである．通常の臨床経過を構造的にまとめたものであり，日常臨床の延長として最も取り組みやすい研究となる．

事例研究（case study）は，単一事例デザイン（single case design）や単一事例実験デザイン（single subject experimental design）などと呼ばれる．これは，あらかじめ設定した計画に基づいて，治療・アプローチに対する1例の変化を経時的に記録し，主に統計学的な手法を用いて効果を分析するもので，倫理審査の承認を得てから実施する必要がある．事例報告は効果や変化の因果関係を証明することは難しいが，後に続く研究の種となる研究として価値がある．また，1例の詳細な情報から個別性の高い考察を行うことができるため，事例の特徴やどのような経過を辿ったかを読み取ることができ，同様の事例に難渋している場合には具体的で有益な情報を提供できる．

地域理学療法学研究の発展のためには，個別性が高いことは理解しつつも，集団としての共通項を見い出し，一般化が可能なものは仮説検証型の研究に発展させる必要がある．一方，事例報告や事例研究のもつ柔軟性や具体性の価値を認識し，1例によるエビデンスの蓄積も並行することが望ましい（**図1**）．

（石垣智也）

付録　令和6年版理学療法士国家試験出題基準対応表

大項目	中項目	小項目	本書対応
1．基礎	A　地域の概念と制度	a　地域とは	→1章①
		b　地域における障害者（障害児を含む）・高齢者	→1章④
		c　地域包括ケアシステム	→1章⑤，2章③
		d　地域医療構想	→1章⑤
		e　地域リハビリテーション（CBR），自立生活，ノーマライゼーション	→1章②，③
	B　地域リハビリテーション	a　歴史	→1章②
		b　概念と動向	→1章②
		c　リハビリテーションの理念	→1章④
	C　地域理学療法	a　理念と目的	→2章①
		b　多職種による協働	→2章②
		c　地域での連携	→2章②
		d　病態と病期に応じた評価と治療	→8章，9章，10章，11章，12章，13章
		e　訪問理学療法	→6章
		f　通所理学療法	→6章
		g　施設での理学療法	→7章
		h　小児の理学療法	→13章
	D　災害時	a　災害時の支援	→コラム：災害時の支援
		b　国際支援	
	E　産業理学療法		→コラム：産業保健と理学療法
	F　学校保健	a　特別支援教育，スポーツ支援	→13章
	G　緩和ケア・人生の最終段階		→12章
	H　健康維持，健康増進		→14章④
	I　母子保健	a　早産児，発達性協調運動障害，重症心身障害児	→13章
	J　予防	a　疾病予防	→14章
		b　再発予防	→14章
		c　障害予防	→14章
		d　虚弱予防，サルコペニア，フレイル	→14章
		e　重症化予防	→2章③，14章
	K　バリアフリーとユニバーサルデザイン	a　社会環境整備	→15章
		b　住環境整備	→15章
		c　家屋改造	→15章

大項目	中項目	小項目	本書対応
1. 基礎	L 福祉用具	a 福祉用具導入の考え方	→3章④, 15章
		b 代表的な福祉用具	→3章④, 15章
		c 自立生活支援機器（環境制御装置等を含む）	→15章
		d スポーツ・レクリエーション機器	→コラム：スポーツ・レクリエーション用具の活用
		e IT・ICTの導入と展開	→15章
	M 家族への指導	a 家族等への指導支援の目的	→5章④
		b 介助・支援方法	→5章④
2. 評価と支援	A 施設入所者	a 廃用症候群	→7章, 14章
		b 精神・認知障害	→7章, 8章
	B 在宅（訪問，通所）	c 脳血管障害	→6章, 9章
	C 生活期	d 骨関節障害	→10章
	D 終末期	e 神経障害	→9章
		f 呼吸障害	→11章
		g 循環障害	→11章
		h 悪性腫瘍	→12章
		i 代謝障害	→コラム：代謝障害の理解
		j 発達障害	→13章
		k 住環境	→15章
		l 生活状況，社会参加支援（就労支援を含む）	→13章, 14章
3. 安全管理	A 感染予防		→5章
	B 急変時の対応		→5章

索引

和文索引

あ

アウトカム　57
アクシデント　44
握力　148
アセスメント　57
アドバンス・ケア・プランニング（ACP）　144
アルツハイマー型認知症　97

い

医学的対応　43
医師　23
移乗　117
移乗動作　161
一次救命処置　51
一次予防　179
一般介護予防事業　18
医療・介護関連肺炎　142
医療圏　1
医療処置　48
医療的ケア児　166
医療保険制度　7
医療面接　46
医療モデル　110
インシデント　44
院内肺炎　142
インフォーマルサポート　10
インフォーマルな資源　16

う

運動器疾患　123
運動機能の回復　124

え

栄養サポート　146
栄養指導　131
遠隔診療　205
エンパワメント　190
塩分の過剰摂取　147
嚥下機能障害　142

お

応急手当　51
大島の分類　167
起き上がり　116
オピオイド　154

か

介護医療院　87
介護給付　33
介護支援専門員（ケアマネジャー）　21, 193
介護者への支援　105
介護認定審査会　32
介護福祉士　23
介護負担感　64, 100
介護報酬　36
介護保険制度　7, 27
介護保険法　193
介護予防　179
介護予防教室　188
介護予防サービス　33
介護予防サービス計画　34
介護予防事業　189
介護予防・生活支援サービス事業　19
介護予防・日常生活支援総合事業（総合事業）　18, 34
介護老人福祉施設（特別養護老人ホーム）　10, 85, 87
介護老人保健施設　10, 86
介護ロボット　205
回想法　102
改訂長谷川式簡易知能評価スケール　97
家屋改造　201
科学的介護情報システム（LIFE）　29
学習障害（LD）　166
活動　14
活動量計　125
カヘキシア　155
通いの場　10
カルシウム自己チェック表　127
カルシウム摂取量　127
がん　153

がん

がん悪液質　155
環境因子　59
環境制御装置　198
環境整備　201
環境調整　103
看護師（職）　23, 90
がんサバイバー　153
がん性疼痛　154
間接支援　14
感染対応　52
緩和期　154
緩和ケアアプローチ　153

き

気管吸引　48
起居動作　160
気道感染　140
基本チェックリスト　19, 20
基本動作　111
キュア　66
吸引器　49
吸引シミュレーター　49
急変対応　73
救命手当　51
共助　9
興味・関心チェックシート　100, 113
局所的廃用症候群　185
虚血性心疾患　144
居宅サービス　33, 34
居宅サービス計画　34
緊急対応　51
筋萎縮性側索硬化症（ALS）　198
筋力トレーニング　149

く

区分支給限度額　36
グループホーム　10, 85
車椅子　35, 195
訓練等給付　176

け

ケア　66
ケアハウス　10, 85
ケアプラン　193, 194
ケアマネジメント　19, 31

ケアマネジャー　19, 21, 34, 78, 193
痙性　165
携帯型心電計　48
携帯用会話補助装置　199
携帯用酸素ボンベ　50
軽度認知障害　95
健康維持　187
健康管理　26
健康関連QOL　66
健康寿命　187
健康増進　187
健康日本21　136
顕性感染　52

こ

コアアウトカムセット　61
口腔機能低下　183
高額療養費制度　142
高血圧　108, 136
高次脳機能障害　111
拘縮　165
公助　9
公的施設　85
高度医療依存児　166
行動・心理症状（BPSD）　96, 98
行動変容的アプローチ　164
購入選択可能福祉用具　36
高齢者施設　85
高齢者住宅　85
高齢ドライバー　103
誤嚥　142
呼吸器機能障害等級表　141
呼吸器疾患　135
呼吸困難　135, 138
呼吸サルコペニア　136
呼吸リハビリテーション　137
国際生活機能分類（ICF）　59, 110
国際連合国際児童緊急基金　2
国際労働機関　2
国連教育科学文化機関　2
互助　9
個人因子　59
個人防護具　53
骨粗鬆症　124, 136
骨折　13, 124
骨転移　155
個別支援　14, 62
コミュニケーション　15
コミュニケーション機能分類　168
コミュニケーション支援機器　199

コミュニティ・アズ・パートナーモ
　デル　15
根拠に基づく医療　60

さ

サービス計画書　193, 194
サービス担当者会議　82
サービス付き高齢者向け住宅
　　　　　　　　　　　　10, 85
サービス利用料　36
災害支援　42
災害リハビリテーション　42
座位時間　125
在宅酸素療法（HOT）　50
在宅酸素療法機器　50
サイトカイン　155
作業環境管理　26
作業管理　26
サルコペニア　183
参加　14
産業保健　26
三次予防　179

し

支援機器　197
止血法　52
自己決定　5
自己効力感　63
自助　9
脂質異常　108
システムレビュー　46
施設サービス　85
施設での理学療法　85
市中肺炎　142
疾病像　43
児童発達支援　176
児童発達支援事業　176
シニア向けマンション　85
自閉スペクトラム症／自閉症スペク
　トラム障害（ASD）　166
社会環境整備　200
社会参加支援　186
社会参加障害　100
社会資源　9
社会的ケア関連QOL　66
社会的フレイル　186
社会福祉協議会　16
尺度特性　61
若年性認知症　100

若年性認知症支援コーディネーター
　　　　100
ジャベリックスロー　134
住環境整備　201
重症化予防　180
住宅改修　202
集団支援　14
重度障害者用意思伝達装置　199
住民参加型介護予防事業　188
就労支援　6, 176
手指衛生　53
手指操作能力分類システム　168
循環器疾患　144
準超重症心身障害児　167
障害児通所支援　174, 176
障害児入所支援　174, 176
障害者自立支援機器等開発促進事業
　　　　197
障害者総合支援法　7
障害児を対象としたサービス　176
障害像　43
上肢機能　168
小児疾患　165
情報の収集　45
静脈圧　146
自立訓練　7
自立支援　63
自立支援給付　7, 174
自立生活　5
自立生活運動（IL運動）　5
自立生活支援機器　197
事例研究　208
事例報告　209
神経難病　109
診察　46
新生児集中治療室　165
腎臓病　108
身体活動能力質問表　148
身体活動量　123, 137
身体的フレイル　182
心理・認知的フレイル　182
心不全　144
心房細動　144

す

スクリーニング　46
スピリチュアリティ　66
スピリチュアルペイン　159
スポーツ・レクリエーション用具　134
住まい　201

スローショッピング　106
スロープ　35, 202

せ

生活環境整備　193
生活機能　59, 181
生活行為工程分析表　99
生活支援コーディネーター　17
生活習慣病　179
生活の質（QOL）　66, 158
生活モデル　110
脆弱性骨折　127
世界保健機関（WHO）　2
脊髄小脳変性症　109
摂食・嚥下能力分類システム　170
セルフマネジメント　63
セルフマネジメント支援　57
せん妄　97, 181
全身持久力・筋力トレーニング　140
全身的廃用症候群　185
全身併存症　136
選択的脊髄後根切除術　165
前頭側頭型認知症　97

そ

増悪　136
総合事業　34
粗大運動　168
粗大運動能力尺度　168

た

ターミナルケア　90
第1号被保険者　28
退院時共同指導加算　29
体幹回旋運動　104
体幹伸展運動　104
大気汚染　140
代謝障害　108
体重減少率　157
大動脈弁狭窄症　144
第2号被保険者　28
対標準1秒量（％FEV$_1$）　135
多系統萎縮症　109
多重がん　153
多職種協働　15, 17
立ち上がり　116, 130
多発性硬化症　109

ち

地域医療構想　8

地域ケア会議　21
地域ケア個別会議　21
地域ケア推進会議　21
地域支援事業　18
地域社会中心型アプローチ　189
地域生活支援事業　7, 174
地域に根ざしたリハビリテーション
　（CBR）　2
地域福祉計画　15
地域包括ケアシステム　8, 18
地域包括支援センター　16
地域理学療法学定義　13
地域理学療法評価　57
地域リハビリテーション　1
地域リハビリテーション活動支援事
　業　19, 31
地域連携　72
チームオレンジ　106
知的障害　166
注意欠如・多動性障害（ADHD）　166
中枢神経疾患　109
超重症児　166
超重症心身障害児　167
重複がん　153
直接支援　14
鎮痛薬　154

つ

通所　19
通所介護（デイサービス）　76
通所サービス　76
通所リハビリテーション（デイケア）　76
杖　36, 194

て

手洗い　53
デイケア（通所リハビリテーション）　76
デイサービス（通所介護）　76
低栄養　20, 131, 146
低出生体重児　166
ディマンズ　158
手すり　120
転倒　13
転倒リスク　127

と

疼痛　123, 125
糖尿病　108, 136
特定疾病　28
特定福祉用具購入対象種目　36

特別養護老人ホーム（介護老人福祉
　施設）　85, 87
トランスファー　117
努力肺活量（FVC）　135

な

長崎大学呼吸器日常生活活動評価表
　138
難病　109

に

二次骨折　124, 127
二次障害　174
二次予防　179
日常生活の活動量　112
日常生活活動（ADL）　14, 119, 138, 171
日常生活用具給付・貸与　195
日本版CHS基準　183
認知機能テスト　97
認知症　95
認知症サポーター　105
認知症高齢者向け施設　85
認知症初期集中支援チーム　95
認知症地域支援推進員　105
認知症の行方不明者　106
認知症予防　102
認定調査　31

ね

寝返り　115

の

脳活性化リハビリテーション　102
脳血管性認知症　97
脳性麻痺　165
脳卒中　109
ノーマライゼーション　4

は

パーキンソン病　109
肺炎　142
肺合併症　136
背景因子　59
廃用症候群　185
ハイリスクアプローチ　182
バクロフェン髄注療法　165
発達検査　172
発達障害　166
発達性協調運動障害（DCD）　166

215

バランス評価　112
バランス練習　118
バリアフリー法　200
反復起立練習　117

ひ

ピアサポート　104
ビーンバック　134
被保険者　28
肥満症　108
標準化されたアウトカム指標　60
標準予防策　53
病的骨折　155

ふ

フィジカルアセスメント　46, 157
フィジカルイグザミネーション　46
フェイスシールド　53
フォーマルな資源　16
福祉用具　193
福祉用具専門相談員　193
福祉用具貸与　34, 36
福祉用具貸与対象種目　35
不顕性感染　52
プライマリヘルスケア　2
フレイル　181, 182

へ

ヘルパー　23
変形性股関節症　123
変形性膝関節症　123

ほ

放課後等デイサービス　176
訪問　21
訪問看護ステーション　69
訪問サービス　69
訪問理学療法　69
訪問理学療法士　71
訪問リハビリテーション　4, 47, 69
訪問リハビリテーションアセスメント　47
保健師　16
保険給付　33
保険者　27
歩行速度　148
歩行能力　112
歩行練習　119
ポジショニング　160
母子保健　177

補装具　195
補装具費支給制度　195
ボッチャ　134
ポピュレーションアプローチ　182

ま

慢性腎臓病　108
慢性心不全　149
慢性閉塞性肺疾患（COPD）　135

み

「見える化」システム　15
民間の高齢者施設　85
民生委員　17

め

メタボリックシンドローム　108

も

目標聴取　72
物盗られ妄想　101

ゆ

ユニバーサルデザイン　5
有酸素運動　149
有料老人ホーム　85, 88
指輪っかテスト　185

よ

要介護　28, 32
要介護等基準時間　32
要介護度別区分支給限度額　38
要支援　28, 32
予測的姿勢制御　118
予防　179
予防給付　33, 34

り

理学療法士の配置要件　87
リスク管理　43
リスクの層別化　54
リスクマネジメントシート　54
立位バランス能力　112
リハビリテーション実施計画書　29
療育手帳　176

れ

レクリエーション　15
レビー小体型認知症　97
連携　15, 17

ろ

ロボット　205
老人保健法　4

数字

1秒率（FEV₁%）　135
1秒量（FEV₁）　135
2ステップテスト　62
2分間ステップテスト　62
4 m歩行テスト　148
4大認知症疾患　97
5回立ち座りテスト　126
6分間歩行テスト　62
10 m歩行テスト　62

記号類

% FEV₁　135

欧文索引

A

ACP（advance care planning）　144
ADL（activities of daily living）　14, 119, 138, 171
ALS（amyotrophic lateral sclerosis）　198
ADHD（attention deficit hyperactivity disorder）　166
ASCOT（the Adult Social Care Outcomes Toolkit）　66
ASD（autism spectrum disorder）　166

B

BI（Barthel Index）　99
BPSD（behavioral and psychological symptoms of dementia）　96
BBS（Berg Balance Scale）　61, 112

C

cachexia　155
care　66
caregiver reaction assessment 日本語版 短縮版（CRA-J-10）　65
case report　209
case study　209
CAT（COPD assessment test）　137

CAP (community-acquired pneumonia) 142
CBR (Community-based Rehabilitation) 2, 189
CBRマトリックス 3
CFCS (Communication Function Classification System) 168
comorbidity 136
COPD (chronic obstructive pulmonary disease) 135
CS-30 126
cure 66

D

Demands 158
DBD (Dementia Behavior Disturbance Scale) 98
DCD (developmental coordination disorder) 166
Disability and Health 59

E

EDACS(Eating and Drinking Ability Classification System) 170
ECS (environment control system) 198
EBM (Evidence Based Medicine) 60

F

FIM (Functional Independence Measure) 99
Forrester分類 144
FMS(Functional Mobility Scale) 168

G

GMFCS (Gross Motor Function Classification System) 168
GMFM (Gross Motor Function Measure) 168

H

HFpEF (Heart Failure with preserved Ejection Fraction) 144
HOT (Home Oxygen Therapy) 50
HAP (hospital-acquired pneumonia) 142

I

IADL (instrumental ADL) 14

ICF (International Classification of Functioning) 59
ICT (Information and Communication Technology) 204
IL運動 (Independent Living Movement) 5
ILO (International Labour Organization) 2
ITB療法 (intrathecal baclofen therapy) 165
IT (Information Technology) 204

K

Killip重症度分類 145

L

LD (learning disorder) 166
Life space assessment 125
LIFE (Long-term care Information system For Evidence) 29

M

MACS (Manual Ability Classification System) 168
MR (mental retardation) 166
MP (Migration Percentage) 170
MCI (mild cognitive impairment) 95
MMSE (Mini-Mental State Examination) 97
mMRC息切れスケール 138
MAS (modified Ashworth Scale) 170
MPOC (The Measure of Processes of Care) 169
MTS (modified Tardieu Scale) 170
multimorbidity 136

N

NICU (neonatal intensive care unit) 165
NPI (Neuropsychiatric Inventory) 98
Nohria/Stevensonの分類 145
NRS (Numeric Rating Scale) 125
NHCAP (nursing and healthcare-associated pneumonia) 142

O

On-off現象 113

P

PEM-CY (Participation and Environment Measure for Children and Youth) 169
PDCAサイクル 44
PEDI (Pediatric Evaluation of Disability Inventory) 171
PHC (Primary Health Care) 2
PS (performance status) 155

Q

QOL (Quality of Life) 66, 158

S

SARC-F 184
SDR (selective dorsal rhizotomy) 165
self-management 63
Short Form BBS 61
SPPB (Short Physical Performance Battery) 148
SMART 173
spirituality 66
SOM (Standardized Outcome Measures) 60
SWWT (Stroop Walking When Talking) 101

T

TUG (Timed Up and Go) Test 101

U

UNESCO (United Nations Educational, Scientific and Cultural Organization) 2
UNICEF (United Nations International Children's Emergency Fund) 2

W

Wearing off現象 113
WeeFIM (Functional Independence Measure for Children) 171
WHO (World Health Organization) 2
WHO除痛ラダー 154

Z

Zarit介護負担尺度 100

最新理学療法学講座
地域理学療法学　第2版　　ISBN978-4-263-26742-4
2021年 3 月10日　　第1版第1刷発行
2023年 2 月20日　　第1版第3刷発行
2024年12月10日　　第2版第1刷発行

編著者　牧　迫　飛　雄　馬
　　　　吉　松　竜　貴
発行者　白　石　泰　夫
発行所　医歯薬出版株式会社
〒113-8612　東京都文京区本駒込1-7-10
TEL.(03)5395-7628(編集)・7616(販売)
FAX.(03)5395-7609(編集)・8563(販売)
https://www.ishiyaku.co.jp/
郵便振替番号 00190-5-13816

乱丁,落丁の際はお取り替えいたします.　　　　　印刷・真興社／製本・愛千製本所
Ⓒ Ishiyaku Publishers, Inc., 2021, 2024.　Printed in Japan

本書の複製権・翻訳権・翻案権・上映権・譲渡権・貸与権・公衆送信権(送信可能化権を含む)・口述権は,医歯薬出版(株)が保有します.
本書を無断で複製する行為(コピー,スキャン,デジタルデータ化など)は,「私的使用のための複製」などの著作権法上の限られた例外を除き禁じられています.また私的使用に該当する場合であっても,請負業者等の第三者に依頼し上記の行為を行うことは違法となります.

[JCOPY]＜出版者著作権管理機構　委託出版物＞
本書をコピーやスキャン等により複製される場合は,そのつど事前に出版者著作権管理機構(電話03-5244-5088,FAX 03-5244-5089,e-mail:info@jcopy.or.jp)の許諾を得てください.

国試 **実習** **臨床** まで長く活用できる**決定版！**

最新 理学療法学講座

理学療法評価学

望月　久　編著

- 定価 5,940 円
  （本体 5,400 円＋税 10%）
- B5 判　■ 352 頁
- ISBN978-4-263-26740-0

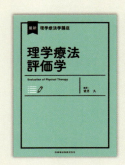

中枢神経系理学療法学

山口智史
山田　実　編著

- 定価 5,500 円
  （本体 5,000 円＋税 10%）
- B5 判　■ 384 頁
- ISBN978-4-263-26741-7

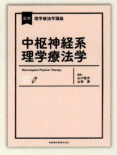

運動器理学療法学

木藤伸宏　編著

- 定価 5,720 円
  （本体 5,200 円＋税 10%）
- B5 判　■ 376 頁
- ISBN978-4-263-26739-4

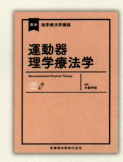

小児理学療法学

新田　收　編著　**動画付**

- 定価 5,280 円
  （本体 4,800 円＋税 10%）
- B5 判　■ 316 頁
- ISBN978-4-263-26736-3

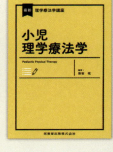

地域理学療法学　第2版

牧迫飛雄馬
吉松竜貴　編著

- 定価 4,730 円
  （本体 4,300 円＋税 10%）
- B5 判　■ 232 頁
- ISBN978-4-263-26742-4

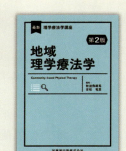

理学療法研究法

対馬栄輝　編著

- 定価 4,620 円
  （本体 4,200 円＋税 10%）
- B5 判　■ 220 頁
- ISBN978-4-263-26735-6

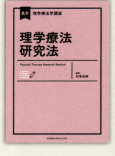

物理療法学

烏野　大
川村博文　編著

- 定価 5,280 円
  （本体 4,800 円＋税 10%）
- B5 判　■ 304 頁
- ISBN978-4-263-26737-0

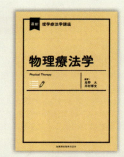

内部障害理学療法学

高橋哲也　編著

- 定価 5,280 円
  （本体 4,800 円＋税 10%）
- B5 判　■ 340 頁
- ISBN978-4-263-26738-7

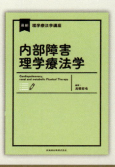

▶▶▶　続刊予定　**義肢装具学**　大峯三郎　編著　◀◀◀